养生食膳

HEALTHY FOOD OF REGIMEN

王丰　徐永民　编著

药材与食材相配伍而做成的美食。

在国人的膳食中，

许多食物既是食品，也是药物，

故古人早就有

"医食同源、药食同根"之说。

药膳有治疗疾病、养生保健的作用，

同时也可以用于美容减肥等。

为你精选了上百道药膳食谱，

让你在享受美味之余，

获得更加健康的身体。

U0364416

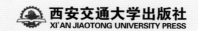
西安交通大学出版社
XI'AN JIAOTONG UNIVERSITY PRESS

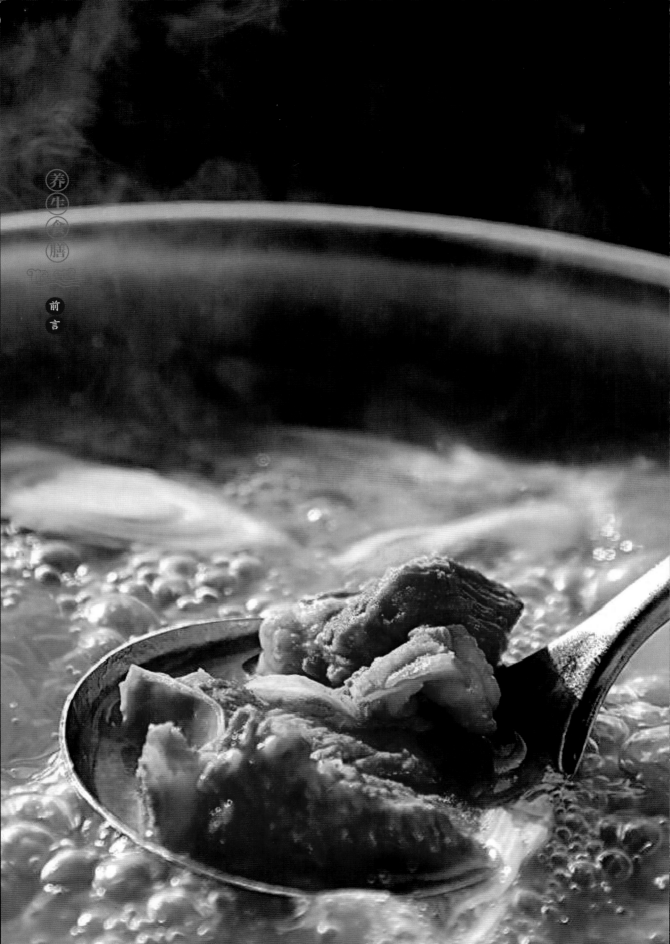

养生食膳

前言

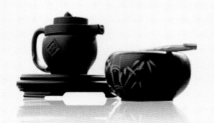

前 言

当今时代，社会经济不断发展，人民生活水平持续提高，人们也越来越重视生活的品质和身心的健康，饮食的营养和健康也成为人们日益关心的话题。在中国，自古就有"医食同源，药食同根"之说，中国人的膳食，许多既是食品，也是药物。而药膳就是这样一种由药材与食材配伍而成，融美味与健康于一体的美食。一份好的药膳，既能对人体起到养生防病、滋补营养的积极作用，又能激起人们的食欲，给人以余味无穷的魅力。

本书选用了江浙一带常用的食材及菜式200余种，采集来自"华东地区药材第一县"——磐安县的中药材80余种，结合浙江地方"药食文化"与中国烹调技法17种，并通过查阅相关医学书籍，咨询专业人员，研制开发了"食补型药膳"180道。作者希望广大读者通过享用美味的药膳，身体得到滋补，辅助疾病治疗，吃出健康，吃出美丽，吃出幸福！

本书在编写过程中，得到众多专家、学者、领导的帮助，尤其是浙江商业职业技术学院副院长金立其教授、浙江大学生物系统工程与食品科学学院副院长朱加进教授、浙江省求是药膳科学研究院院长蒋公标先生等，对本书提出了宝贵的修改意见，在此谨表谢意。囿于作者闻见和水平，书中难免存在疏漏和不足之处，敬请方家读者批评指正，以求再版时修正。

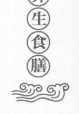

王丰

2016年3月

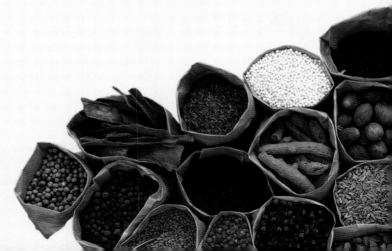

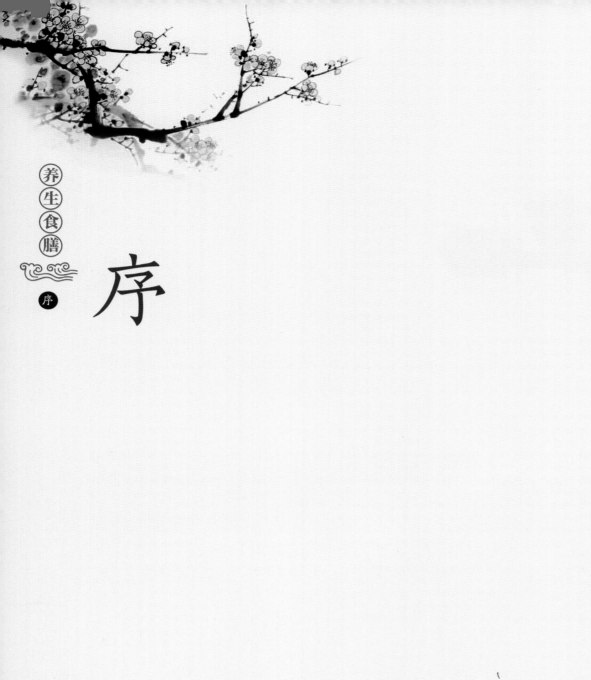

养生食膳

序

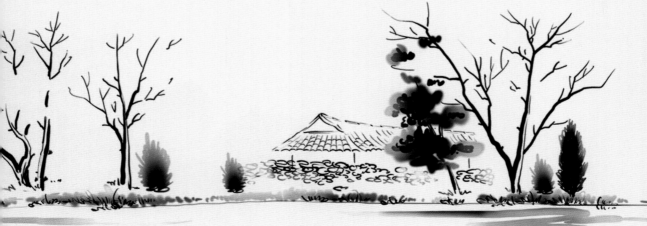

在我国，早已过了希望吃得饱的年代。如何吃得好，吃出健康，成为普罗大众孜孜以求的目标。近年来膳食养生大师的屡屡出现，以及养生食谱的"井喷"式出版，无不是大众对饮食和健康话题日益重视的生动写照。

《皇帝内经太素》记载，"空腹者食之为食物，患者食之为药物"，"药食同源"理念可谓源远流长。在继承"药食同源"理念基础之上，开拓消费者喜闻乐见的"养生菜"市场，回应社会大众对"吃得健康"话题的期待，既是传统餐饮转型升级的可行方向，也是餐饮行业服务社会的客观需要，自然也将成为当下和未来餐饮业发展的一种潮流和趋势。

我们欣喜地看到，浙江商业职业技术学院的王丰老师与徐永民大师，在这一方面迈出了他们探索的脚步。《养生食膳》一书的出版即是证明。

健康养生，自是离不开食物。中国饮食文化博大精深，可入养生菜谱的食材数以千万计。对于普通消费者而言，如何筛选，难度确实不小。如果说互联网时代讲究的是用户体验，那么此书就以精细化的"操作指南"，为消费者在选择养生菜品方面提供了最大程度的便利。不仅如此，该书还通俗易懂地介绍了制作流程与方法，让消费者为至亲至爱烹饪出色、香、味俱全的养生菜不在话下。

《汉书·郦食其传》曰："王者以民为天，而民以食为天。"餐饮行业是一门传统行业，同时又历久弥新，关键是需要有志于此者为之注入不竭动力。不论是厨艺的精进，还是菜品的改良，哪怕是微小的创新，都能带来莫大的活力。《养生食膳》的出版，亦属此列。

是为序。

2016年4月

章凤仙：现为浙江省餐饮行业协会会长

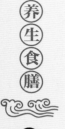

养生食膳

序

　　几千年来，中华民族十分重视饮食调养与健康长寿的辨证关系，它包括食疗，即用饮食调理达到养生防病治病作用，以及药膳，即用食物与药物配伍制成膳食达到养生防治疾病的作用。

　　药膳学是以中医理论为指导，运用营养学、营养卫生学和烹饪学等相关知识，根据药食同源，医养同理，研究药物与食物结合，使之达到防病治病，养生康复，延长寿命为目的的一门学科。因此，药膳既是中医学，也是中国烹饪学的一个重要组成部分，是中华民族历经数千年不断探索、积累而逐渐形成的宝贵的文化遗产。

　　现代药膳的创新与发展需要在总结古人经验的基础上，注意吸取和应用现代中医科学理论的研究成果，注重烹调工艺的改革与完善，使其更具科学性。本书采集来自"华东地区药材第一县"——磐安县的中药材80余种，结合浙江地方"药食文化"与中国烹调技法17种，研制开发了"食补型药膳"180道。其特点，一是总结应用前人的经验而不泥于古，以现代中医理论为指导来配制用膳；二是注重中药与饮食相结合，强调色、香、味、形，注重营养价值；三是注重药膳的烹调技术传承与创新，尤其重视对原料的处理。

　　此书的出版，不仅有益于促进人们改善饮食结构、发挥食疗保健作用、增进人民群众健康长寿，而且对于促进卫生保健医学以及相关产业的发展，也具有重要意义。

金立其

2016年3月

金立其：现为浙江商业职业技术学院副院长、教授，浙菜文化研究会副会长。

药膳是根据我国传统的中医理论与中医食疗文化，结合中医学、营养学知识与烹饪学技法，将中药与具有丰富营养的食材相配伍，采用我国独特的饮食烹调技术和现代科学方法制作而成的具有一定色、香、味、形的美味菜品。它是中国传统的医学知识与烹调经验相结合的产物。它"寓医于食"，既将药物作为食物，又将食物赋以药用，药籍食力，食助药威，二者相辅相成，相得益彰。药膳具有较高的营养价值，既可以防病、保健强身，通过"治未病"使人类延年益寿；又可以通过药膳来调理病体，通过辅助治疗疾病，达到康复的目的。

随着人民生活水平地逐步提高，人们对营养与保健的需求越来越迫切。中医养生作为我们中华民族的瑰宝，具有非常独特的地位，而药膳是中医养生的重要的组成部分，通过食药搭配，以良好的口感与风味，根据"五味相调，性味相连"的原则，达到"寒者热之，热者寒之，虚者补之，实者泻之"的养生保健目的。

本书利用包括浙八味等87种浙江省道地药材，使用17种烹调技法，通过科学的配方，独创性地开发出180道药膳菜肴，不但提供了食材与药材合理搭配的原则与搭配范例，而且还深入浅出地为广大人民大众提供了养生保健药膳的简明制作流程与方法。这部著作的出版，既为不同人群的营养与保健提供了方便，同时也将促进中药种植与保护等相关产业的发展，对弘扬中华民族的传统文化具有非常深远的意义。

故而作序荐之。

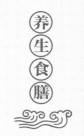

朱加进

2016年3月

朱加进：现为浙江大学生物系统工程与食品科学学院副院长、食品科学与营养系教授，营养与保健食品分会常务理事，浙江省地方工业食品质量监督检测站站长，《园艺学报》《湛江海洋大学学报》《浙江大学学报》评审专家，《人民日报》社《环球时报》食品营养特约撰稿人，农工民主党浙江省直属单位工作委员会委员，农工民主党浙江大学华家池支部副主委，浙江省电视台"天天农博"栏目营养专家。

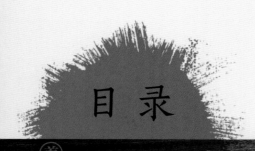

目 录

药材功效

水为传热介质烹制的膳品

烹调技法—"炖"

烹调技法—"熬"

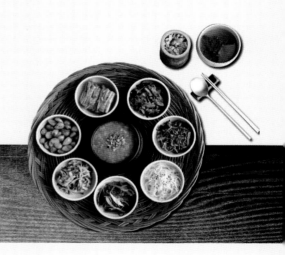

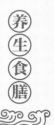

养生食膳

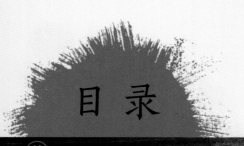

目 录

目
录

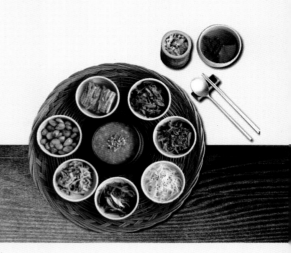

汽为传热介质烹制的膳品

烹调技法——"蒸"

烹调技法——"蒸炖"

烹调技法——"汽焗"

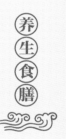

养生食膳

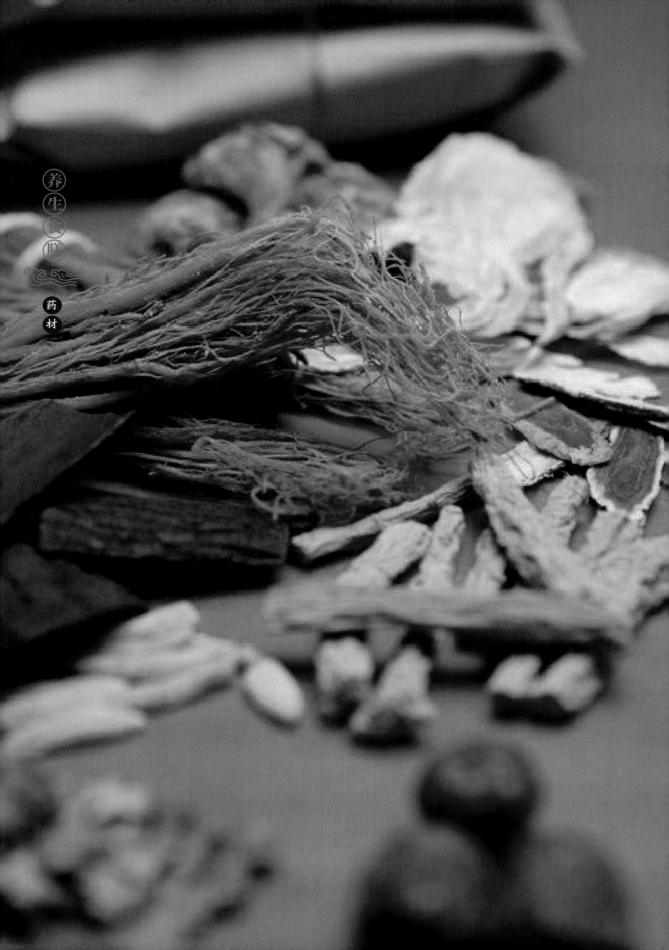

养生食膳

药材

药材功效

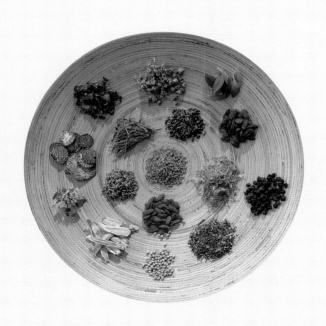

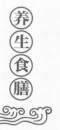
养生食膳

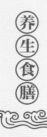

养生食膳

药材

白芍

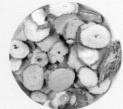

白芍也称白花芍药，是毛茛科芍药属植物。是中国七夕节的代表花卉，代表爱情，是花相。正如花的颜色，纯白无暇，象征着爱情无比的美好高尚。在中国已有悠久的栽培历史，驰名中外，其根并入药。多年生草本或亚灌木，生于山坡、山谷的灌木丛或草丛中。我国大部分地区都栽植。

党参

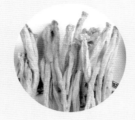

党参呈椭圆形或类圆形的厚片，表面黄棕色或灰黄色，切面黄白色或黄棕色，有裂隙或菊花纹，中央有淡黄色圆心，有特殊香气，味微甜。生党参片益气生津，常用于气津两伤或气血两亏。产地中国北方海拔1560~3100米的山地林边及灌丛中。党参属植物全世界约有40种，中国约有39种。党参为中国常用的传统补益药，古代以山西上党地区出产的党参为上品，具有补中益气，健脾益肺之功效。现代研究表明，党参有增强免疫力、扩张血管、降压、改善微循环、增强造血功能等作用。此外对化疗放疗引起的白细胞下降有提升作用。

茯苓

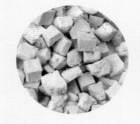

茯苓的药用部位是多孔菌科真菌茯苓的菌核。具有利水渗湿，健脾，安神的功效。还可以制作成粉状用来女士爱好的美白面膜。分布区域主要在吉林、安徽、浙江、福建、河南、湖北、广西、四川、贵州、云南。古人称茯苓为"四时神药"，因为它功效非常广泛，不分四季，将它与各种药物配伍，不管寒、温、风、湿诸疾，都能发挥其独特功效。茯苓味甘、淡，性平，入药具有利水渗湿、益脾和胃、宁心安神之功用。

甘草

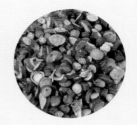

甘草别名国老、甜草、乌拉尔甘草、甜根子。豆科甘草属多年生草本，是一种补益中草药。对人体很好的一种药，药用部位是根及根茎，药材性状根呈圆柱形，长25~100厘米，直径0.6~3.5厘米。外皮松紧不一，表面红棕色或灰棕色。根茎呈圆柱形，表面有芽痕，断面中部有髓。气微，味甜而特殊。功能主治清热解毒、祛痰止咳、脘腹等。甘草多生长在干旱、半干旱的荒漠草原、沙漠边缘和黄土丘陵地带。根和根状茎供药用。

薏米

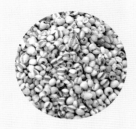

薏米是禾本科植物薏苡的种仁。薏苡属多年生植物，茎直立，叶披针形，它的子实卵形，白色或灰白色。薏米的营养价值很高，被誉为"世界禾本科植物之王"，在欧洲，它被称为"生命健康之友"。薏米大多种于山地，武夷山地区就有着悠久的栽培历史。古代人把薏米看做自然之珍品，用来祭祀，现代人把薏米视为营养丰富的盛夏消暑佳品，既可食用，又可药用。

北沙参

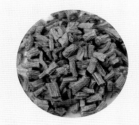

北沙参为伞形科植物珊瑚菜，中文名又称海沙参、银沙参、条参。根长圆柱形，偶有分枝。表面淡黄白色，偶有外皮残存，全体有细纵皱纹及纵沟，并有棕黄色点状细根痕。顶端常留有黄棕色根茎残基，上端稍细，中部略粗，下部渐细。质脆，易折断，断面皮部浅黄白色，木部黄色。气特异，味微甘。以根入药，是临床常用的滋阴药，养阴清肺，祛痰止咳。主治肺燥干咳、热病伤津、口渴等症。主产于山东、河北、辽宁、内蒙古等地。

苦瓜

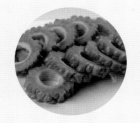

苦瓜又名凉瓜，是葫芦科植物，为一年生攀缘草本，茎、枝、叶柄及花梗披有柔毛，腋生卷须。春夏之交开花，雌雄同株，黄色。果实长椭圆形，表面具有多数不整齐瘤状突起。种子藏于肉质果实之中，成熟时有红色的囊裹着。苦瓜是人们喜爱的一种蔬菜，原产地中国。在东南亚、中国和加勒比海群岛均有广泛的种植。苦瓜提取类黄酮物质与桑叶提取物脱氧野尻霉素结合形成一种新物质——洗胰清糖素，具有降血糖、血脂，抗炎等作用。

麦芽

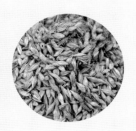

麦芽别称麦蘖、大麦蘖、大麦芽、大麦毛、扩麦蘖、草大麦，是禾本科植物大麦的成熟果实经发芽干燥而得。将麦粒用水浸泡后，保持适宜温、湿度，待幼芽长至约0.5厘米时，干燥。麦芽呈梭形，表面淡黄色，背面为外稃包围，先端长芒已断落；腹面为内稃包围。除去内外稃后，腹面有1条纵沟；基部胚根处生出幼芽及须根，幼芽长披针状条形。须根数条，纤细而弯曲。质硬，断面白色，粉性，无臭，味微甘。

生地

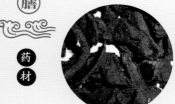

生地别名生地黄，为玄参科植物地黄的块根。多年生草本植物，体高10~30厘米，密被灰白色多细胞长柔毛和腺毛。根茎肉质，鲜时黄色，茎紫红色。叶通常在茎基部集成莲座状，向上则强烈缩小成苞片，或逐渐缩小而在茎上互生；性喜温和，阳光充足的环境；主产于中国河南、河北、内蒙古及东北等地，具有清热凉血、益阴生津之功效。具有清热凉血功效用于温热病热入营血，壮热神昏，口干舌绛。

当归

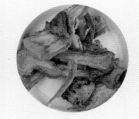

当归别名干归、秦哪、西当归、岷当归、金当归、当归身、涵归尾、当归曲、土当归，多年生草本。中国1957年从欧洲引种欧当归。主产甘肃东南部，以岷县产量多，质量好，其次为云南、四川、陕西、湖北等省，均为栽培。国内有些省区也已引种栽培。其根可入药，是最常用的中药之一。根圆柱状，分枝，有多数肉质须根，黄棕色，有浓郁香气。茎直立，绿白色或带紫色，有纵深沟纹，光滑无毛。具有补血和血，调经止痛，润燥滑肠之功效。

地龙

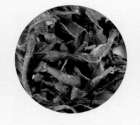

地龙为环节动物门钜蚓科动物参环毛蚓、通俗环毛蚓、威廉环毛蚓、或栉盲毛蚓的干燥体。前一种习称"广地龙"，后三种习称"泸地龙",主产于广西、广东、福建。清热定惊，通络、平喘，利尿；用于脑血栓、脑梗塞、冠心病、中风，关节麻痹，肢体麻木，半身不遂，高血压症等病症。

杜仲

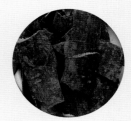

杜仲又名胶木，为杜仲科植物。药用杜仲，即为杜仲的干燥树皮，是中国名贵滋补药材。其味甘，性温。有补益肝肾、强筋壮骨、调理冲任、固经安胎的功效。可治疗肾阳虚引起的腰腿痛或酸软无力，肝气虚引起的胞胎不固，阴囊湿痒等症。在《神农本草经》中被列为上品。现代研究杜仲具有加强人体细胞物质代谢，防止肌肉骨骼老化，平衡人体血压，分解体内胆固醇，降低体内脂肪，恢复血管弹性，利尿清热，广谱抗菌，兴奋中枢神经，提高白血球药理作用。

佛手　芥菜　八角　茴香

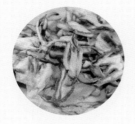 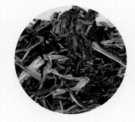 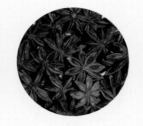 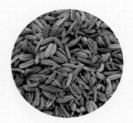

佛手又名九爪木、五指橘、佛手柑。它的外形长的很像佛手。为芸香科常绿小乔木，主产于闽粤、川、浙等省。其中浙江金华佛手最为著名，被称为"果中之仙品，世上之奇卉"，雅称"金佛手"。佛手不仅有较高的观赏价值，而且具有珍贵的药用价值、经济价值。佛手全身都是宝。根、茎、叶、花、果均可入药，有理气化痰、止呕消胀、舒肝健脾、和胃等多种药用功能。对老年人的气管炎、哮喘病有明显的缓解作用；对一般人的消化不良、胸腹胀闷，有更为显著的疗效。

芥菜是十字花科芸苔属一年生或二年生草本，是中国著名的特产蔬菜，原产中国，为全国各地栽培的常用蔬菜，多分布于长江以南各省。芥菜的主侧根分布在约30厘米的土层内茎为短缩茎，叶片着生短缩茎上，有椭圆、卵圆、倒卵圆、披针等形状，叶色绿、深绿、浅绿、黄绿、绿色间纹或紫红。欧美各国极少栽培，起源于亚洲。李时珍著《本草纲目》记载了医用芥菜的医用价值。

八角又称八角茴香、大料和大茴香（在某些地方，大茴香指的不是八角），是八角茴香目八角科八角属的一种植物。其干燥果实是中国菜和东南亚地区烹饪的调味料之一。木树皮灰色至红褐色。枝密集，成水平伸展。单叶互生，叶片草质，椭圆状倒卵形至椭圆状倒披针形，花期春、秋季。聚合果放射星芒状，直径3.5厘米，红褐色；蓇葖顶端钝呈鸟嘴形，每一蓇葖含种子一粒。果期秋季至翌年春季。种子扁卵形，长约6毫米，红棕色或灰棕色，有光泽，气味香甜。

茴香别名茴香子、小茴、茴香、怀香、香丝菜、小茴香。国北方主要春秋两季栽培。果实为双悬果，呈圆柱形，有的稍弯曲，两端略尖，长4~8毫米，直径1.5~2.5毫米。表面黄绿或淡黄色，顶端残留有黄棕色突起的柱基，基部有时有细小的果梗。果梗呈长椭圆形，面有纵棱5条，有特异茴香气，味微甜、辛。全株具特殊香辛味，表面有白粉。夏季开黄色花，复伞形花序。果椭圆形，黄绿色。秋均可播种或春季分株繁殖。原产地中海地区，我国各地普遍栽培，适应性较强。

养生食膳

枸杞　丝瓜　香附　元胡

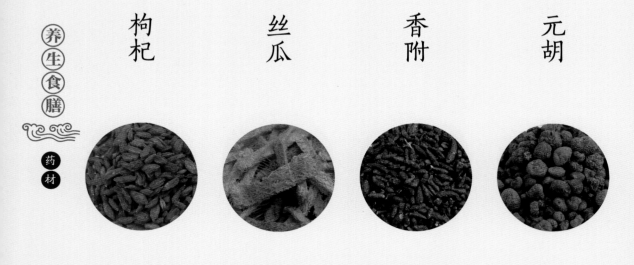

　　枸杞在中国有很多民间叫法，如枸杞子、枸杞红实、甜菜子、西枸杞、狗奶子、红青椒、枸蹄子、枸杞果、地骨子、枸茄茄、红耳坠、血枸子、枸地芽子、枸杞豆、血杞子、津枸杞。枸杞的主产区位于宁夏，也分布于中国东北、河北、山西、陕西、甘肃南部以及西南、华中、华南和华东各省区；朝鲜、日本、欧洲有栽培或逸为野生。宁夏枸杞是由中国西北地区的野生枸杞演化的，现有的栽培品种仍可以在适宜的条件之下野生。

　　珠江三角洲丝瓜特指八角瓜，是原产于印度的一种葫芦科植物，又称菜瓜，在东亚地区被广泛种植。为葫芦科攀援草本植物，丝瓜根系强大。茎蔓性，五棱、绿色，主蔓和侧蔓生长都繁茂，茎节具分枝卷须，易生不定根。中国内外均有分布和栽培。果为夏季蔬菜，所含各类营养在瓜类食物中较高，所含皂武类物质、丝瓜苦味质、黏液质、木胶、瓜氨酸、木聚糖和干扰素等物质具有一定的特殊作用。成熟时里面的网状纤维称丝瓜络，可代替海绵用作洗刷灶具及家具。不可生吃，但可供药用，有清凉、利尿、活血、通经、解毒之效，还有抗过敏、美容之效。中国南、北各地普遍栽培，也广泛栽培于世界温带、热带地区。云南南部有野生，但果较短小。

　　香附原名香附子，莎草，始载于《名医别录》，列为中品。《唐本草》始称香附子。《本草纲目》列入草部芳草类，名"莎草香附子"。产于陕西、甘肃、山西、河南、河北、山东、江苏、浙江、江西、安徽、云南、贵州、四川、福建、广东、广西、台湾等省区；生长于山坡荒地草丛中或水边潮湿处。广布于世界各地。其中山东产者称东香附，浙江产者称南香附，品质较好。叶丛生于茎基部，叶鞘闭合包于上，叶片窄线形，先端尖，全缘，具平行脉，主脉于背面隆起，质硬。

　　元胡又名延胡索、玄胡，为罂粟科紫堇属多年生草本植物，与白术、芍药、贝母等并称"浙八味"，为大宗常用中药。元胡史载于《开宝本草》，性温，味辛苦，入心、脾、肝、肺，是活血化瘀、行气止痛之妙品，尤以止痛之功效而著称于世。李时珍在《本草纲目》中归纳元胡有"活血，理气，止痛，通小便"四大功效，并推崇元胡"能行血中气滞，气中血滞，故专治一身上下诸痛"。分布于黑龙江、吉林、辽宁、河北北部、甘肃等省。全国多数地区均有栽培。原主产于浙江东阳、磐安等地，近几年陕西汉中发展成主产区。

土茯苓　　　赤芍　　　核桃　　　红花

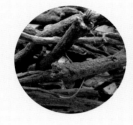
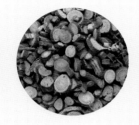
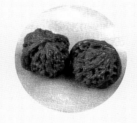
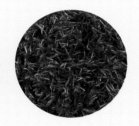

土茯苓一般指光叶菝葜，为多年生常绿攀缘状灌木，多生于山坡或林下。入药部分只选择其干燥后的根茎。常于夏、秋二季采挖，除去须根，洗净后干燥、入药；或趁鲜切成薄片后干燥、入药。产甘肃（南部）和长江流域以南各省区，直到台湾、海南岛和云南。本种粗厚的根状茎入药，称土茯苓，性甘平，利湿热解毒，健脾胃，且富含淀粉，可用来制糕点或酿酒。土茯苓根茎呈不规则的块状，具短分枝，有结节状隆起，表面黄棕色，凹凸不平，水烛后粘滑感，气微，味淡、涩。以断面淡棕色，粉性足者为佳。

赤芍是著名野生地道中药材，应用历史悠久，用量较大、用途广泛且需求较为刚性。内蒙古东部的赤芍俗称粉赤芍，质量上乘，气微香，享誉海内外，是唯一能够出口的赤芍，特别是多伦被誉为"赤芍之乡"。赤芍的采收期多集中在七、八月份，市场供应完全依靠野生品，赤芍可以人工种植，种子繁殖5~7年收获，芽头繁殖4~6年收获。产地代表：内蒙古东部、东三省、河北北部、山西。为毛茛科植物赤芍和川赤芍，春、秋二季采挖，除去根茎、须根及泥沙，晒干。

核桃又称胡桃，羌桃，为胡桃科植物。核桃仁含有丰富的营养素，每百克含蛋白质15 - 20克，脂肪极少，碳水化合物10克；并含有人体必需的钙、磷、铁等多种微量元素和矿物质，以及胡萝卜素、核黄素等多种维生素。对人体有益，可强健大脑。核桃产于华北、西北、西南、华中、华南和华东、新疆南部。分布于中亚、西亚、南亚和欧洲。生于海拔400~1800米之山坡及丘陵地带，中国平原及丘陵地区常见栽培。

红花别名：红蓝花、刺红花，菊科、红花属植物，干燥的管状花，橙红色，花管狭细，先端5裂，裂片狭线形，花药黄色，联合成管，高出裂片之外，其中央有柱头露出。具特异香气，味微苦。以花片长、色鲜红、质柔软者为佳。红花主产河南、湖南、四川、新疆、西藏等地。活血通经，散瘀止痛，有助于治经闭、痛经、恶露不行、胸痹心痛、瘀滞腹痛、胸胁刺痛、跌打损伤、疮疡肿痛疗效。有活血化瘀，散湿去肿的功效，孕妇避免使用，否则会造成流产。

黄芪　山药　绞股蓝　川芎

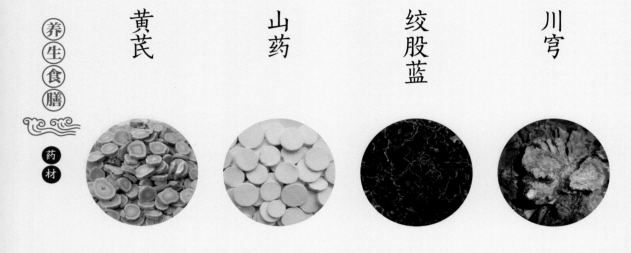

黄芪又名绵芪,多年生草本，高50-100厘米。主根肥厚，木质，常分枝，灰白色。多年生草本，高50-100厘米。产于内蒙古、山西、甘肃、黑龙江等地。黄芪的药用迄今已有2000多年的历史，其有增强机体免疫功能、保肝、利尿、抗衰老、抗应激、降压和较广泛的抗菌作用。但表实邪盛，气滞湿阻，食积停滞，痈疽初起或溃后热毒尚盛等实证，以及阴虚阳亢者，均须禁服。产中国东北、华北及西北。生于林缘、灌丛或疏林下，亦见于山坡草地或草甸中，中国各地多有栽培，为常用中药材之一。

山药是薯蓣科植物的干燥根茎。冬季茎叶枯萎后采挖，切去根头，洗净，除去外皮及须根，用硫黄熏后干燥，也有选择肥大顺直的干燥山药，置清水中，浸至无干心，闷透，用硫黄熏后，切齐两端，用木板搓成圆柱状，晒干，打光，称"光山药"。山药，作为药食两用的中药材，受区域气候特征、地质特点、生长习性等因素的影响，具有不同的产地特征。山药主产地河南武陟、温县等地，山西、陕西、山东、河北、浙江、湖南、四川、云南、贵州、广西等地也有栽培。

绞股蓝为多年生草质藤木，喜阴湿温和的气候，多野生在林下、小溪边等荫蔽处，多年生攀援草本。在中国主要分布在陕西平利、甘肃康县、湖南、湖北、云南、广西等省，号称"南方人参"。绞股蓝能保护肾上腺和胸腺及内分泌器官随年龄的增长而不致萎缩，维持内分泌系统的机能，并具有降血糖和改善糖代谢作用。并能够降血脂，调血压防治血栓，防治心血管疾患，调节血糖，促睡眠，缓衰老，防抗癌，提高免疫力，调节人体生理机能。

川芎中文名称又名大川芎、抚芎，另有酒川芎，为不规则结节状拳形团块，直径2~7厘米。表面黄褐色，粗糙皱缩，有多数平行隆起的轮节，顶端有凹陷的类圆形茎痕，下侧及轮节上有多数小瘤状根痕。质坚实，不易折断，断面黄白色或灰黄色，散有黄棕色的油室，形成层呈波状环纹。气浓香，味苦、辛。稍有麻舌感，微回甜。

高丽参

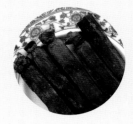

菊花

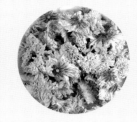

桔梗

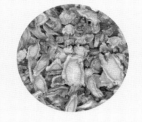

海马

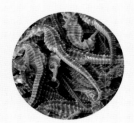

高丽参别名朝鲜参、别直参。五加科植物人参带根茎的根，经加工蒸制而成。分北朝鲜红参和南朝鲜红参。高丽参依形色又可分为水参、白参及红参。高丽参有大补元气、生津安神等作用，适用于惊悸失眠者，体虚者，心力衰竭、心源性休克者。日本和韩国学者经研究发现，高丽参在预防糖尿病，动脉硬化、高血压等方面有明显效果，高丽参还有抗癌，控制疾病，促进血液循环，防止疲劳，增强免疫力等方面的功效。高丽参的顶端有短而且粗的芦头，芦碗明显而且大，双芦称蝴蝶芦，这是上等高丽参的标志之一。此外上等的高丽红参表面有蟋蟀纹、质硬，断面呈镜面光泽、有菊花纹，气味香浓，甘苦味浓，参条越粗的质量越好。

菊花在植物分类学中是菊科、菊属的多年生宿根草本植物。按栽培形式分为多头菊、独本菊、大立菊、悬崖菊、艺菊、案头菊等栽培类型；有按花瓣的外观形态分为园抱、退抱、反抱、乱抱、露心抱、飞午抱等栽培类型。不同类型里的菊花又命名各种各样的品种名称。菊花遍布中国各城镇与农村，尤以北京、南京、上海、杭州、青岛、天津、开封、武汉、成都、长沙、湘潭、西安、沈阳、广州、中山市小榄镇等为盛。

桔梗为桔梗科植物桔梗的根，含橘梗皂甙，菠菜甾醇及其甙、桔梗酸等；其中橘梗皂甙能刺激粘膜，引起粘膜分泌亢进，使痰液稀释，促使其排出；同时皂甙还有镇咳、镇静和解热的作用；此外，桔梗还具有抗炎作用，因而应用桔梗配伍其他药物治疗咽喉肿痛，伤风咳嗽，及其他呼吸道炎症，如支气管炎、肺炎等均能获得满意的疗效。中医认为，其性平，味苦、辛，功能开宜肺气、祛痰、排脓，适用于外感风寒，咽喉肿痛，肺脓疡，咳吐脓血，痢疾腹痛等症。吉林延边地区朝鲜族人民还把桔梗花的嫩叶作蔬菜食用。

海马是刺鱼目海龙科暖海生数种小型鱼类的统称，是一种小型海洋动物，身长5~30厘米。因头部弯曲与体近直角而得名，头呈马头状而与身体形成一个角，吻呈长管状，口小，背鳍一个，均为鳍条组成。海马是一种经济价值较高的名贵中药，具有强身健体、补肾壮阳、舒筋活络、消炎止痛、镇静安神、止咳平喘等药用功能，特别是对于治疗神经系统的疾病更为有效，自古以来备受人们的青睐，男士们更是情有独钟。海马除了主要用于制造各种合成药品外，还可以直接服用健体治病。

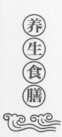

养生食膳

药材

麦冬

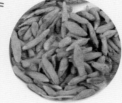

麦冬中文又名沿阶草、书带草、麦门冬、寸冬，为百合科沿阶草属多年生常绿草本植物。以块根入药。麦冬具有养阴生津，润肺清心。用于肺燥干咳，阴虚痨嗽，喉痹咽痛，津伤口渴，内热消渴，心烦失眠，肠燥便秘的功效。花茎自叶丛中生出，花小，淡紫色，形成总状花序。果为浆果，圆球形，成熟后为深绿色或黑蓝色。根茎短，有多数须根，在部分须根的中部或尖端常膨大成纺锤形的肉质块根，即药用的麦冬。

玫瑰

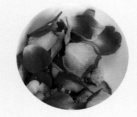

玫瑰属蔷薇目,蔷薇科落叶灌木，枝杆多针刺，奇数羽状复叶，小叶5~9片，椭圆形，有边刺。花瓣倒卵形，重瓣至半重瓣，花有紫红色、白色等，果期8~9月，扁球形。玫瑰原产是中国，朝鲜称为海棠花。玫瑰作为农作物时，其花朵主要用于食品及提炼香精玫瑰油，玫瑰油应用于化妆品、食品、精细化工等工业。

白芷

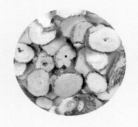

白芷为多年生高大草本，高1~2.5米，根圆柱形，茎基部径2~5厘米，基生叶一回羽状分裂，复伞形花序顶生或侧生，果实长圆形至卵圆形。以根入药，有祛病除湿、排脓生肌、活血止痛等功能。主治风寒感冒、头痛、鼻炎、牙痛。赤白带下、痛疖肿毒等症，亦可作香料。北方的一些省区有栽培，多自产自销，少数调省外。一般生于林下、林缘、溪旁、灌丛和山谷草地。

人参

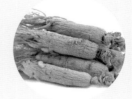

人参是多年生草本植物，喜阴凉。通常3年开花，5~6年结果，花期5~6月，果期6~9月。生长于北纬33~48度之间的海拔，数百米的以红松为主的针阔混交林或落叶阔叶林下，产于中国东北、朝鲜、韩国、日本、俄罗斯东部。人参的别称是黄参、地精、神草、百草之王，是闻名遐迩的"东北三宝"之一。人参多生长在北纬40~45度，东经117.5~134度之间，分布于辽宁东部、吉林东半部和黑龙江东部，河北、山西、山东有引种。

三七花　石斛　熟地　熟附片

 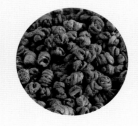  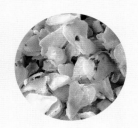

三七花又称田七花，是三七全株中三七皂苷含量最高的部分，性味甘凉，具有清热、平肝、降压之功效，适用于头昏、目眩、耳鸣、高血压和急性咽喉炎等症，另可泡茶、炒肉、煲汤等，在安眠方面也有一定的功效。原产于中国云南省文山州。适应性强，分根绕藤力强。三七在漫长的进化过程中，形成了对环境条件适应性差的生物特性。中国仅局限西南部海拔1500米－1800米，北纬23.5°附近的狭窄地带，分布于江西、湖北、广东、广西、四川、云南等地。我国的西南地区也就是文山州境内和周边极少部分地区适宜三七生长。

石斛又名万丈须、吊兰、林兰、金钗华等。茎直立，肉质状肥厚，稍扁的圆柱形，长10~60厘米，粗达1.3厘米。药用植物，性味甘淡微咸，寒，归胃、肾、肺经。益胃生津，滋阴清热。用于阴伤津亏，口干烦渴，食少干呕，病后虚热，目暗不明。主要产台湾、湖北南部的宜昌、香港、海南的白沙、广西西部至东北部的百色、平南、兴安、金秀、靖西、四川南部的长宁、峨眉山、乐山、贵州西南部至北部的赤水、习水、罗甸、兴义、三都、云南东南部至西北部的富民、石屏、沧源、勐腊、勐海、思茅、怒江河谷、贡山一带、西藏东南部的墨脱。

熟地为玄参科植物地黄的块根，又名熟地黄或伏地，经加工炮制而成。通常以酒、砂仁、陈皮为辅料经反复蒸晒，至内外色黑油润，质地柔软粘腻。切片用，或炒炭用。熟地又名熟地黄或伏地，属玄参科植物，是一种上好中药材，具有补血滋阴功效，可用于血虚萎黄，眩晕，心悸失眠，月经不调，崩漏等症，亦可用于肾阴不足的潮热骨蒸、盗汗、遗精、消渴等症，是虚证类非处方药药品六味地黄丸主要成分之一。不规则的块片、碎块，大小、厚薄不一。

熟附片又称熟附子，乌附子，乌附块，黑附子，明附片，附片，盐附子，黑顺片，白附片，熟附子。熟附片为毛茛科植物乌头栽培品的旁生块根或者子根。治阴盛格阳，大汗亡阳，吐利厥逆，心腹冷痛，脾泄冷痢，脚气水肿，小儿慢惊，风寒湿痹，踒躄拘挛，阳萎，宫冷阴，疽疮漏及一切沉寒痼冷之疾。熟附片以四川江油为道地基点县，除四川江油市等为附子的传统产区外，全国共有四川、陕西、贵州、湖南、湖北、甘肃、云南、广西、江西、安徽等10个省区的336个县市为附子适宜产区，四川凉山州布拖县由于地处高原，气候较为寒冷，植株生产周期更长，有效成分的含量更高。

养生食膳

松仁

五灵脂

延胡索

五加皮

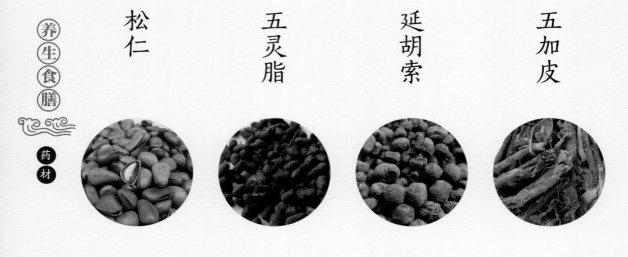

松仁又名罗松子、海松子、新罗松子、红松果、松子，为松科植物红松、白皮松、华山松等多种松的种子。红松产于我国东北长白山到小兴安岭一带；华山松为我国特产品种，北自山西沁源，南到云贵高原，东起河南，西到甘肃、四川和湖南等者。红松仁和马尾松仁主要分布于我国的东北地区。松子不仅营养丰富，香味袭人，而且是一种具有美肤养颜，丰肌健体的佳果。因为松籽中含有丰富的"美容酸"——亚油酸和皮诺敛酸，可滋润皮肤和增加皮肤弹性，推迟皮肤的衰老。

五灵脂又名药本、寒号虫粪、灵脂等分为灵脂米、灵脂块（血灵脂、糖灵脂）两种。灵脂米即复齿鼯鼠的干燥粪便，灵脂块是其粪便与尿液的混合物夹以少量砂石干燥凝结而成。五灵脂：五灵脂是哺乳纲、鼯鼠科动物复齿鼯鼠（寒号鸟）、飞鼠或其他近缘动物的粪便。灵脂米（散灵脂）：长椭圆形颗粒，两端钝圆，长0.5~1.2厘米，直径0.3~0.6厘米。表面粗糙，棕褐色或黑褐色，显麻点，体轻，质松，易折断。断面呈纤维性，黄色、黄绿色或黑棕色。气微弱，味苦咸。灵脂块：为鼯鼠尿和粪粒凝结而成的不规则团块，黑棕色、黄棕色或灰棕色，凹凸不平，有的有油润性光泽，粪粒呈长椭圆形，表面常裂碎，显纤维性，体轻，质较硬，但易碎。

延胡索又名延胡、玄胡索、元胡索、元胡。延胡索为罂粟科、紫堇属多年生草本植物，块茎球形，花瓣紫红色；蒴果圆柱形，两端渐狭。夏季开花。块茎为著名的常用中药，含20多种生物碱，用于行气止痛、活血散瘀、跌打损伤。茎：直立，常分枝，基部以上具1鳞片，有时具2鳞片，通常具3~4枚茎生叶，鳞片和下部茎生叶常具腋生块茎。叶：二回三出或近三回三出，小叶三裂或三深裂，具全缘的披针形裂片，裂片长2~2.5厘米，宽5~8毫米；下部茎生叶常具长柄；叶柄基部具鞘。花：总状花序疏生5~15花。苞片披针形或狭卵圆形，全缘，有时下部的稍分裂，长约8毫米。果：蒴果线形，长2~2.8厘米，具1列种子。产安徽、江苏、浙江、湖北、河南的唐河、信阳。

五加皮别名南五加皮、刺五加、刺五甲。五加皮为五加科植物细柱五加的干燥根皮。夏、秋二季采挖根部，洗净，剥取根皮，晒干。五加皮呈不规则卷筒状，长5~15厘米，直径0.4~1.4厘米厚约0.2厘米。外表面灰褐色，有稍扭曲的纵皱纹及横长皮孔；内表面淡黄色或灰黄色，有细纵纹。体轻，质脆，易折断，断面不整齐，灰白色。气微香，味微辣而苦。五加皮横切面：木栓层为数列细胞。皮层窄，有少数分泌道散在。韧皮部宽广，外侧有裂隙，射线宽1~5列细胞；分泌道较多，周围分泌细胞4~11个。薄壁细胞含草酸钙簇晶及细小淀粉粒。

五味子　玉竹　浙贝母　黄精

五味子为木兰科植物五味子或华中五味子。前者习称"北五味子"，后者习称"南五味子"。秋季果实成熟时采摘，晒干或蒸后晒干，除去果梗及杂质。唐等《新修本草》载"五味皮肉甘酸，核中辛苦，都有咸味"，故有五味子之名。最早列于神农本草经上品中药，能滋补强壮之力，药用价值极高，有强身健体之效五味子喜微酸性腐殖土。野生植株生长在山区的杂木林中、林缘或山沟的灌木丛中，自然条件下，在肥沃、排水好、湿度均衡适宜的土壤上发育最好。产于：黑龙江、吉林、辽宁、内蒙古、河北、山西、宁夏、甘肃、山东。也分布于朝鲜和日本。

玉竹为百合科多年生草本植物。根茎横走，肉质黄白色，密生多数须根。原产中国西南地区，但野生分布很广。耐寒，亦耐阴，喜潮湿环境，适宜生长于含腐殖质丰富的疏松土壤。《本草经集注》云："茎干强直，似竹箭秆，有节。"故有玉竹之名。植物的根茎可供药用，中药名亦为玉竹，秋季采挖，洗净，晒至柔软后，反复揉搓，晾晒至无硬心，晒干，或蒸透后，揉至半透明，晒干，切厚片或段用。产黑龙江、吉林、辽宁、河北、山西、内蒙古、甘肃、青海、山东、河南、湖北、湖南、安徽、江西、江苏、台湾。生林下或山野阴坡，海拔500~3000米。

浙贝母为多年生草本。鳞茎半球形，直径1.5~6厘米，有2~3片肉质的鳞片。茎单一，直立，圆柱形，高50~80厘米。叶无柄；茎下部的叶对生，罕互生，狭披针形至线形，长6~17厘米，宽6~15毫米；中上部的叶常3~5片轮生，罕互生，叶片较短，先端卷须状。产江苏（南部）、浙江（北部）和湖南。也分布于日本。有一种产浙江东阳，当地有栽培。鳞茎为药材"东贝"的来源。东贝远销广东，代川贝用。生于海拔较低的山丘荫蔽处或竹林下。浙贝母鳞茎和种子均有休眠作用。

黄精又名鸡头黄精、黄鸡菜、笔管菜、爪子参、老虎姜、鸡爪参。为黄精属植物，根茎横走，圆柱状，结节膨大。叶轮生，无柄。药用植物，具有补脾，润肺生津的作用。根状茎圆柱状，由于结节膨大，因此"节间"一头粗、一头细，在粗的一头有短分枝（中药志称这种根状茎类型所制成的药材为鸡头黄精）。产黑龙江、吉林、辽宁、河北、山西、陕西、内蒙古、宁夏、甘肃东部、河南、山东、安徽东部、浙江西北部。生林下、灌丛或山坡阴处，海拔800~2800米。朝鲜、蒙古和苏联西伯利亚东部地区也有。

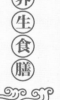

养生食膳

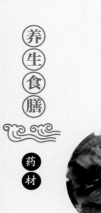

养生食膳

药材

紫苏

阿胶

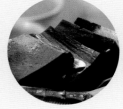

艾叶

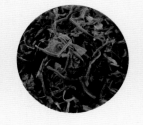

白豆蔻

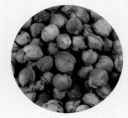

紫苏别名：桂荏、白苏、赤苏等；为唇形科一年生草本植物。具有特异的芳香，叶片多皱缩卷曲，完整者展平后呈卵圆形，紫色或紫绿色，质脆。嫩枝紫绿色，断面中部有髓，气清香，味微辛。紫苏叶能散表寒，发汗力较强，用于风寒表症，见恶寒、发热、无汗等症，常配生姜同用；如表症兼有气滞，有可与香附、陈皮等同用。行气宽中紫苏叶用于脾胃气滞、胸闷、呕恶。原产中国，主要分布于印度、缅甸、日本、朝鲜、韩国、印度尼西亚和俄罗斯等国家。中国华北、华中、华南、西南及台湾省均有野生种和栽培种。

阿胶的主要成分为驴皮。由黄酒、冰糖、豆油辅以熬制成呈长方形块、方形块或丁状,色泽多为黑褐色，有光泽,质硬而脆，断面光亮，碎片对光照视呈棕色半透明状。气微，味微甘。具有补血滋阴，润燥，止血。用于血虚萎黄，眩晕心悸，心烦不眠，肺燥咳嗽。

艾叶在中国大部分地区均产。中国中原盆地河南南阳伏牛山脉所产野生艾草为佳，称"祁艾"，因其得土气之宜，叶厚而绒多，用作灸治的材料，功力最大。夏季花未开时采摘，除去杂质，晒干或阴干。艾叶味辛、苦，性温，有小毒，具有温经止血，散寒止痛，安胎，降湿杀虫。

白豆蔻为姜科植物,主产于越南、泰国等地，广东、广西、云南等地亦有栽培。原植物生于气候温暖潮湿，富含腐殖质的林下，味辛、性温，归肺、脾、胃经，功效化湿，行气，温中，止呕，临床用名白豆蔻。

白果　半夏　薄荷　择子

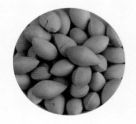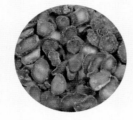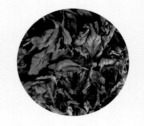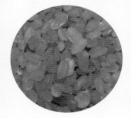

白果中文又名鸭脚子、灵眼、佛指柑、银杏、公孙树子，是银杏的种仁。椭圆形，长1.5~2.5厘米，宽1~2厘米，厚约1厘米。表面黄白色或淡黄棕色，平滑坚硬，一端稍尖，另端钝。种仁粉性，中间具小芯，味甘、微苦。主产于江苏、广西、四川、河南、山东、湖北等地。白果果仁除含有淀粉、蛋白质、脂肪、糖类之外，还含有维生素C、核黄素、胡萝卜素、钙、磷、铁、钾、镁等微量元素以及银杏酸、白果酚、五碳多糖，脂固醇等成分，营养丰富，而且对于益肺气、治咳喘、止带虫、缩小便、平皱皮、护血管、增加血流量、带下、白浊等疾病具有良好的医用效果和食疗作用。

半夏又名地文、守田等，属天南星目。块茎圆球形，直径1~2厘米，具须根。叶2~5枚，有时1枚。叶柄长15~20厘米，基部具鞘，鞘内、鞘部以上或叶片基部（叶柄顶头）有直径3~5毫米的珠芽，珠芽在母株上萌发或落地后萌发；幼苗叶片卵状心形至戟形，为全缘单叶，长2~3厘米，宽2~2.5厘米；老株叶片3全裂，裂片绿色，背淡。广泛分布于中国长江流域以及东北、华北等地区。药用植物，具有燥湿化痰，降逆止呕，生用消疖肿作用，兽医用以治锁喉癀。在西藏也有分布，海拔3000米左右。

叶子是植物薄荷的叶，味道清凉。薄荷叶具有蕃荷叶、人丹草、升阳草、卜荷之称的薄荷，主要含薄荷油、薄荷醇以及薄荷酮、异薄荷酮、迷迭香酸等成份。可以健胃祛风、祛痰、利胆、抗痉挛，改善感冒发烧、咽喉、肿痛，并消除头痛、牙痛、恶心感。也常用于制作料理或甜点，以去除鱼及羊肉腥味，或搭配水果及甜点，用以提味；也可做成消炎消肿的润肤水。

择子豆腐是用一种叫的野果制作而成的汉族名点。秋天，择子成熟，采摘下来，加水磨成粉，晒干后储藏，以备常年制作。择子不仅可制择子豆腐，还可做择子面皮、择子面。这种豆腐呈栗壳色，韧而光滑，入口清凉，以冬笋烧煮最佳。择子，是一种落叶灌木的果实，生长于山上，3~4月份开花结果，果小时青色，中期青黄，果老时呈黑褐色。10月下旬是最佳采摘期，采青了粉少，到11月初就要掉果了。在义乌和东阳等地大多数山上都长有这种灌木，此果如花生米大小，圆头体光滑，有果底壳，形似手枪子弹，山上生长的还有苦褚树的果子也能加工成择子豆腐。

养生食膳

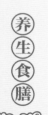

养生食膳

药材

草果

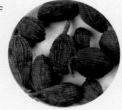

草果是姜科豆蔻属植物，草果的果实，别名草果仁、草果子。茎丛生，高可达3米，全株有辛香气，地下部分略似生姜。叶片长椭圆形或长圆形，长40~70厘米，穗状花序不分枝，长13~18厘米，花冠红色。生长在热带、亚热带的荫蔽潮湿的林中地带，以中国云南、广西、贵州等地为主要分布地。人工栽培以云南为主。我国云南是草果的主要产地，至今已有200多年的历史。草果有特异香气，味辛、微苦，是一种调味香料，具有特殊浓郁的辛辣香味。其干燥的果实被用作中餐调味料和中草药。

陈皮

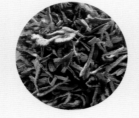

陈皮别名：橘皮、贵老、红皮、黄橘皮、广橘皮、新会皮、柑皮、广陈皮。为芸香科植物橘及其栽培变种的成熟果皮。橘常绿小乔木或灌木，栽培于丘陵、低山地带、江河湖泊沿岸或平原。分布于长江以南各地区。10~12月果实成熟时，摘下果实，剥取果皮，阴干或通风干燥。陈皮剥取时多割成3~4瓣。

虫草花

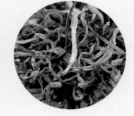

虫草花又称虫草菌，虫草花就是在培养基里人工培育出的蛹虫草子实体。虫草花是北冬虫草的简称。也虫草花"并非花，实质上是蛹虫草子实体，而不是虫草子实体，也不是冬虫夏草子实体"。培养基是仿造天然虫子所含的各种养分，包括谷物类、豆类、蛋奶类等，属于一种真菌类。与常见的香菇、平菇等食用菌很相似，只是菌种、生长环境和生长条件不同。为了跟冬虫草区别开来，商家起了一个美丽的名字，把它叫做"虫草花"，虫草花外观上最大的特点是没有了"虫体"，而只有橙色或者黄色的草。

银耳

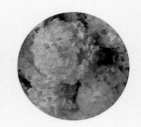

银耳又称做白木耳、雪耳、银耳子等，属于真菌类银耳科银耳属，是门担子菌门真菌银耳的子实体，有"菌中之冠"的美称。银耳子实体纯白至乳白色，直径5~10厘米，柔软洁白，半透明，富有弹性。银耳味甘、淡、性平、无毒，既有补脾开胃的功效，又有益气清肠、滋阴润肺的作用。既能增强人体免疫力，又可增强肿瘤患者对放、化疗的耐受力。银耳富有天然植物性胶质，外加其具有滋阴的作用，是可以长期服用的良好润肤食品。

橄榄菜

橄榄菜是广东潮汕地区所特有的汉族风味小菜,属于粤菜系。取橄榄甘醇之味,芥菜丰腴之叶煎制而成。下箸品尝,舌肠芳洌,细细咀嚼,留香齿颊,别有一番韵味;食之开胃消食,帮助消化,增进食欲。橄榄菜制作工艺可追溯至宋明时代,经加工制作后具"清、鲜、爽、嫩、滑"等特点,可说是闻名遐迩的潮州菜系中的一朵奇葩。橄榄菜素色泽乌艳,油香浓郁,美味诱人而成为潮汕人日常居家的小菜美食,食之开胃消食,帮助消化,增进食欲。

厚朴

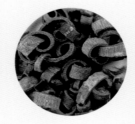

厚朴在植物学范围内别名紫朴、紫油朴、温朴等,为木兰科、木兰属植物,常见为厚朴为原亚种与凹叶厚朴两种。主产于四川、湖北等地。中药材中专指该植物的干燥干皮、根皮及枝皮。4-6月剥取根皮及枝皮直接阴干,干皮置沸水中微煮后堆置阴湿处,"发汗"至内表面皮紫褐色或棕褐色时,蒸软取出,卷成筒状,干燥。切丝,姜制用。对食积气滞、腹胀便秘、湿阻中焦等疾病有治疗作用,还能加入癌症药物中。产于陕西南部、甘肃东南部、河南东南部的商城和新县、湖北西部、湖南西南部、四川中部和东部、贵州东北部。厚朴为中国特有的珍贵树种。在北亚热带地区分布较广,树皮供药用。

金银花

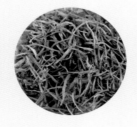

金银花又名忍冬,"金银花"一名出自《本草纲目》,由于忍冬花初开为白色,后转为黄色,因此得名金银花。药材金银花为忍冬科忍冬属植物忍冬及同属植物干燥花蕾或带初开的花。金银花自古被誉为清热解毒的良药。它性甘寒气芳香,甘寒清热而不伤胃,芳香透达又可祛邪。金银花既能宣散风热,还善清解血毒,用于各种热性病,如身热、发疹、发斑、热毒疮痈、咽喉肿痛等症,均效果显著。

金樱子

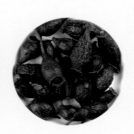

金樱子又名山石榴、山鸡头子等。小枝粗壮,散生扁弯皮刺,无毛,幼时被腺毛,老时逐渐脱落减少。产于陕西、安徽、江西、江苏、浙江、湖北、湖南等地。根皮含鞣质可制栲胶,果实可熬糖及酿酒。根、叶、果均可入药,根有活血散瘀、祛风除湿、解毒收敛及杀虫等功效;叶外用治疮疖、烧烫伤;果能止腹泻并对流感病毒有抑制作用。

养生食膳

灵芝

鸡血藤

芦荟

鹿茸

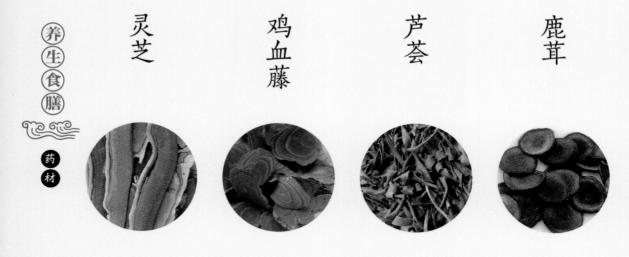

灵芝外形呈伞状，菌盖肾形、半圆形或近圆形，为多孔菌科真菌灵芝的子实体。灵芝的大小及形态变化很大，大型个体的菌盖为20厘米×10厘米，厚灵芝约2厘米，一般个体为4厘米×3厘米，厚0.5厘米~1厘米，下面有无数小孔，管口呈白色或淡褐色，每毫米内有4~5个，管口圆形，内壁为子实层，孢子产生于担子顶端。菌柄侧生，极少偏生，长于菌盖直径，紫褐色至黑色，有漆样光泽，坚硬。孢子卵圆形，（8~11）厘米×7厘米，壁两层，内壁褐色，表面有小疣，外壁透明无色。灵芝具有补气安神、止咳平喘的功效，用于眩晕不眠、心悸气短、虚劳咳喘。

鸡血藤为五味子科、大血藤科、菟丝子科、蝶形花科等多种植物的别称。分布于云南西南部（保山、凤庆、临沧、耿马）、广西、缅甸东北部也有。鸡血藤为豆科植物密花豆的藤茎。密花豆为木质藤本，生于山谷林间、溪边及灌丛中。分布于福建、广东、广西、云南等地。秋季采收茎藤，除去枝叶，锯成段，晒干。气微，味涩。以树脂状分泌物多者为佳。血藤片为椭圆形、长矩圆形或不规则的斜切片，厚3~10毫米。

芦荟为百合科多年生常绿草本植物，叶簇生、大而肥厚，呈座状或生于茎顶，叶常披针形或叶短宽，边缘有尖齿状刺。花芦荟原产于地中海、非洲，因其易于栽种，为花叶兼备的观赏植物，颇受大众喜爱。据考证野生芦荟品种300多种，而可食用的品种只有6种，有药用价值的芦荟品种主要有：洋芦荟，库拉索芦荟，好望角芦荟，元江芦荟等。芦荟是集食用、药用、美容、观赏于一身的植物新星。其泌出物主要有效成分是芦荟素等蒽醌类物质已广泛应用到医药和日化中。芦荟在中国民间就被作为美容、护发和治疗皮肤疾病的天然药物。芦荟胶对蚊叮有一定的止痒作用。

鹿茸是指梅花鹿或马鹿的雄鹿未骨化而带茸毛的幼角。是一味名贵药材。鹿茸中含有磷脂、糖脂、胶脂、激素、脂肪酸、氨基酸、蛋白质及钙、磷、镁、钠等成分，其中氨基酸成分占总成分的一半以上。鹿茸性温而不燥，具有振奋和提高机体功能，对全身虚弱、久病之后患者，有较好的强身作用。李时珍在《本草纲目》上称鹿茸"善于补肾壮阳、生精益血、补髓健骨"。梅花鹿、马鹿是我国主要的茸用鹿。梅花鹿主产于吉林、辽宁；马鹿主产于黑龙江、吉林、青海、新疆、四川等省区。

罗汉果

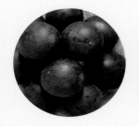

葛芦科多年生藤本植物。别名拉汗果、假苦瓜、光果木鳖、金不换、罗汉表、裸龟巴，被人们誉为"神仙果"，其叶心形，雌雄异株，夏季开花，秋天结果。主要产于广西壮族自治区桂林市永福县龙江乡、龙胜和百寿等镇，永福县和龙胜县是罗汉果之乡种植历史比较悠久，其中永福种植罗汉果已经有300多年历史，龙胜县种植罗汉果已经有200多年历史，中国百分之九十罗汉果产于永福县和龙胜县，罗汉果是桂林名贵的土特产，也是国家首批批准的药食两用材料之一，其主要功效是能止咳化痰。

胖大海

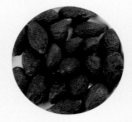

胖大海别名大海、大海子、大洞果、大发梧桐科植物胖大海的干燥成熟种子。呈纺锤形或椭圆形，长2~3厘米，直径1~1.5厘米。先端钝圆，基部略尖而歪，具浅色的圆形种脐，表面棕色或暗棕色，微有光泽，具不规则的干缩皱纹。外层果皮极薄，质脆，易脱落。中层果皮较厚，黑褐色，质松易碎，遇水膨胀成海绵状。断面可见散在的树脂状小点。内层果皮可与中层果皮剥离，稍革质，内有2片肥厚胚乳，广卵形；子叶2枚，菲薄，紧贴于胚乳内侧，与胚乳等大。气微，味淡，嚼之有黏性。泡在水中会膨胀起来，因而名为胖大海。可以起到降血压、润喉化痰的作用。

枇杷叶

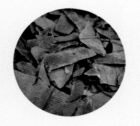

枇杷叶为蔷薇科植物枇杷的叶子。又名巴叶、芦桔叶中药材手册。原植物枇杷又名：卢橘位于广东。有清肺止咳，和胃利尿，止渴的功效。中国大部分地区均有栽培。分布于中南及陕西、甘肃、江苏、安徽、浙江、江西、福建、台湾、四川、贵州、云南等地。全年均可采收，晒干，刷去毛，切丝生用或蜜炙用。

芡实

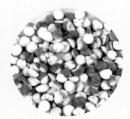

睡莲科、芡属一年生大型水生草本。沉水叶箭形或椭圆肾形，长4~10厘米，两面无刺；叶柄无刺；浮水叶革质，椭圆肾形至圆形，直径10~135厘米，盾状，有或无弯缺，全缘，下面带紫色，有短柔毛，两面在叶脉分枝处有锐刺；芡茎三月生刺贴在水面上，比荷叶大，有皱纹，叶面呈青色而背面呈紫色，茎、叶都有刺。茎长达一丈余，中间也有孔有丝，嫩对剥皮可食。五六月开紫花，花开时面向阳光结苞，苞上有青刺。花在苞顶，也如鸡喙。剥开后有软肉裹子，壳内有白米，形状如鱼目。七八月成熟，九月份结果。分布于我国大部分地区。果实可食用，也可作药用。

养生食膳

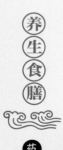 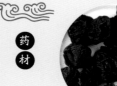

乌梅　山楂　天麻　温郁金

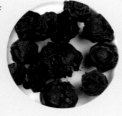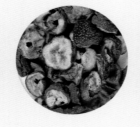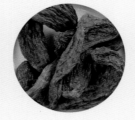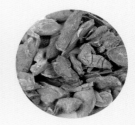

乌梅别名酸梅、黄仔、合汉梅、干枝梅，为蔷薇科落叶乔木植物梅的近成熟果实，经烟火熏制而成。乌梅中含钾多而含钠较少，因此，需要长期服用排钾性利尿药者宜食之；梅子中含儿茶酸能促进肠蠕动，因此便秘之人宜食之。梅子中含多种有机酸，有改善肝脏机能的作用，故肝病患者宜食之。梅子中的梅酸可软化血管，推迟血管硬化，具有防老抗衰作用。

山楂又名山里果、山里红，蔷薇科山楂属，落叶乔木，高可达6米。在山东、陕西、山西、河南、江苏、浙江、辽宁、吉林、黑龙江、内蒙古、河北等地均有分布。核果类水果，核质硬，果肉薄，味微酸涩。果可生吃或作果脯果糕，干制后可入药，是中国特有的药果兼用树种，具有降血脂、降血压、强心、抗心律不齐等作用，同时也是健脾开胃、消食化滞、活血化瘀的良药，对胸膈脾满、疝气、血淤、闭经等症有很好的疗效。山楂内的黄酮类化合物牡荆素，是一种抗癌作用较强的药物，其提取物对抑制体内癌细胞生长、增殖和浸润转移均有一定的作用。

天麻又名赤箭、独摇芝、离母、合离草、神草、鬼督邮、木浦、明天麻、定风草、白龙皮等，是兰科天麻属多年生草本植物。根状茎肥厚，无绿叶，蒴果倒卵状椭圆形，常以块茎或种子繁殖。其根茎入药用以治疗头晕目眩、肢体麻木、小儿惊风等症，是名贵中药。

温郁金是姜科植物，呈长卵形、卵形或纺锤形，长4~8厘米，直径2.5~4.5厘米。顶端长尖，基部锐尖或圆钝。表面灰棕色至深棕色，粗糙，上部环节凸起，基部有下陷的须根痕，芽痕及侧生根茎痕不明显，有刀削痕。质坚重，击破面黄棕色或黄灰色，角质状，具点状或条纹状纤维管束。主要生长于向阳的湿润田园或水沟边，主产于浙江瑞安。具有抗癌的作用。

野菊花

全蝎

玉米须

莲子

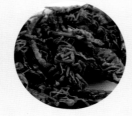
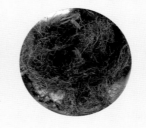
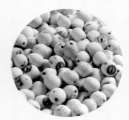

野菊花为菊科多年生草本植物，野菊花头状花序的外形与菊花相似，野生于山坡草地、田边、路旁等野生地带。以色黄无梗、完整、苦辛、花未全开者为佳。野菊花性微寒，具疏散风热、消肿解毒的作用。能治疗疔疮痈肿、咽喉肿痛、风火赤眼、头痛眩晕等病证。花序呈类球形，直径0.3~1厘米，棕黄色。总苞由4~5层苞片组成。舌状花一轮，黄色，皱缩卷曲；管状花多数，深黄色。体轻。气辛，味苦，有小毒。

全蝎为钳蝎科动物东亚钳蝎的干燥体。春末至秋初捕捉，除去泥沙，置沸水或沸盐水中，煮至全身僵硬，捞出，置通风处，阴干。全蝎食用、药用历史悠久。钳蝎的主要药用成分为蝎毒素，据《本草纲目》和《中国药典》载，全蝎具有"熄风镇痉、消炎攻毒、通络止痛"功能；主治"小儿惊风、抽搐痉挛、皮肤病、心脑血管病、炎症、乙肝、肿瘤"等病。全蝎也是一种高档美味佳肴，营养丰富，食之有防病治病、增强免疫力和抗衰老等功能。

玉米须也称玉麦须,玉米须又称龙须用来泡水喝对身体有益处。可以降血脂、血压、血糖。龙须茶有凉血、泻热的功效,可去体内的湿热之气。高大的一年生栽培植物。秆粗壮,直立,高1~4米,通常不分枝,基部节处常有气生根。叶片宽大,线状披针形,边缘呈波状皱折,具强壮之中脉。在秆顶着生雄性开展的圆锥花序;雄花序的分枝三棱状。每节有2雄小穗,1无柄,1有短柄;每1雄小花含2小花;颖片膜质,先端尖;外稃及内稃均透明膜质;在叶腋内抽出圆柱状的雌花序,雌花序外包有多数鞘状苞片,雌小穗密集成纵行排列于粗壮的穗轴上,颖片宽阔,先端圆形或微凹,外稃膜质透明。

莲子是中国药典收载的草药，药用来源为为睡莲科植物莲的干燥成熟种子。又称白莲、莲实、莲米、莲肉。荷花，又称莲、芙蓉、水芝。我国大部分地区均有出产，而以湖南湘潭、浙江宣平现为柳城镇,福建建宁产者最佳，传统称为中国三大名莲，古时均为贡品。现江西广昌、千岛湖也有较大面积种植。秋、冬季果实成熟时，割取莲房莲蓬，取出果实；或取坠入水中，沉干泥内的果实，除去果壳，鲜用或晒干用，或剥去莲子的外皮和心青色的胚芽用，特称为莲肉或莲子肉。

养生食膳

竹笋　　鱼腥草　　竹叶　　三七

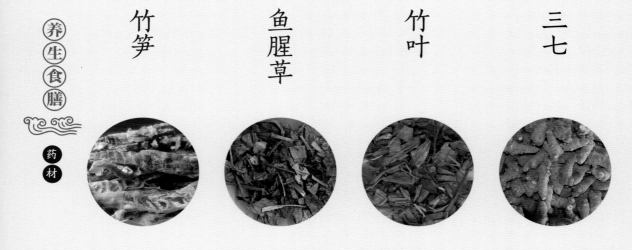

竹笋又称竹萌、竹芽。竹笋为禾本科竹亚科植物苦竹、淡竹、毛竹等的嫩苗，竹笋为禾本科植物毛竹的嫩苗，根据采取季节分为冬笋、春笋、鞭笋。竹笋十天之内为笋，嫩而能食，而十天之后则成竹了。各种竹笋中，苦笋的味道也特别苦，也有的不中吃。竹原产热带、亚热带，喜温怕冷，主要分布在年降雨量1000~2000毫米的地区。竹为多年生常绿草本植物，食用部分为初生、嫩肥、短壮的芽或鞭。中国优良的笋主要竹种有长江中下游的毛竹，产于江西、安徽南部、浙江等地区的早竹，以及珠江流域、福建、台湾等地的麻竹和绿竹。

鱼腥草是中国药典收录的草药，草药来源为三白草科植物蕺菜的干燥地上部分。夏季茎叶茂盛花穗多时采割，除去杂质，晒干。茎呈扁圆柱形，扭曲，表面棕黄色，具纵棱数条，节明显，下部节上有残存须根；质脆，易折断。叶互生，叶片卷折皱缩，展平后呈心形，先端渐尖，全缘；上表面暗黄绿色至暗棕色，下表面灰绿色或灰棕色；叶柄细长，基部与托叶合生成鞘状。搓碎有鱼腥气味。鱼腥草味辛，性寒凉，归肺经。能清热解毒、消肿疗疮、利尿除湿、清热止痢、健胃消食，用治实热、热毒、湿邪、疾热为患的肺痈、疮疡肿毒、痔疮便血、脾胃积热等。现代药理实验表明，本品具有抗菌、抗病毒、提高机体免疫力、利尿等作用。

竹叶为禾本科植物淡竹的叶。竹叶在我国拥有悠久的食用和药用历史，是国家认可并批准的药、食两用的天然植物。外形特征：竹叶呈狭披针形，长7.5~16厘米、宽1~2厘米，先端渐尖，基部钝形，叶柄长约5毫米，边缘之一侧较平滑，另一侧具小锯齿而粗糙；平行脉，次脉6~8对，小横脉甚显著；叶面深绿色，无毛，背面色较淡，基部具微毛；质薄而较脆。气弱，味淡。以色绿、完整、无枝梗者为佳。

三七别名假人参、人参三七、田三七、山漆、三七参，田七是伞形目、五加科、人参属多年生草本植物，根状茎短，肉质根圆柱形，掌状复叶，伞形花序顶生，花黄绿色；萼杯状。分布于云南、广西、江西、四川等地。三七是以其根部入药，其性温，味辛，具有显著的活血化瘀、消肿定痛功效，有"金不换"、"南国神草"之美誉。因常在春冬两季采挖，又分为"春七"和"冬七"。清朝药学著作《本草纲目拾遗》中记载："人参补气第一，三七补血第一，味同而功亦等，故称人参三七，为中药中之最珍贵者。"扬名中外的中成药"云南白药"和"片仔癀"，即以三七为主要原料制成。

白术　　百合　　何首乌

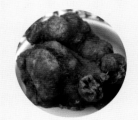 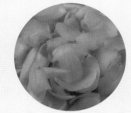 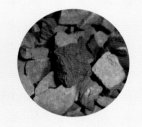

白术别名桴蓟、于术、冬白术、浙术、杨桴、吴术、片术、苍术等，属于菊科、苍术属多年生草本植物。喜凉爽气候，以根茎入药，具有多项药用功能。主要分布于四川、云南、贵州等山区湿地。白术具有健脾益气、燥湿利水、止汗、安胎的功效，用于脾虚食少、腹胀泄泻、痰饮眩悸、水肿、自汗、胎动不安。《医学启源》记载："除湿益燥，和中益气，温中，去脾胃中湿，除胃热，强脾胃，进饮食，安胎。"

百合又名强蜀、番韭、山丹、倒仙、重迈、中庭、摩罗、重箱、中逢花、百合蒜、大师傅蒜、蒜脑薯、夜合花等，是百合科百合属，多年生草本球根植物，原产于中国，主要分布在亚洲东部、欧洲、北美洲等北半球温带地区，全球已发现有至少120个品种，其中55种产于中国。主产于湖南、四川、河南、江苏、浙江，全国各地均有种植，少部分为野生资源。多年生草本，株高70－150厘米。鳞茎球形，淡白色，先端常开放如莲座状，由多数肉质肥厚、卵匙形的鳞片聚合而成。根分为肉质根和纤维状根两类。形状纤细，数目多达180条，分布在土壤表层，有固定和支持地上茎的作用，有鳞茎和地上茎之分。

何首乌又名多花蓼、紫乌藤、夜交藤等。是蓼科蓼族何首乌属多年生缠绕藤本植物，块根肥厚，长椭圆形，黑褐色。生山谷灌丛、山坡林下、沟边石隙。产陕西南部、甘肃南部、华东、华中、华南、四川、云南及贵州。其块根入药，可安神、养血、活络、解毒（截疟）、消痈；制首乌可补益精血、乌须发、强筋骨、补肝肾，是常见贵细中药材。

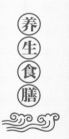

养生食膳

水为传热介质烹制的膳品

烹
调
技
法

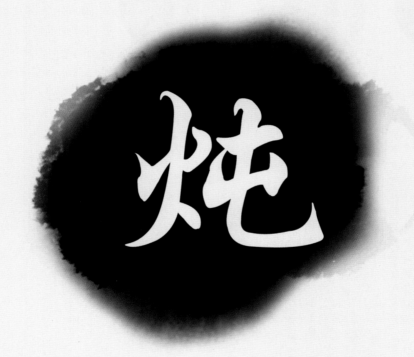

炖

　　选用以畜禽肉类等原料，切成大块或整块，或制成茸泥，制成丸子状。在开水内烫去血污和腥膻气味，再放入陶器内，加葱、姜、酒等调味品和二倍份量的水后加盖，直接放在火上加热。烹制时，先用旺火煮沸，撇去泡沫，再移微火上炖至酥烂。炖煮的时间，可根据原料的性质而定，一般约二三小时左右。以喝汤为主，汤色澄清爽口，滋味鲜浓香气醇厚。

烹调器皿

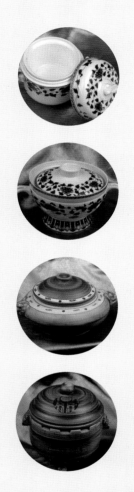

　　炖盅可用来煮粥、炖汤等。一般采用文火慢烧法炖粥、汤，使用较深的瓷质或紫砂炖锅,可最大限度保持菜肴的原料原味，菜肴香味特浓。

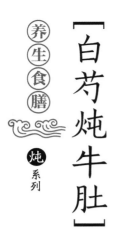

养生食膳

炖系列

[白芍炖牛肚]

[主　料] 牛肚400克

[辅　料] 芥菜80克，姜片5克

[调　料] 盐2克，绍酒75克，白糖5克，老抽2克，生抽3克，清水800克，山茶油20克

[药　材] 白芍20克

[操作过程]

1.炒锅内加入清水500克，白芍，中火煮10分钟制成白芍水取出备用。

2.芥菜切去根部，摘去叶子，用清水冲洗干净，改刀成2.5厘米长的段，生姜改刀成厚2毫米的丝待用。

3.牛肚洗净冷水锅焯透，除去浮沫和血污，捞出温水洗净，待凉后用改刀成长3厘米的块待用。

4.砂锅置中火上，锅内放入清水，白芍水，牛肚块，芥菜，绍酒，姜片用旺火烧沸，加入精盐，白糖，老抽，生抽，加盖后用面糊封住砂锅边缘缝隙，改用小火慢炖40分钟。

5.起香后即可上菜，食用时可淋入少量山茶油。

[养生功效]

　　牛肚性味甘平，可补虚，益脾胃。主要用于病后虚羸，气血不足，体质虚弱，头晕目眩。根据中医的以形补形、以脏补脏的说法，尤其适宜于脾胃虚弱、营养不良、气血不足的人群。白芍则可以养血、护肝。因此这道菜肴适宜于脾胃虚弱体质、气血虚弱体质、病后体虚及无病强身者食用，可以补气血、益脾胃、疏肝气。

[饮食禁忌]

　　牛肚中胆固醇含量较高，因此每次食用应注意摄入量。对于高血脂、冠心病、动脉粥样硬化及高血压人群不可食用过频。市售牛肚很多会非法使用吊白块进行漂白，吊白块具有强烈的致癌作用，损害健康。所以在挑选时不可选择颜色过于洁白的牛肚。这道菜肴性质甘平，四季均可食用。

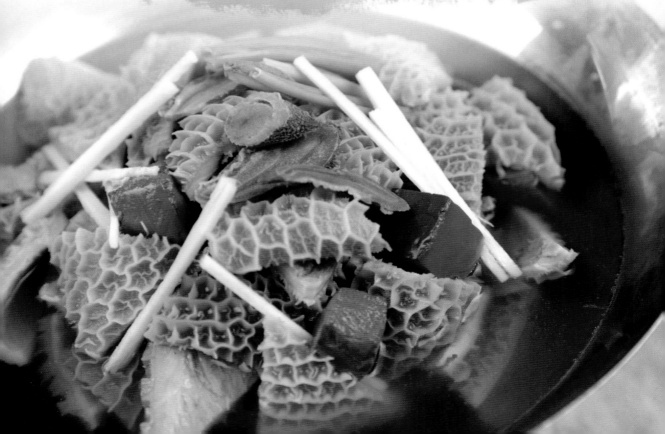

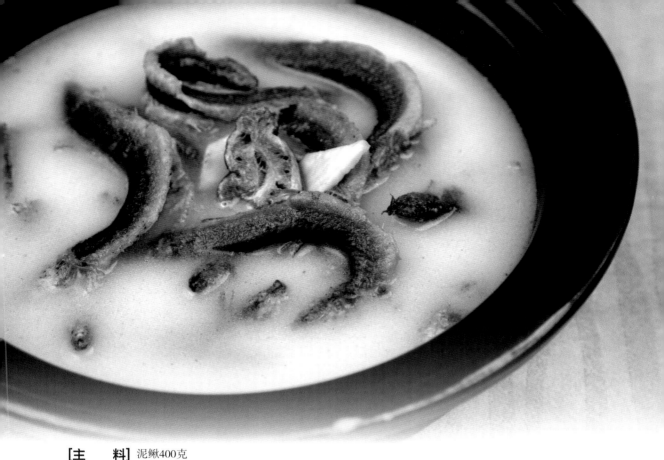

[主　　料] 泥鳅400克
[辅　　料] 姜片4克
[调　　料] 盐1克，绍酒20克，米醋1克，生抽3克，老抽1克，清水500克，色拉油10克
[药　　材] 白术20克

[操作过程]

1.泥鳅清水饿养3天后宰杀，去除肠杂，洗净改刀成6厘米段待用。

2.白术清水洗净，改刀剁成细末，锅中倒入清水500克，白术末，煮30分钟，将白术滤去留药汁，生姜改刀成片备用。

3.煲置中火上注入色拉油，待油温加热至130℃，将姜片放入煲内，煸香，加入泥鳅旺火翻炒1分钟，加入绍酒，米醋，炝香去腥，加入白术药汁，用旺火煮沸3分钟。

4.加入盐，生抽调味，改小火煲20分钟，加入老抽补味调色，加入葱段即可。

[养生功效]

　　泥鳅味道鲜美，营养丰富，含蛋白质较高而脂肪较低，能降脂降压，既是美味佳肴又是大众食品，素有"天上的斑鸠，地下的泥鳅"和"水中人参"之美誉。泥鳅含脂肪成分较低，胆固醇更少，是典型的高蛋白低脂肪食品。泥鳅的脂肪中富含不饱和脂肪酸，有利于人体抗血管衰老，有益于老年人及心血管病人。从中医角度讲，泥鳅味甘性平，可补益脾肾、利水、解毒。泥鳅和白术一样，可以健脾益气、燥湿利水。这道菜肴既适宜老年人的心血管健康，也适宜身体虚弱、脾胃虚寒、营养不良、小儿体虚盗汗者食用，有助于生长发育。对于痰湿体质的人来说，也能起到很好的渗水利湿效果。

[饮食禁忌]

　　泥鳅不宜与狗肉同食，白术忌桃、李、菘菜、雀肉、青鱼。阴虚火盛、气滞胀闷者忌食。本药膳是一道营养价值很高的夏季养生菜肴，尤其适宜高温高湿环境中生活的人群。

养生食膳

[北沙参田鸡锅]

炖系列

[主　　料] 田鸡500克

[辅　　料] 大蒜5克，姜10克，洋葱5克，葱段10克

[调　　料] 盐1克，绍酒40克，生抽5克，老抽3克，食用油10克

[药　　材] 北沙参20克

[操作过程]

1. 生姜改刀成2毫米厚的指甲片，洋葱洗净去皮切成块状的片葱切改刀成3厘米长的段。

2. 田鸡宰杀，剥去皮去内脏，剁成小块洗净沥干水份，加入姜片，大蒜，绍酒，盐，腌渍10分钟备用。

3. 炒锅置旺火上，加入食用油10克，待油温4成（120℃）热，加入姜片爆香，倒入腌渍好的田鸡块，烹入绍酒20克，旺火翻炒断生，加入生抽和老抽调味。

4. 锅置中火上，倒入北沙参片及浸泡原汁，加热10分钟后，加入洋葱片和葱段旺火翻炒均匀，倒入热干锅中，放上爆香的田鸡块，即可。

[养生功效]

　　北沙参性微寒，味甘、淡、微苦。主要用于养阴清肺，祛痰止咳。治肺热燥咳，虚痨久咳，阴伤咽干、口渴。田鸡是大补元气、治脾虚的营养食品，适合于精力不足、低蛋白血症和各种阴虚症状。北沙参含有挥发油、香豆素、淀粉、生物碱、三萜酸、豆甾醇、各甾醇，沙参素等成分，能提高T细胞比值，提高淋巴细胞转化率，升高白细胞，增强巨噬细胞功能，延长抗体存在时间，提高B细胞，促进免疫功能。北沙参可增强正气，减少疾病，预防癌症的产生。田鸡含有丰富的蛋白质、钙和磷，对青少年的生长发育和更年期骨质疏松都十分有益。对于患有心性水肿或肾性水肿的人来说，用田鸡食疗，有较好的利水消肿的功效。田鸡中含有锌、硒等微量元素，并含有维生素E等抗氧化物，能延缓机体衰老，润泽肌肤，并有防癌、抗癌的功效。因此这是一道具有抗癌功能的菜肴。

[饮食禁忌]

　　北沙参性凉，风寒咳嗽及中寒便溏者禁服。田鸡中可能含有大量寄生虫及虫卵，因此食用时务必彻底高温加热至完全熟透，千万不可盲目追求嫩滑口感。这道菜肴四季皆宜，尤其适合夏季食用。

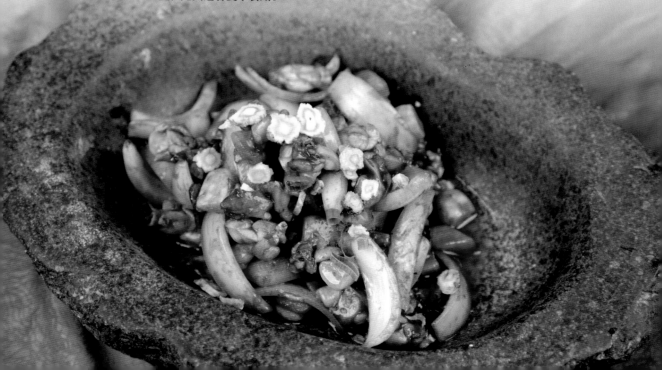

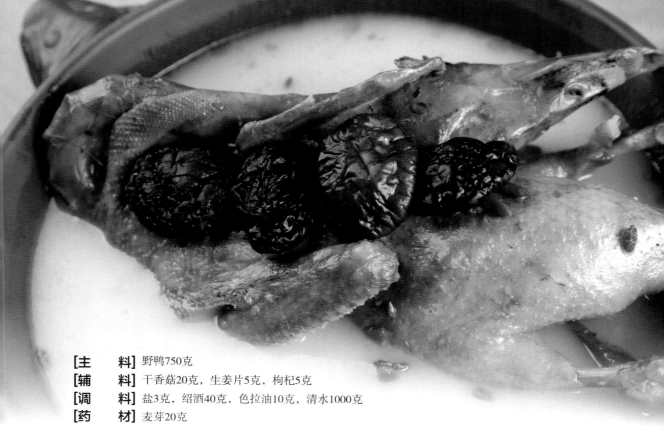

[主　料] 野鸭750克
[辅　料] 干香菇20克，生姜片5克，枸杞5克
[调　料] 盐3克，绍酒40克，色拉油10克，清水1000克
[药　材] 麦芽20克

[操作过程]

1. 野鸭宰杀放血，褪毛除去内脏，清水洗净除去鸭脖上的气管和淋巴，剁成4厘米见方小块，加入绍酒20克和盐2克，腌渍10分钟备用。
2. 生姜10克清洗净去皮，改刀成菱形片待用。香菇用70℃的温水加盖泡发后取出香菇及汁水待用。
3. 麦芽清洗干净，放入纱布袋中，口袋扎紧备用。
4. 炒锅置旺火上烧热，倒入色拉油10克，下入姜块煸炒出香味，倒入腌渍的鸭块炒3分钟。
5. 加入清水，放入麦芽纱布袋旺火烧沸，放入香菇及少许香菇汁，旺火烧5分钟，加入北沙参10克，倒入烧热的炖锅中用小火慢炖40分钟即可。

【麦芽香菇野鸭煲】

[养生功效]

　　我国医学中有香菇"益气不饥，治风破血和益胃助食"的说法。民间用来帮助减少痘疮、麻疹的诱发，治头痛、头晕。现代研究证明，香菇中含有的香菇多糖可调节人体内有免疫功能的T细胞活性，对癌细胞有强烈的抑制作用，可以起到抗肿瘤的保健效果。香菇还含有双链核糖核酸，能诱导产生干扰素，具有抗病毒能力。麦芽也是我国医学中常用的一种药材，主治消化不良、积食所导致的胃脘饱闷、吐酸、嗳腐、食欲不振。鸭肉则是滋阴补血的养生佳品，其中富含蛋白质、必需脂肪酸、维生素A、维生素E、B族维生素等。这道菜肴可以健胃消食、养阴补血，特别适宜于气阴两虚、形体瘦弱及无病强身者食用。对于中老年人来说，还可以抗癌防癌，具有很高的食疗保健价值。

[饮食禁忌]

　　香菇为动风食物，顽固性皮肤瘙痒症患者忌食。香菇、鸭汤中也含有大量嘌呤，因此痛风患者也不宜食用这道菜肴。个别人食用香菇后会出现头晕眼花、恶心呕吐、腹胃胀痛等过敏现象，有过香菇食用中毒经历的人应该尽量避免或减少对香菇的食用。这道菜肴四季均适宜食用。

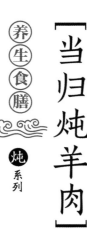

养生食膳

【当归炖羊肉】

炖 系列

[主　　料] 羊肉650克
[辅　　料] 山药300克，枸杞3克，姜片10克，葱段5克
[调　　料] 盐2克，绍酒30克，胡椒粉1克，高汤1000克，清水1000克，色拉油20克
[药　　材] 当归20克

[操作过程]

1. 新鲜山药削皮，用清水冲洗干净，改刀成4厘米见方的块形，放入流动清水中浸泡。
2. 羊肉用清水冲洗，剁成5厘米见方的块，锅中倒入清水，羊肉，旺火煮沸1分钟，进行焯水捞出，沥干水份，放在碗中备用。
3. 锅置旺火上烧热，注入色拉油，油温加热至150℃，加入姜片煸炒出香味倒入羊肉，旺火翻炒3分钟。
4. 加入盐1克，绍酒，炝香去腥，旺火翻炒2分钟，加入高汤，旺火烧开2分钟，加入盐1克，放入山药300克，转为中火炖30分钟。
5. 打开锅盖，撇去浮沫，加入胡椒粉1克，转小火炖20分钟，最后放入葱段即可。

[养生功效]

　　当归味甘、辛，性温。可以补血、活血，调经止痛、润燥滑肠，是一种十分常用的中药材。当归味甘而重，故专能补血，其气轻而辛，故又能行血，补中有动，行中有补，为血中之要药。因而，它既能补血，又能活血，既可通经，又能活络。尤其适用于女性月经不调、痛经、血虚萎黄等。羊肉是温补强壮的养生佳品，日常食用可以壮阳气、益精血、强筋骨、实腠理、御风寒。这道菜肴尤其适合虚寒体质、微寒怕冷、气血两虚、产后虚寒及形体瘦弱的人群。现代研究表明，当归中还具有抗心律失常、降血脂、抗动脉粥样硬化、抗血栓的作用，所以也十分适合老年人食用。

[饮食禁忌]

　　羊肉不宜与荞麦、南瓜同食。羊肉性温，有外感疾病、疮疡及热性体质者不宜食用。这道菜肴非常适宜冬令进补。

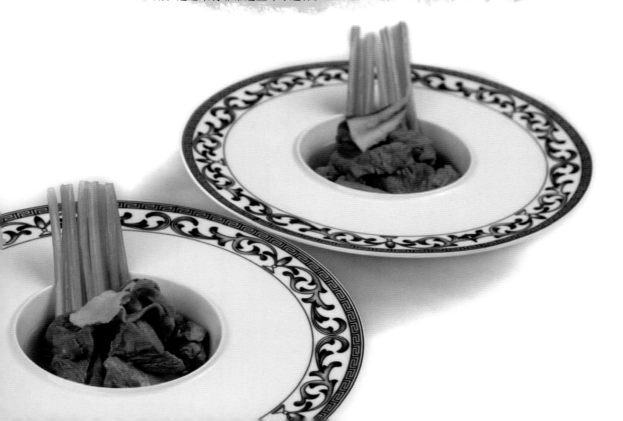

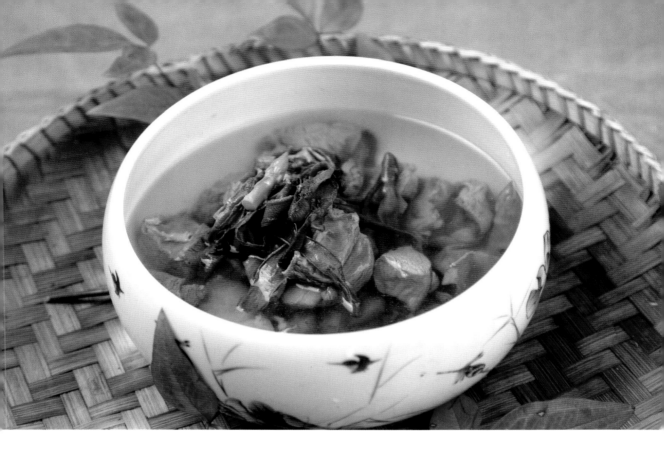

[主　　料] 羊肉300克
[辅　　料] 胡萝卜20克，青椒50克，葱花2克
[调　　料] 盐2克，绍酒2克，色拉油15克，清水1000克
[药　　材] 干制地龙10克

养生食膳

[地龙炖羊肉]

[操作过程]

1.胡萝卜除去表皮洗净改刀成3厘米见方的小块，青椒洗净改刀成边长3厘米菱形片。

2.羊肉洗净，改刀成2.5厘米厚片状，用流动清水浸泡。

3.锅置旺火上烧热，加入色拉油，旺火加热油温升至120℃，加入浸泡好的地龙翻炒1
　分钟，加入盐0.5克、绍酒1克、羊肉，翻炒2分钟待羊肉炒香时，加入盐0.5克、绍酒1
　克，大火翻炒1分钟。

4.加入青椒和胡萝卜，旺火翻炒30秒，待胡萝卜、青椒炒出香味，倒入清水，旺火烧沸
　至3分钟，盖上锅盖炖20分钟。

5.转中火撇去浮沫，炖15分钟转小火，放上葱花，此菜制作完成。

[养生功效]

　　地龙味咸，性寒。可以清热定惊，通络，平喘，利尿。主要用于高热神昏，惊痫
抽搐，关节痹痛，肢体麻木，半身不遂，肺热喘咳，尿少水肿，高血压。这道菜肴中，
地龙的寒性调和了羊肉的温性，性质平和，因此适宜于大多数人食用。地龙具有通经活
络、活血化瘀、预防治疗心脑血管疾病作用，因此很适宜老年人食用。这道菜肴可以用
于益气补虚，安神、和胃。

[饮食禁忌]

　　羊肉不宜与荞麦、南瓜同食。地龙过量食用可出现头痛、头昏，血压先升后降、腹
痛、呼吸困难、消化道出血，每次摄入不可过多。这道菜肴四季皆宜，尤其适合冬令进补。

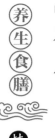

养生食膳

炖系列

[杜仲虫草炖鹿肉]

[主　料] 鹿肉300克

[辅　料] 葱段5克，姜片5克

[调　料] 盐1克，绍酒20克，清水500克，色拉油20克，老抽1克，生抽3克

[药　材] 干制杜仲5克，虫草花3克

[操作过程]

1.鹿肉清水冲洗，切成长5厘米，宽0.5厘米的长段，入碗中备用。

2.杜仲用60℃的温水泡5分钟，扳成小块捞出沥干水份，备用。

3.砂锅置旺火上烧热，加入色拉油，油温加热至150℃，放入姜片煸香，倒入鹿肉旺火翻炒2分钟，加入浸泡好的杜仲，翻炒1分钟。

4.加1克盐，烹入20克绍酒炝香，倒入清水旺火烧沸，放入干虫草3克，旺火炖15分钟。

5.转中火炖30分钟，撇去浮沫，加入生抽3克、老抽1克，转小火炖40分钟，撒上葱段即可。

[养生功效]

据医学科学分析，虫草体内含虫草酸。维生素B_{12}、不饱和脂肪、麦角固醇、蛋白质等。虫草性甘、温平、无毒，是着名的滋补强壮药，常用肉类炖食，有补虚健体之效。适用于治疗肺气虚和肺肾两虚、肺结核等所致的咯血或痰中带血、咳嗽。气短、盗汗等，对肾虚、腰膝酸疼等亦有良好的疗效，也是老年体弱者的滋补佳品。杜仲具有补肝肾，治腰脊酸疼，足膝痿弱之功效鹿肉性温和，有补脾益气、温肾壮阳的功效。对那些经常手脚冰凉的人有很好的温煦作用。鹿肉具有高蛋白、低脂肪、含胆固醇很低等特点，含有多种活性物质，对人体的血液循环系统、神经系统有良好的调节作用。因此这道菜肴具有滋补肾气、治疗腰膝酸软都具有很好的效果。鹿肉性温，可温里、御寒，因此这也是一道很好的冬令进补药膳，尤其适宜老年人。

[饮食禁忌]

阴虚火旺、内燥者及小儿不宜食用。这道菜肴适宜冬令进补。

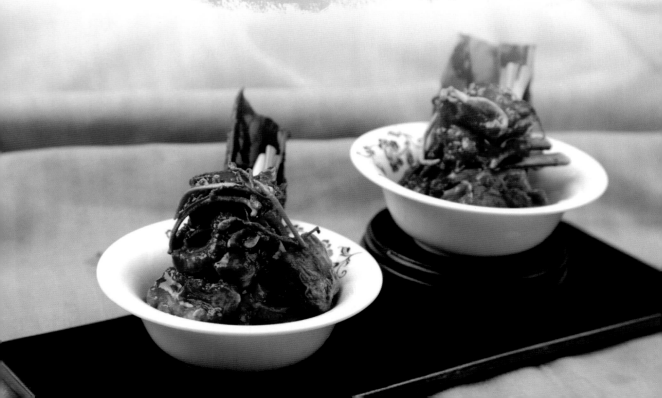

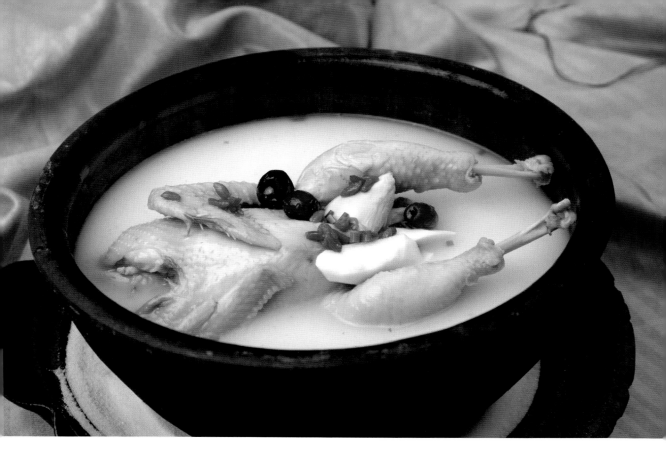

[主　　料] 本地麻鸡1200克

[辅　　料] 姜片10克，枸杞2克，红枣5克

[调　　料] 盐3克，绍酒100克，胡椒粉1克，清水1500克

[药　　材] 芥菜300克，山药100克

[芥菜炖麻鸡]

[操作过程]

1. 麻鸡宰杀，褪毛除去内脏洗净，红枣、芥菜、山药削去皮，枸杞清净，塞入鸡腹中，用长针封口备用。

2. 大煲置中火上，鸡放入煲中注入清水放入姜片、绍酒，旺火煮沸，撇去浮沫，转小火慢炖1小时。

3. 起锅前拔出长针，加盐，胡椒粉进行调味，即可。

[养生功效]

　　芥菜具体功效有提神醒脑，增加大脑中氧含量，激发大脑对氧的利用，有提神醒脑，解除疲劳的作用，也可消肿解毒，促进食欲。芥菜中富含胡萝卜素，因此具有名目的功能，所以这道菜看很适合学习紧张的青少年以及长时间在电脑前工作的脑力劳动者。芥菜组织较粗硬、大量食用纤维素，可防治便秘，因此这道菜也很适宜宜于老年人及习惯性便秘者食用。麻鸡中的不饱和脂肪酸和蛋白质含量都比普通鸡肉中高，所以具有更高的营养价值。

[饮食禁忌]

　　凡疮疡、目疾、痔疮、便血及平素热盛之患者忌食。外感热病时也不宜食用鸡肉。这道菜看四季皆宜，尤其适宜春季养生食用。

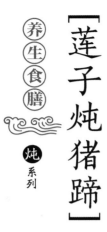

养生食膳

[莲子炖猪蹄]

炖 系列

[主　　料] 猪蹄600克
[辅　　料] 红枣5克，姜片3克，枸杞2克
[调　　料] 冰糖10克，红糖20克，色拉油20克，绍酒40克，清水1000克
[药　　材] 莲子80克

[操作过程]

1.猪蹄洗净刮细毛，剁成3厘米的块，生姜洗净用刀背拍松，红枣、枸杞用清水洗去碎屑，备用。

2.锅置旺火上倒入清水，投入猪蹄冷水下锅焯水，撇去浮沫和血污，水沸腾3分钟后捞出洗净，备用。

3.煲置旺火上注入色拉油放入姜片，煸炒出香味，加入猪蹄，烹入绍酒翻炒2分钟后倒入清水，放入红枣旺火烧开撇去浮沫，加入莲子，冰糖和红糖。

4.用微火加盖且用面糊封住锅子边沿，文火煨制40分钟，撒入枸杞，即可。

[养生功效]

　　猪蹄中含有较多的蛋白质、脂肪和碳水化合物，并含有钙、磷、镁、铁以及维生素A、D、E、K等有益成分。它含有丰富的胶原蛋白质，脂肪含量比普通的肉皮低，防治皮肤干瘪起皱、增强皮肤弹性和韧性，对延缓衰老和促进儿童生长发育都具有重要意义。莲子则具有补脾、益肺、养心、益肾和固肠等作用。适用于心悸、失眠、体虚等症。这道菜肴适宜工作压力较大的女性食用，可提高工作效率，安神补脑，还能美容养颜，是很好的保健药膳。

[饮食禁忌]

　　猪蹄中脂肪含量较高，肥胖、超重人群不宜食用过多。便燥结、中满积滞者应少吃莲子。

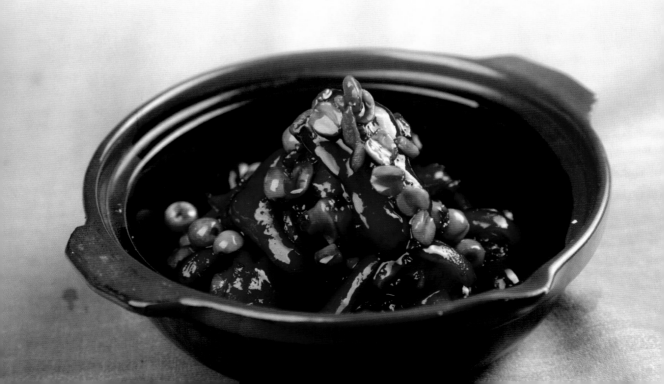

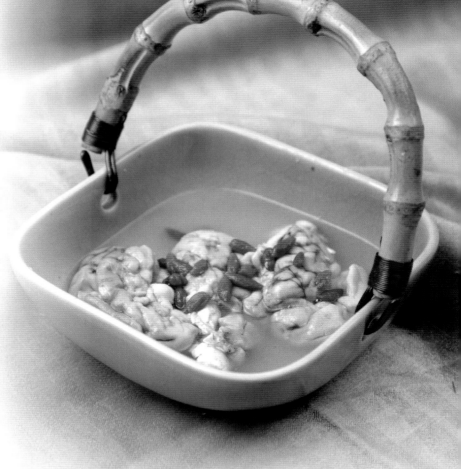

[**主　　料**] 猪脑400克
[**辅　　料**] 姜片5克，葱段3克
[**调　　料**] 精盐1克，绍酒50克
[**药　　材**] 枸杞5克

枸杞炖猪脑

[操作过程]

1.新鲜猪脑洗净，用90℃的热水浸泡1分钟，用牙签挑破猪脑表层的膜放入蒸碗中备用。

2.干枸杞用清水冲洗干净放在碗中，加入20克40℃温水浸泡20分钟备用。

3.猪脑中加入精盐、绍酒、姜片、葱段、枸杞及汤汁加盖，沸水锅置旺火上放入蒸碗，
　用中火慢汽蒸20分钟，改用文火小汽蒸8分钟，上桌时夹出姜片和葱段即可。

[养生功效]

　　枸杞味甘，性平。日常食用可以补肝肾、益精血、壮阳气、明目视、乌须发、强筋
骨、泽肌肤、增智力、抗衰老。猪脑则可安心神，补气血。因此这道菜肴适宜于肝肾亏
虚、气血两虚、体质虚弱人群食用。

[饮食禁忌]

　　猪脑胆固醇含量极高，100克猪脑中含胆固醇量高达3100毫克，高血脂、高胆固醇者
及冠心病患者、高血压或动脉硬化所致的头晕头痛者不宜食用。中医认为多食猪脑可影响
性功能。《千金方》记载：羊脑、猪脑，男子食之损精气，少子。若欲食者，研之如粉，
和醋食之，均不如不食佳。"因此有性功能障碍的人应该忌食，男性最好少食。常人也不
宜多食猪脑。枸杞润而滑，因此脾虚便溏者不宜食用。这道菜肴四季均适宜食用。

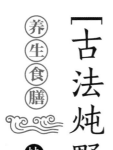

养生食膳

炖系列

[古法炖野猪肚]

[主　料] 野猪肚1200克

[辅　料] 老鸽750克，仔排150克，生姜5克，枸杞3克

[调　料] 精盐105克，米醋100克，绍酒100克，生抽3克，白胡椒粉1克，老抽1克，清水2500克

[药　材] 香附2克，元胡2克，米仁3克，石斛3克

[操作过程]

1. 野猪肚用清水洗净加入精盐100克，米醋100克搓洗10分钟，用流动水冲洗干净备用。

2. 老鸽宰杀去毛去内脏，幼毛用镊子处理干净，与仔排一同改刀成块形待用。

3. 大砂锅置中火上倒入清水，放入猪肚、老鸽、仔排，加入绍酒50克待水沸后旺火煮2分钟捞出洗净。

4. 砂锅置烧热的干铁锅中，中火加热，加入猪肚、老鸽、姜片、香附、元胡、胡椒粉、米仁、石斛，倒入水，待水开撇去浮沫加盖，转用小火炖40分钟加入仔排、绍酒，小火炖50分钟。

5. 待鸽子肉软烂，汤中加入精盐2克，生抽、老抽、枸杞，炖10分钟，此菜即成。

【食疗功效】

　　石斛味甘，性微寒。能养阴清热，益胃生津。李时珍在《本草纲目》中评价铁皮石斛"强阴益精，厚肠胃，补内绝不足，平胃气，长肌肉，益智除惊，轻身延年"。民间称其为"救命仙草"。具有良好的抗疲劳，耐缺氧的作用。野猪肚性微温、味甘，有健胃补虚的功效，是民间流传治疗胃病良药。因此这道菜肴适宜于脾胃虚弱的胃病患者食用。

【饮食禁忌】

　　猪肚中胆固醇含量较高，不宜大量食用，尤其是高血脂患者。这道菜肴四季皆宜，常人均可食用。

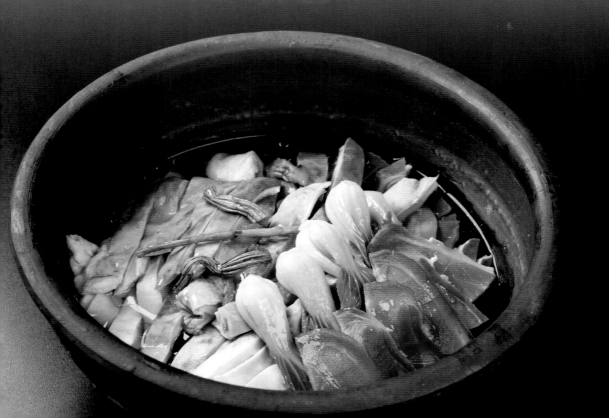

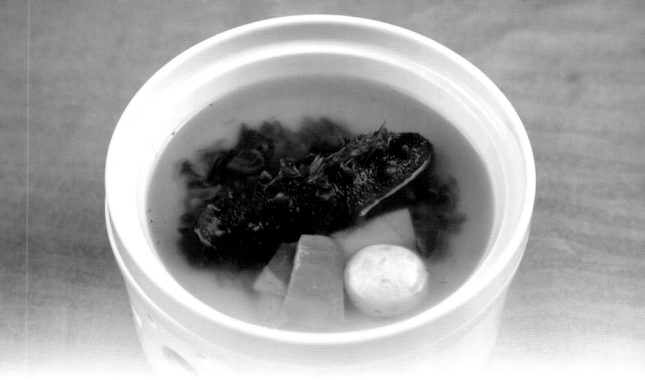

[主　　料] 水发海参500克

[辅　　料] 火腿50克，海米15克，冬笋片10克，口蘑20克

[调　　料] 盐1.5克，绍酒20克，白糖20克，姜片5克，胡椒粉1克，高汤200克

[药　　材] 红花8克

[操作过程]

1. 水发海参入沸水中焯水30秒，捞出用清水洗净放入碗中，冬笋片，口蘑用90℃的开水焯水备用。

2. 锅中加入高汤，大火烧开，加入泡好的口蘑、红花、冬笋、海米、火腿，旺火烧开撇去浮沫，转中火加入姜片、盐、绍酒、胡椒粉，加盖中火加热7分钟，加入海参转小火炖30分钟，最后加入调料和葱段装盘，即可。

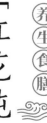

养生食膳

[红花炖海参]

[养生功效]

　　红花味辛，性温。可以活血通经，去瘀止痛。治经闭，难产，死胎，以及产后恶露不行、瘀血作痛。对常人来讲还可治疗跌扑损伤。现代研究则表明，红花具有缩宫、抗心肌缺血、抑制血小凝聚、增强纤维蛋白溶解酶活性的作用。海参味甘、咸，性温。素有"海中人参"之称，为补益强壮的养生佳品，日常食用可以补肾气、益精血、润五脏、强身体，妇女食用还能调经、安胎、利产。海参可以阴阳并补，作用温和，极易消化，特别适宜养生食用。从营养学角度看，海参中含有的活性物质酸性多糖、多肽等能大大提高人体免疫力。含有大量的硒能有效防癌抗癌，硫酸软骨素能延缓衰老。这道菜肴适合血瘀体质的中老年人食用，尤其适合冠心病、动脉粥样硬化患者，可以起到活血、补虚的效果；也适宜闭经、月经偏少的女性。

[饮食禁忌]

　　红花具有很强的活血作用，因此孕妇、女性经期都不宜服用。海参润五脏，滋津利水，脾胃有湿、咳嗽痰多、舌苔厚腻者不宜食用，儿童也不宜多吃。海参中的嘌呤含量也较高，所以高尿酸血症、痛风患者也不宜多食。这道菜肴四季均适宜食用，尤其适宜冬令进补。

[山药黄芪炖甲鱼]

[主　　料] 甲鱼1750克
[辅　　料] 排骨100克，姜10克，枸杞10克，山药200克
[调　　料] 盐4克，绍酒50克，色拉油10克，高汤1000克
[药　　材] 黄芪8克

[操作过程]

1. 甲鱼宰杀，除去内脏、油脂，沸水泡去外膜，改刀成3厘米见方的块，洗净备用。
2. 甲鱼块中加入绍酒30克和盐2克腌渍5分钟，排骨和山药，改刀成3厘米长的段，待用。
3. 炖锅至中火上，注入色拉油，放入姜片爆香，倒入甲鱼和排骨，烹入绍酒20克，迅速翻炒1分钟。
4. 倒入高汤，旺火烧开2分钟，放入黄芪、山药，转至中火加热15分钟，待山药变得香软时放入枸杞。
5. 改用小火炖至甲鱼和排骨酥烂，加盐补味装盘，即可。

[养生功效]

山药味甘，性微温。补气固表，利尿消肿，托毒排脓，敛疮生肌。用于气虚乏力，食欲不振，血虚萎黄，自汗盗汗，以及慢性肾炎，蛋白尿，糖尿病。现代医学研究表明，黄芪有增强机体免疫功能、保肝、利尿、抗衰老、抗应激、降压和较广泛的抗菌作用。能消除肾炎蛋白尿，增强心肌收缩力，调节血糖含量。黄芪不仅能扩张冠状动脉，改善心肌供血，提高免疫功能，而且能够延缓细胞衰老的进程。山药有滋养强壮，助消化，敛虚汗，止泻之功效。甲鱼则可以健脾、开胃、益气、利水、通乳、除湿。这道菜肴适宜气虚、内湿、脾胃虚弱体质人群食用。由于黄芪和山药都可用于治疗消渴，因此这道菜也是糖尿病人很好的保健食品。

[饮食禁忌]

积滞者及感冒发热期间不宜食用。这道菜肴适宜在较为潮湿的季节食用。

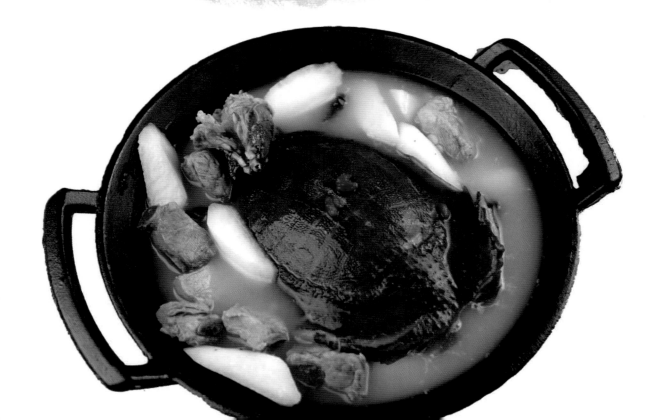

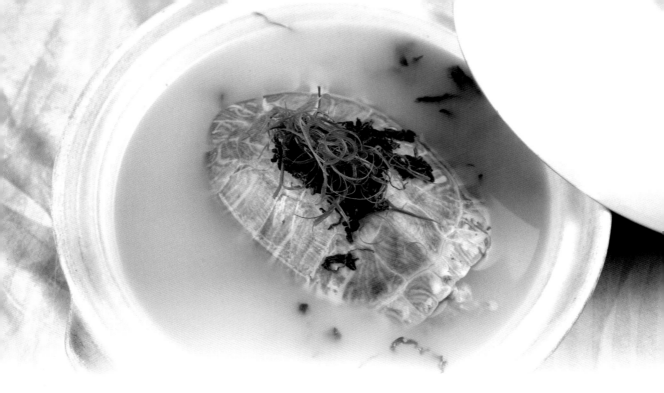

[主　　料] 乌龟750克
[辅　　料] 小葱5克，红椒3克，生姜5克，
[调　　料] 绍酒200克，精盐2克，清水1500克
[药　　材] 绞股蓝10克

[操作过程]

1. 鲜活乌龟宰杀，放尽血，洗净内脏，剪掉龟爪尖，用90℃的热水浸泡3分钟褪去外皮洗净备用。
2. 将乌龟壳与龟肉用刀分割开，龟肉改刀成块冷水锅焯水后捞出，清水冲凉备用。
3. 绞股蓝拣去杂质洗干净，放在香料袋中待用，砂锅置于中火上，先放入乌龟肉再放上龟盖与胶股蓝香料包，砂锅内加入清水。
4. 用旺火烧开撇去浮沫，改用小火加入绍酒，姜片，加盖改用中火炖制3小时。
5. 开盖再加入精盐进行调味，转用旺火烧开，待汤色变白，撒入葱丝与红椒丝，将砂锅放在撒有花椒精盐的盘中，砂锅的余温使其散发香气，更添此菜特色。

[养生功效]

　　绞股蓝味苦、微甘，性寒。有消炎解毒、止咳祛痰的功效。可以益气健脾，化痰止咳，清热解毒。主要用于治疗体虚乏力、白细胞减少症、高脂血症、病毒性肝炎、慢性胃肠炎和慢性气管炎。龟肉性平，味甘。具有滋阴壮阳、去湿解毒、防癌抗癌、益肝润肺、益阴补血等功效。这道菜肴特别适合气血不足，营养不良，肺结核久嗽咯血者。妇女产后体虚不复，脱肛或子宫脱垂，煮食龟肉，也可促进恢复。癌症患者及放疗化疗后，出现气阴两伤，低烧潮热，心烦失眠，掌心热，口干咽干，舌红苔少，也可以食用这道菜肴来缓解症状。

[饮食禁忌]

　　少数人服用绞股蓝后会出现恶心呕吐、腹胀腹泻（或便秘）、头晕、眼花、耳鸣等症状，如出现以上症状，请立即停止食用。这道菜肴四季皆宜，尤其适宜夏秋季节和春季呼吸道传染病高发时期食用。

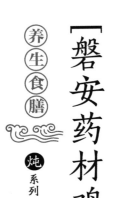

养生食膳

【磐安药材鸡】

炖系列

[主　　料] 竹林鸡1250克
[辅　　料] 生姜20克，葱20克
[调　　料] 绍酒50克，精盐10克，鸡汤50克
[药　　材] 当归5克，白芷5克

[操作过程]

1.竹林鸡宰杀放血，放入90℃的热水中，将鸡毛褪净，鸡脖子，鸡翅，背部的毛，用镊子夹掉，处理干净。

2.将洗净的竹林鸡，腹部剖开，取出内脏，用流动水清洗整鸡，将竹林鸡翅与腿向外掰脱节备用。

3.当归、白芷、生姜，葱加入鸡中与黄酒、精盐、鸡汤，搅拌30分钟腌渍6小时。

4.砂锅置中火上放入腌好的鸡及辅料，上笼用旺火20分钟，中火蒸制20分钟左右，取出。

5.等鸡晾凉，将鸡改刀剁成块状，拼成整形装放入煲中，加入鸡原汤，此菜品制作完成。

[养生功效]

　　鸡肉味甘，性温。鸡肉素有"食补之王"之称，为补气益精的养生佳品。日常食用可以补益五脏、滋养强壮。白芷味辛，性温。可以祛风，燥湿，消肿，止痛。白芷最重要的功效在于止痛，可以治头痛，眉棱骨痛，牙痛、寒湿腹痛，缓解女性痛经等。当归则是很好的补血、活血药物。因此这道菜肴既能补血养血，也能补中益气，还能燥湿、祛风，适合女性美容养颜，风湿、关节炎病人以及生活在潮湿环境中的人群。

[饮食禁忌]

　　热性体质、阴虚血热者及外感热病者不宜食用。这道菜肴四节皆宜，尤其适宜冬季阴冷潮湿地区食用。

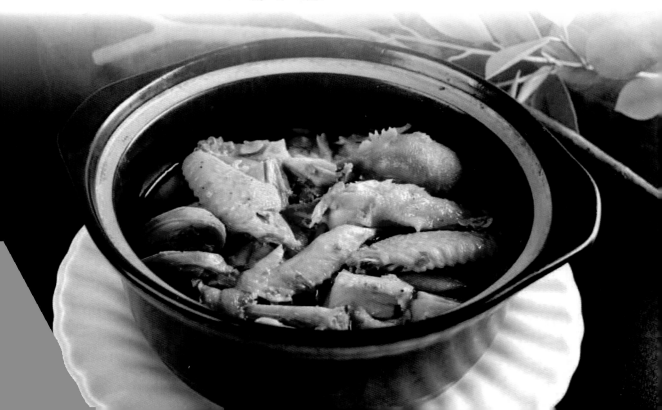

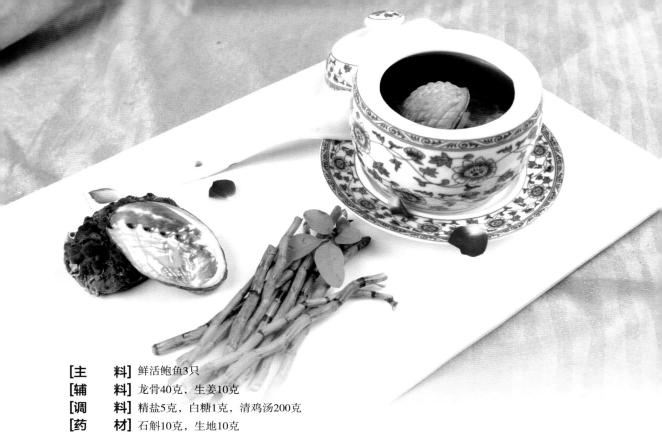

[主　　料] 鲜活鲍鱼3只
[辅　　料] 龙骨40克，生姜10克
[调　　料] 精盐5克，白糖1克，清鸡汤200克
[药　　材] 石斛10克，生地10克

[操作过程]

1. 鲍鱼3只用小刀子撬下肌肉部分去除内脏，用小刷子刷去黑膜，流动水洗干净。
2. 将生姜改刀成丝，加入白糖腌30分钟，生地用清水清洗干净，切成2毫米厚的片，待用。
3. 锅内倒入清水1000克，加入龙骨进行焯水，鲍鱼入沸水中余烫5秒，捞出洗净，装入炖盅。
4. 炖盅内加入清鸡汤，放入石斛，生地和生姜丝先旺火炖10分钟，转中火炖10分钟。
5. 最后转小火20分钟，炖至鲍鱼酥烂，加入精盐调味，即可。

[养生功效]

　　石斛味甘，性微寒。主要用于益胃生津，滋阴清热。用于阴虚、口渴喜饮，食欲不振，病后虚热。现代研究则表明，石斛具有降血糖、抗肿瘤的功效。鲍鱼味甘，咸，性平。中医认为鲍鱼具有滋阴补阳，止渴通淋的功效，是一种补而不燥的海产，吃后没有牙痛、流鼻血等副作用。《食疗本草》记载，鲍鱼"入肝通瘀，入肠涤垢，不伤元气。壮阳，生百脉"。主治头晕目眩，青光眼、白内障、眼底出血等眼部疾病，以及高血压。现代研究表明，鲍鱼肉中能提取一种被称作鲍灵素的生物活性物质III，它能够提高免疫力，破坏癌细胞代谢过程，提高抑瘤率，却不损害正常细胞，有保护免疫系统的作用。鲍鱼能"养阴，平肝，固肾"，可调整肾上腺分泌，调节血压，润燥利肠、大便秘结，还可治月经不调等疾病。石斛炖鲜鲍是一道具有抗肿瘤功能的保健菜肴，既可滋阴清热，又可补阳理气，适合常人养生食用，尤其是中老年人，还可以有降血压、降血糖的效果。

[饮食禁忌]

　　痰湿体质、脾胃虚寒者不宜食用。脾胃虚弱者可以适量喝一点汤，但也不宜过多。这道菜肴性质偏凉，更适宜在夏秋气温较高时食用。

【石斛炖鲜鲍】

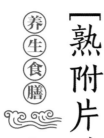

熟附片炖狗肉

[主　料] 狗肉500克
[辅　料] 姜10克，大蒜4克
[调　料] 盐4克，花生油10克，清水800克
[药　材] 熟附片6克

[操作过程]

1. 将狗肉清洗干净后用清水浸泡6小时，然后将洗净的狗肉用改刀成3厘米见方的块，盛入碗中，备用。

2. 将生姜用刀刮去表皮，改刀成2毫米厚的片，然后用清水清洗净，大蒜剥去表皮，用刀切去底部的硬芯，改刀成滚料块备用。

3. 炒锅置中火上，锅中倒入花生油，放入蒜煸炒出香味，下入处理好的狗肉翻炒出香味，待皮微黄后，加入清水，用旺火煮开。

4. 最后放入姜片，熟附片6克，改用小火慢炖40分钟，炖至狗肉熟烂，加盐进行调味，即可。

[养生功效]

　　熟附片大辛大热，主要用于回阳救逆，温补脾肾，散寒止痛，温阳逐寒。狗肉富含蛋白质，而且蛋白质质量极佳，尤以球蛋白比例大，对增强机体抗病力和细胞活力及器官功能有明显作用。食用狗肉可增强人的体魄，提高消化能力，促进血液循环，改善性功能。狗肉还可用于老年人的虚弱症，如尿溺不尽、四肢厥冷、精神不振等。冬天常吃，可使老年人增强抗寒能力。在中医上讲，狗肉有温补肾阳的作用，对于肾阳虚，患阳萎和早泄的病人有疗效。这道菜肴可以用于治疗虚寒胃痛，四肢冷，畏寒，大便烂，舌质淡白脉虚饮，也是一道冬令进补的美味佳肴，可以温里御寒。

[饮食禁忌]

　　凡患感冒、发热、腹泻等非虚寒性疾病、脑血管病、心脏病、高血压病、中风后遗症患者不宜食用狗肉；大病初愈的人也不宜食用。熟附片有毒，需注意用量。

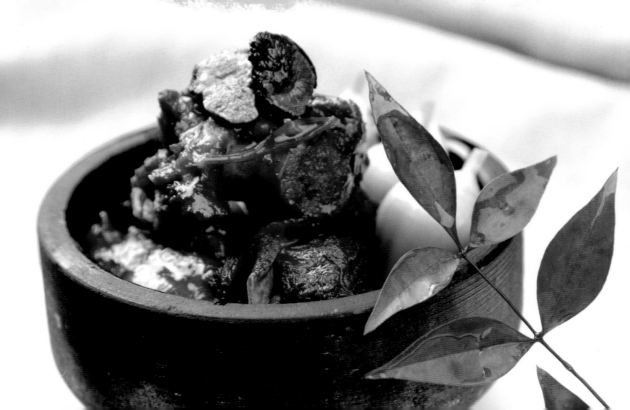

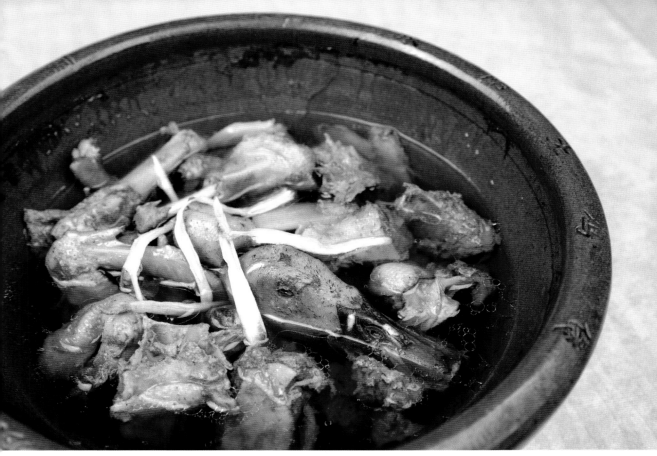

[玉竹炖老鸭]

[主　　料] 老鸭1200克
[辅　　料] 姜10克，芹菜20克，葱段20克，香菜10克，笋干200克
[调　　料] 盐3克，绍酒50克，色拉油20克，清水2500克
[药　　材] 干制玉竹20克

[操作过程]

1. 老鸭宰杀去除内脏，清水洗净，剁成块状，放入碗中备用。
2. 锅置中火上烧热，注入色拉油，油温至90℃，放入姜片炒香，倒入鸭块翻炒，烹入绍酒加入盐翻炒3分钟。
3. 加入清水旺火烧开，除去浮沫，加入泡好的笋干和玉竹，大火加热20分钟，转中火烧15分钟，改用小火煨40分钟。
4. 出锅前加入葱段、芹菜段、香菜调味，即可。

[养生功效]

　　鸭肉味甘、咸，性凉，是滋阴补血的养生食品。日常食用，可以滋补五脏、补阴养血、养胃生津，尤其适合于阴血不足、形体瘦弱、痨病体虚以及无病强身者食用，主要功效在于滋阴清热。

[饮食禁忌]

　　这道菜肴均为寒凉食物，因此阳虚、怕冷者应谨慎食用。这道菜肴可以益气养阴，特别适合秋季进补。

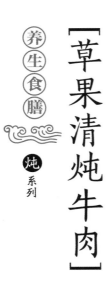

养生食膳

炖系列

[草果清炖牛肉]

[主　　料] 牛肉500克

[辅　　料] 姜片20克，葱段10克

[调　　料] 绍酒20克，精盐2克，清水700克

[药　　材] 草果5克

[操作过程]

1. 将新鲜的牛肉改刀成3厘米见方的块形，用流动的清水侵泡3小时，除去牛肉中的血水。

2. 牛肉浸泡过程中用双手挤捏牛肉，每隔40分钟换水一次，换二次水，生姜20克改刀成1厘米见方的丁，草果用刀背压碎备用。

3. 锅中加入清水300克，浸泡好的牛肉凉水下锅，开旺火煮至10分钟，加入姜5克去腥味，除去煮出的血水再煮5分钟。

4. 将煮好的牛肉捞出来，沥干水份，用80℃的热水冲洗干净牛肉表面的血脂，在重新放入盛有400克清水的锅中，加入剩余姜15克和压碎的草果。

5. 菜肴转入旺火煮开撇去浮沫，用中火炖煮20分钟，用筷子试戳牛肉软烂程度，加入绍酒，精盐进行调味，转用小火炖制20分钟，使牛肉软烂入味，撒上葱段完成菜品。

[养生功效]

　　草果味辛，性温。可以燥湿除寒，健脾开胃，利水消肿。草果主要用来理胃气，治疗腹胀，反胃呕吐，消化不良等病症。牛肉素有"补气功同黄芪"之称，为益气补血的养生佳品。日常食用可以益气血、健脾胃、补虚弱、肥健体。适合于气血两虚体质、脾胃虚弱体质、形体瘦弱、病后体虚、术后调养及无病强身者食用。从营养学角度讲，牛肉比猪肉、羊肉所含的蛋白质含量更高，脂肪含量则更低，且富含锌、铁、硒等矿质元素，是营养价值极高的食材。在牛肉中加入几个草果能够增强牛肉健脾开胃的功效，所以这道菜肴十分适合脾胃虚寒、体质虚弱的人食用。

[饮食禁忌]

　　气虚或血虚的体弱者切勿多食，以免耗伤正气；阴虚火旺者也不可多服，防其温燥伤阴。由于草果能够燥湿祛寒，因此这也是一道很好的冬令进补的药膳，尤其是在南方潮湿、阴冷地区，能够温里补阳，防止手脚冰凉。

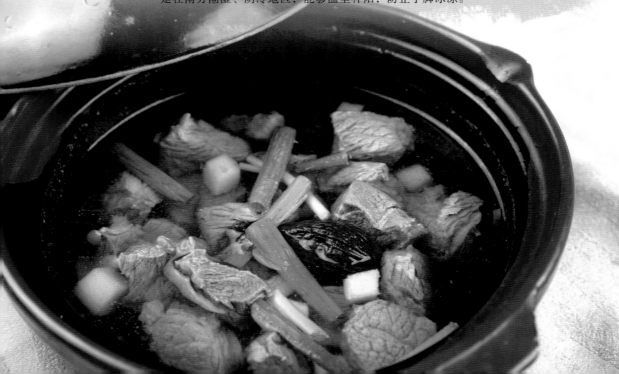

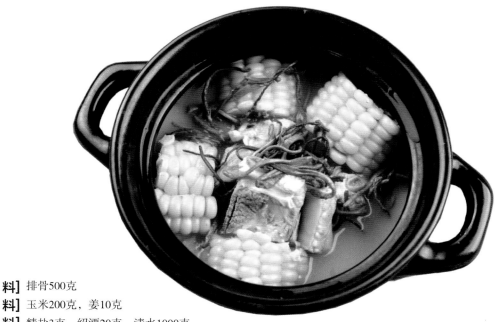

[主　　料] 排骨500克

[辅　　料] 玉米200克，姜10克

[调　　料] 精盐3克，绍酒20克，清水1000克

[药　　材] 干虫草花10克，枸杞10克

[操作过程]

1. 新鲜猪排骨整条用清水洗净，将肉上的细毛处理干净，用砍刀剁成长5厘米，宽2厘米的条10条备用。

2. 生姜用刀刮去表皮，然后用刀切成3毫米厚的片，玉米改刀成3厘米长的段，用清水冲洗干净待用。

3. 干虫草花洗干净，用凉水浸泡10分钟，备用。

4. 锅中加冷水，将排骨段放入冷水锅中焯水，焯水过程中加入绍酒10克，并撇去浮沫用温水洗净备用。

5. 瓦罐煲中加入清水，加入焯水过的排骨、姜片，用旺火烧开，加入虫草花及浸泡原汁，用旺火烧开，加入绍酒10克。

6. 转用中火炖50分钟，待汤汁变淡黄色时，加入玉米和枸杞，盖上盖子，继续用小火炖煮30分钟，最后加入精盐调味，此菜品完成制作。

[养生功效]

　　虫草花是北冬虫草的简称，也叫蛹虫草或蛹草。虫草花并非花，实质上是蛹虫草子实体，而不是虫草子实体，也不是冬虫夏草子实体。俗名不老草，是虫、菌结合的药用真菌。虫草花含有丰富的蛋白质、18种氨基酸、17种微量元素、12种维生素，其中维生素A、B_1、B_2、B_6、B_{12}、C、D、E等含量高于普通的食用菌类，是上等的滋补佳品。中医认为虫草花味甘，性微温，有补肺肾、止咳嗽、益虚损、扶精气之功，适用于肺肾两虚，精气不足，阳痿遗精，咳嗽气短，自汗盗汗，腰膝酸软，劳嗽痰血等。脑力劳动者者，亚健康人群、易疲劳、易感冒、过肥过瘦、体弱、免疫力低下人群，腰膝酸痛、肾功能差，面部色斑、晦暗，年老体弱、病后体衰、产后体虚者。由于虫草花还可以止咳润肺，所以这道菜肴也很适宜在秋冬季节雾霾高发季进行滋补，可以宣肺化痰，提高机体免疫力，预防呼吸道感染。

[饮食禁忌]

　　虫草花性微温，阴虚火旺及内热体质，外感热病以及上火期间不宜服用。玉米中纤维含量较高，一次食用过量可能出现消化不良等肠胃不适，因此要注意食用量。这道菜肴四季均适宜，尤其适宜秋冬季节进补。

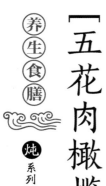

養生食膳

炖系列

[五花肉橄榄菜炖豆腐]

[**主　料**] 五花肉200克
[**辅　料**] 盐卤豆腐180克，姜片5克，葱结5克，干辣椒3克，大蒜子3克
[**调　料**] 盐1.5克，生抽5克，白糖3克，老抽5克，色拉油10克，绍酒30克，清水500克
[**药　材**] 橄榄菜50克

[操作过程]

1. 猪五花肉，清水洗净，切成长6厘米，宽2毫米的片，盛入碗中，加盐1克，绍酒10克，腌渍10分钟备用。
2. 盐卤豆腐，用手掰成块状，锅中加入清水，加入0.5克盐，大火烧沸，豆腐块入锅焯水2分钟，沥干水份备用。
3. 橄榄菜用温度35℃的温水浸泡15分钟，捞出沥去水，放在碗中备用。
4. 炒锅烧热，注入色拉油，待油温升至120℃，放入姜片，大蒜子，干辣椒爆香，倒入五花肉片，旺火火翻炒1分钟，烹入绍酒20克炝香翻炒，加入生抽，白糖倒入清水，大火煮沸。
5. 加盖大火炖15分钟，开盖撇去浮沫，加入老抽，橄榄菜，转用小火炖50分钟，即可。

[养生功效]

　　从营养学角度看，橄榄既是蔬菜也是水果，营养价值很高。橄榄含有67%的水分、23%的油脂、5%的蛋白质和1%的钙、铁、磷等矿物质，同时还含有维生素A、维生素D、维生素K和维生素E等多种维生素。橄榄油中所含的维生素E是血管保护剂，可降低胆固醇和甘油三酯。豆腐中不仅富含蛋白质、必需脂肪酸，还含有大豆异黄酮等天然狂氧化剂。这道菜肴中橄榄菜和豆腐均可解除五花肉的肥腻，起到保护心血管的作用。

[饮食禁忌]

　　五花肉中脂肪含量很高，肥胖、高血压、高血脂及心血管疾病患者不宜食用。这道菜肴四季均适宜食用。

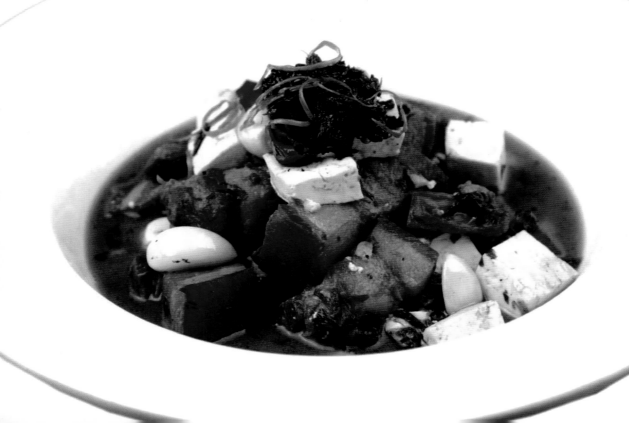

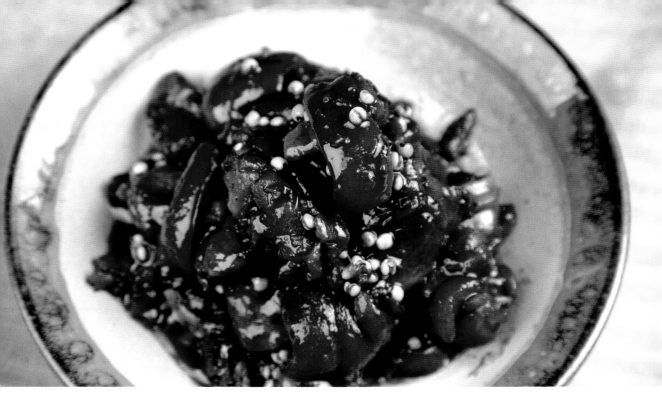

[主　　料] 猪蹄400克

[辅　　料] 姜10克，枸杞5克，红枣5克，葱段5克

[调　　料] 盐1.5克，绍酒20克，生抽5克，老抽2克，色拉油20克，清水800克

[药　　材] 薏米80克

[操作过程]

1. 薏米用清水洗净，放入碗中用70℃的清水中浸泡40分钟，放在碗中备用，猪蹄刮去细毛，清水洗净，剁成块备用。

2. 大砂锅置旺火上注入色拉油，油温加热至130℃，加入姜片煸香，加入猪蹄翻炒1分钟，加入盐，绍酒炝香，倒入清水，旺火烧开撇去浮沫，加盖大火加热3分钟。

3. 开盖，薏米倒入砂锅中，加盖中火炖30分钟，加入生抽、老抽，小火炖30分钟，出锅前放入葱段，即可。

[养生功效]

薏米，味甘、淡，性微寒。中医认为清热利湿，除风湿，利小便，益肺排脓，健脾胃，强筋骨。入药则主要用于治疗风湿身痛，湿热脚气，湿热筋急拘挛，湿痹，水肿，肺萎肺痈，咳吐脓血，喉痹痈肿，肠痈热淋。中医认为，猪蹄性平，味甘咸。具有补虚弱，填肾精，健采膝等功能，《本草图经》认为猪蹄可行妇人乳脉，滑肌肤。早在汉代，名医张仲景就已经提出用猪蹄滋补，可以和血脉，润泽肌肤。现代营养学研究表明，猪蹄中含有较多的蛋白质、脂肪和碳水化合物，并含有钙、磷、镁、铁以及维生素A、D、E、K等有益成分。它含有丰富的胶原蛋白质，脂肪含量比普通的肉皮低，防治皮肤干瘪起皱、增强皮肤弹性和韧性，对延缓衰老和促进儿童生长发育都具有重要意义。这道菜肴具有很好的健脾胃效果。对于女性来讲，薏米还可美白、祛湿，猪蹄则可润泽肌肤，因此这是一道美容养颜的保健药膳。

[饮食禁忌]

薏米性寒，脾胃虚寒者不宜食用。

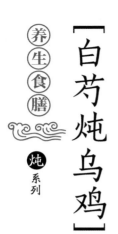

养生食膳

炖系列

[白芍炖乌鸡]

[主　料] 乌鸡1500克

[辅　料] 红枣5克，姜片16克，葱段5.8克

[调　料] 冰糖46克，盐2.6克，绍酒100克，清水2500克，色拉油38克

[药　材] 白芍10克，枸杞3克

[操作过程]

1. 将乌鸡宰杀，放血，放入90℃的热水中褪毛，开膛取出内脏，剁成小块清洗，放在碗中备用。
2. 锅中加入清水和姜片，旺火烧沸，加入乌鸡块焯水2分钟，捞出沥干表面水份，放在碗中备用。
3. 锅置旺火烧热，注入色拉油，油温加热至150℃，加入姜片爆香，放入乌鸡块，旺火翻炒2分钟，烹入绍酒100克和盐2克，翻炒出香味。
4. 倒入清水旺火烧沸，加入白芍，冰糖，旺火炖5分钟撇去浮沫，加入红枣，枸杞，转中火炖25分钟，后改用小火炖20分钟，加入盐0.6克，葱段，即可。

[养生功效]

　　乌鸡性平，味甘。《本草纲目》记载乌鸡"补虚劳羸弱，治消渴，中恶，益产妇，治女人崩中带下虚损诸病，大人小儿下痢噤口"，因而具有补肝益肾，健脾止泻，美容养颜的功效。从营养角度看，乌鸡的球蛋白含量明显高于其他禽类，因此富含人体必需的氨基酸和微量元素，尤其是铁元素，而胆固醇含量比一般家鸡低的多，是营养价值极高的滋补圣品。这是一道女性养生保健的佳肴，乌鸡和白芍均有滋阴养血的作用，适宜对于阴虚、气虚、血虚的女性都能起到很好的补益效果，尤其是面色萎黄、体虚乏力的女性，也适宜于月经不调、痛经的女性食用。常吃白芍炖乌鸡，还能美白肌肤，红润气色。

[饮食禁忌]

　　白芍性凉，脾胃虚寒者不宜食用。这道菜肴四季均适宜食用，尤其适宜夏秋季节养生。

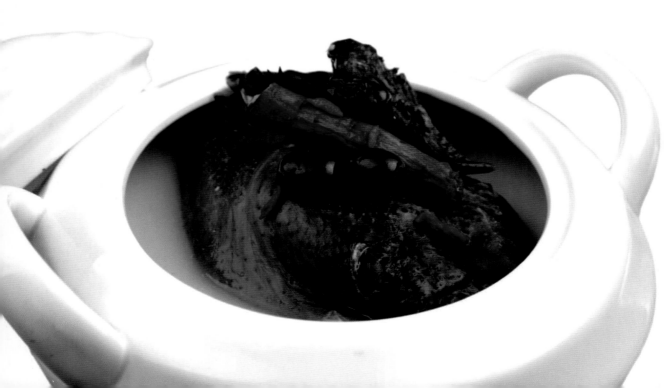

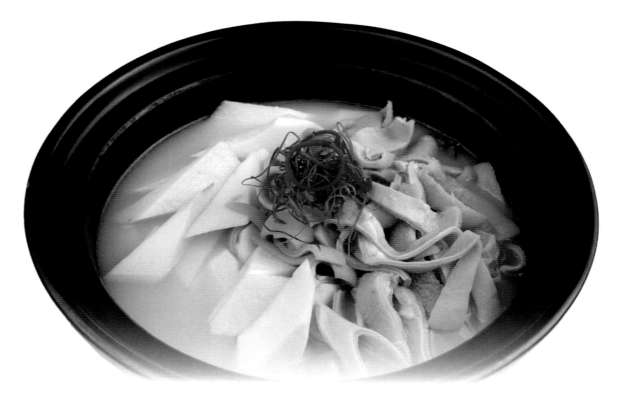

[主　　料] 羊肚750克

[辅　　料] 鲜山药300克，姜片8克，葱丝3克

[调　　料] 浓鸡汤300克，米醋100克，精盐102克，山茶油30克，清水1250克

[药　　材] 红枣5克，枸杞3克，白术50克

[操作过程]

1. 羊肚洗净，用精盐100克，米醋100克进行揉搓，去除羊肚本身黏液和一些腥臭味，反复搓洗3次后用大量清水冲去黏液备用。

2. 锅中加入冷水放入羊肚，煮3分钟捞出，用利器刮去表面白色物质冲洗干净，高压锅置中火上放入处理好的羊肚，放入姜片，加入清水加盖，中火加热10分钟，趁热取出猪肚，快刀切成均匀条状备用。

3. 红枣、枸杞、白术用清水冲洗干净，装在干净的纱布袋中，扎紧备用。

4. 瓦罐锅置中火上，加入猪肚条和药材包，旺火煮沸2分钟，撇去浮沫，在加入精盐，绍酒，调味增香去腥，加入山茶油，盖上锅盖转小火炖30分钟，加入葱丝，此菜制作完成。

[养生功效]

　　白术味苦、甘，性温。具有健脾益气，燥湿利水，止汗，安胎的功效，主要用于脾胃虚弱，食欲不振，腹胀泄泻，头晕目眩，水肿，自汗，以及妇女胎动不安。党参则具有补中益气、健脾益肺的功效。山药、羊肚皆可用于补虚健胃，治疗虚劳不足。因此这道菜肴可以健脾胃、补虚损，尤其适合体质羸瘦，虚劳衰弱之人食用，尤其是胃气虚衰的人群。

[饮食禁忌]

　　羊肚中胆固醇含量较高，高血脂、心血管疾病患者应减少食用。白术忌桃、李、菘菜、雀肉、青鱼。阴虚而无湿热、虚寒滑精、气虚下陷、气滞胀闷者慎服。这道菜肴四季均可食用。

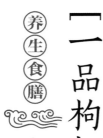

养生食膳

炖 系列

[一品枸杞银耳盅]

[主　　料] 干银耳50克
[辅　　料] 红枣20克
[调　　料] 冰糖20克，清水750克
[药　　材] 银耳，枸杞10克

[操作过程]

1.干银耳用冷水泡发2天中途换水2次，用剪刀剪去银耳的黄色根蒂部分。

2.红枣，枸杞清水淘洗，洗净备用。

3.锅中注入清水，银耳，用旺火煮沸，撇去浮沫。

4.加入红枣，待水沸后转用小火熬制,经常用手勺搅拌防止糊底，小火熬制30~40分钟,汤底逐渐变得粘稠以后，加入枸杞。

5.最后用中火加热10分钟，放入冰糖，完全溶化后装盘,即可。

[养生功效]

　　银耳味甘、淡、性平，既有补脾开胃的功效，又有益气清肠、滋阴润肺的作用。可以滋补生津；润肺养胃，补肾益气。主要用于治疗虚劳咳嗽；痰中带血；津少口渴；病后体虚；气短乏力。银耳不仅能增强人体免疫力，还可增强肿瘤患者对放、化疗的耐受力。银耳富有天然植物性胶质，外加其具有滋阴的作用，是可以长期服用的良好润肤食品。银耳富含纤维，吸水后体积能膨胀十倍以上，具有很好的润肠通便、排毒养颜之功效。特点是滋润而不腻滞，具有补脾开胃、益气清肠、安眠健胃、补脑、养阴清热、润燥之功。枸杞可以补肝肾、益精血、壮阳气、明目视、乌须发、强筋骨、泽肌肤、增智力、抗衰老。这道菜肴性质平和，对阴虚火旺不受参茸等温热滋补的病人是一种良好的补品。

[饮食禁忌]

　　枸杞润而滑，因此脾虚便溏者不宜食用。银耳能清肺热，故外感风寒，感冒发烧者不宜食用。

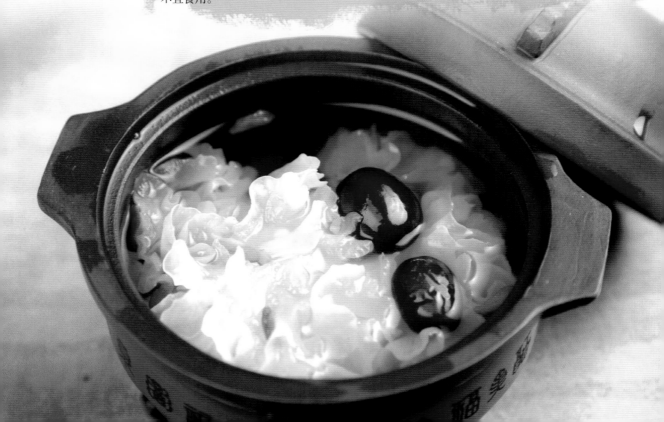

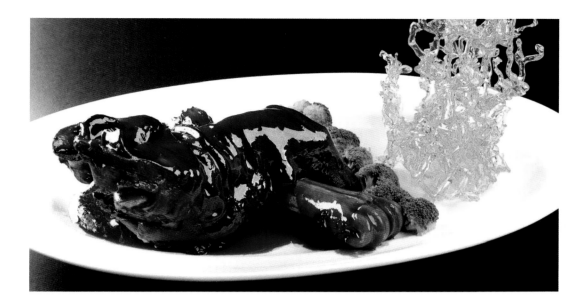

[主　　料] 牛蹄1500克

[辅　　料] 姜块13克，葱段3克，红枣4克，姜片5克

[调　　料] 盐3克，生抽5克，老抽3克，绍酒200克，色拉油50克，白砂糖10克，清水4000克

[药　　材] 何首乌10克，枸杞2克

[操作过程]

1.牛蹄用火烘烤后放入热水中，刮去牛毛清水洗净剁成块状，何首乌10克清水洗净备用。

2.锅中加入清水2000克旺火烧沸，加入姜片5克、绍酒20克，牛蹄煮5分钟捞出沥干水份，备用。

3.锅置旺火上，注入色拉油50克，加热至150度，放入姜块13克煸香，倒入牛蹄块，旺火翻炒1分钟，加入盐3克，绍酒180克炝香，翻炒1分钟。

4.倒入清水2000克，加入红枣4克、枸杞2克，旺火煮沸倒入砂锅中，加入何首乌10克，旺火加热加盖炖15分钟撇去浮沫，加入生抽5克、老抽3克、白砂糖10克，转中火炖30分钟后小火炖30分钟，出锅前加入葱段3克，完成菜品。

[养生功效]

何首乌味甘、苦、涩，性微温。主要用于养血滋阴，润肠通便，滋补肾气。可以治疗血虚头昏目眩、心悸、失眠。也可以补益肝肾阴虚导致的腰膝酸软、须发早白、耳鸣、遗精。此外，何首乌还可以润肠通便，缓解便秘。现代医学研究也表明，何首乌具有降血脂及抗动脉粥样硬化的作用，也可增强免疫力，抗衰老。牛蹄味甘，性凉。能清热止血、利水消肿。这道菜肴的功效在于滋阴清热，利水、祛风。适宜于阴虚、血虚人群食用。

[饮食禁忌]

现代医学研究表明，何首乌对肝脏有一定的慢性毒害作用。包括黄疸（皮肤、巩膜黄染）、尿色变深、恶心、呕吐、乏力、虚弱、胃痛、腹痛、食欲减退，发生以上情况者请立即停止食用并及时就医。建议有肝病史或者其他严重疾病的患者，需在医生指导下服用该类食物。这道菜肴不宜长期食用。该菜肴四季均适宜食用，尤其适合较为炎热潮湿的夏季。

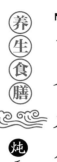

养生食膳

炖系列

[麦冬、炖猪肚]

[主　　料] 猪肚750克
[辅　　料] 姜片5克，葱段3克
[调　　料] 精盐102克，绍酒50克，白胡椒粉1克，米醋100克，清水750克，山茶油20克
[药　　材] 麦冬3克，白芍2克，玄参2克

[操作过程]

1.新鲜猪肚剪去幽门清水冲净，用精盐100克，米醋100克进行揉搓，这样可以去除猪肚本身黏液和一些腥臭味，反复搓洗3次后用大量清水冲去黏液备用。

2.锅中加入冷水放入猪肚，煮3分钟捞出，用利器刮去表面白色物质冲洗干净。

3.高压锅置中火上放入处理好的猪肚，放入姜片，加入清水加盖，中火加热10分钟，趁热取出猪肚，快刀切成均匀条状备用。

4.麦冬、白芍、玄参，用清水冲洗干净，装在干净的纱布袋中，扎紧备用。

5.瓦罐置中火上，加入猪肚条和药材包，旺火煮沸2分钟撇去浮沫，加入精盐、绍酒，调味增香去腥加入山茶油，盖上锅盖转小火炖30分钟加入葱段，撒上胡椒粉，此菜制作完成。

[养生功效]

　　麦冬味甘、微苦，性寒。可以养阴生津，润肺清心。主要用于治疗肺燥干咳，阴虚痨嗽，咽喉肿痛，口渴喜饮，心烦失眠，肠燥便秘等。猪肚味甘，性温。多用于补中益气，虚劳消瘦，脾胃虚弱，尿频或遗尿，儿童营养不良。因此这道菜肴主要可用于养阴生津，补益肺胃，适合大多数人食用。

[饮食禁忌]

　　猪肚胆固醇含量较高，食用不可过量。麦冬性寒质润，滋阴润燥作用较好，适用于有阴虚内热、干咳津亏之象的病证，不宜用于脾虚运化失职引起的水湿、寒湿、痰浊及气虚明显的病证。将麦冬当作补品补益虚损应注意辨证，用之不当会生湿生痰，出现痰多口淡、胃口欠佳等不良反应。这道菜肴尤其适宜秋天较为干燥的时节食用。

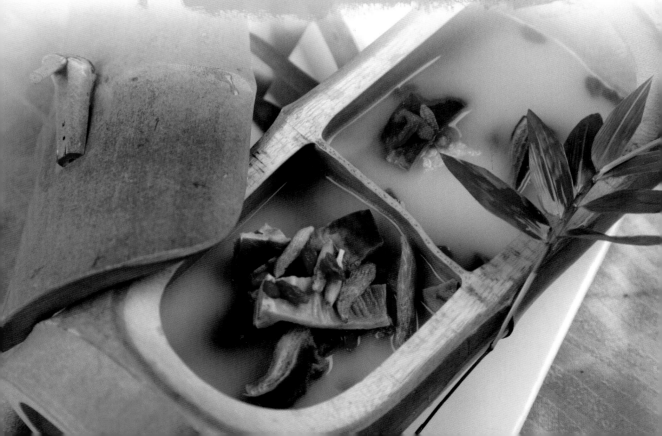

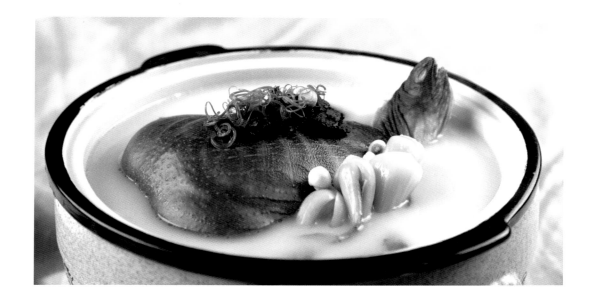

[**主　　料**] 甲鱼1500克

[**辅　　料**] 姜片5克，青菜心10颗，蒜子2克

[**调　　料**] 精盐2克，绍酒50克，清水500克，浓鸡汤500克，山茶油10克

[**药　　材**] 熟地10克，新鲜莲子20克

[操作过程]

1. 甲鱼仰放在砧板上，待其头伸出时，迅速用左手捏住甲鱼的颈部，将颈全部拉出，右手持刀，从颈根部下刀放血，然后去头洗净，腹部开十字刀除去内脏，用90℃热水泡2分钟除去表面的黑膜，用清水洗净备用。

2. 用刀削下甲鱼壳切成3厘米见方的块，熟地用清水冲洗干净，放在碗中备用。

3. 炖锅置中火上加入清水，旺火烧开后加入熟地，旺火煮沸5分钟，转中火熬煮15分钟，用纱布将熟地汤汁过滤出备用。

4. 砂锅洗净置旺火上，加入山茶油，待油温加热至150℃，加入姜片和蒜子煸香。

5. 倒入甲鱼块，旺火翻炒2分钟，加入精盐和绍酒炒香，倒入熟地汤汁和浓鸡汤，旺火煮沸3分钟，撇去浮沫盖上锅盖，旺火炖10分钟开盖加入新鲜莲子，转中火加盖炖30分钟，待甲鱼肉焖炖软烂配以焯水过的青菜心，即可。

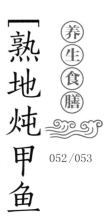

[**熟地炖甲鱼**] 养生食膳

[养生功效]

熟地味甘，性温。可以补血养阴，填精益髓。既是补血养虚的良药，也是补肾阴之要药。甲鱼富含蛋白质、无机盐、维生素A、维生素B$_1$、维生素B$_2$、烟酸、碳水化合物、脂肪等多种营养成分。此外，龟甲富含骨胶原、蛋白质、脂肪、肽类和多种酶以及人体必需的多种微量元素。中医则认为，甲鱼具有滋阴凉血、补肾健骨、散结消痞等作用。可防治身虚体弱、肝脾肿大、肺结核等症。这道菜肴的主要作用在于滋阴补血，尤其适宜于血虚导致面色萎黄的女性食用。

[饮食禁忌]

患有肠胃炎、胃溃疡、胆囊炎等消化系统疾病者不宜食用；失眠、孕妇及产后腹泻者不宜食用。甲鱼含高蛋白质和脂肪，特别是它的边缘肉裙部分还含有动物胶质，不容易消化吸收，一次不宜吃得太多。这道菜肴四季均可食用。

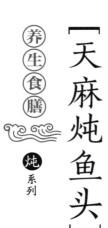

养生食膳

[天麻炖鱼头]

炖系列

[主	料]	千岛湖鱼头2500克

[辅　料] 鸡蛋皮丝20克，青菜心20克，姜片10克，大蒜子3克，葱段3克，鸡爪30克，蛤蜊30克，干辣椒1克

[调　料] 精盐2克，绍酒100克，浓鱼汤1000克，清水1000克，熟猪油50克

[药　材] 天麻10克，枸杞3克

[操作过程]

1. 新鲜鳙鱼头用清水冲洗，摘取鱼鳃，用刀将鱼头对劈成对半，除去鱼牙冲洗去脏污和黑膜，鱼肉较厚的部位剞上深至2/3的刀痕，便于入味。

2. 斩剁好的鱼头放入盆中，加入精盐0.5克，倒入绍酒20克，进行腌渍20分钟备用。

3. 天麻用清水冲洗后改刀成片状，放在碗中加入80℃的热水浸泡20分钟备用。

4. 锅置中火上加入熟猪油，待油温4成（120℃）热时，放入腌渍过的鱼头加入姜片、大蒜子、干辣椒粒进行煎制，鱼头煎制3分钟翻一次面，加入精盐1克、绍酒40克炝香，倒入90℃的清水1000克和浓鱼汤1000克及焯水过的鸡爪，汤满过鱼头为标准加盖。

5. 用旺火煮沸5分钟后撇去浮沫，改用中火炖20分钟，加入枸杞，鸡蛋皮丝，转小火炖10分钟后开盖，加入蛤蜊、青菜、葱段，将鱼头倒在大铜锅中，转入明火加热用具上桌即可。

[养生功效]

　　鱼头是一条鱼中脂肪集中的部位，鱼头中富含不饱和脂肪酸，是血管的"清道夫"，有降低血脂、血液胆固醇、减少脂类物质在血管内壁的沉积，提高血管的韧性，减缓动脉粥样硬化的发生。天麻鱼头汤十分适合老年人食用，既可以减少因高血压导致的头晕头痛，也可以降低血脂，有利于心血管疾病症状的缓解。DHA和EPA也有助于儿童的大脑及视力发育，因此也适合生长发育期的儿童和青少年食用。

[饮食禁忌]

　　有些人服用天麻可能会出现一些不良反应，如头晕、恶心、胸闷、皮肤丘疹伴瘙痒等，个别会出现面部或全身浮肿，甚至脱发现象。所以这道菜肴应注意天麻的用量，一次性摄入不可太高。对天麻过敏的人群应谨慎食用，气虚者也不宜服用天麻。个别研究表明鱼头中容易富集重金属，因此鱼头食用不可过于频繁，使用量也不宜过大。这道菜肴四季均适宜食用。

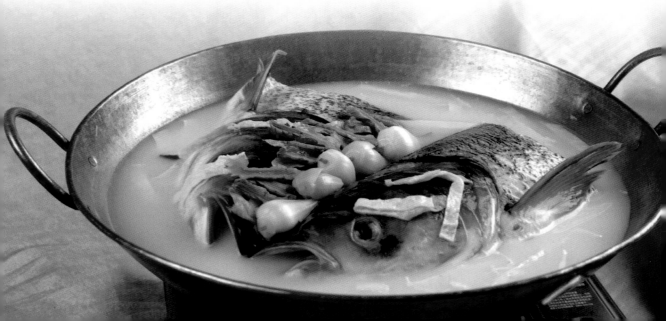

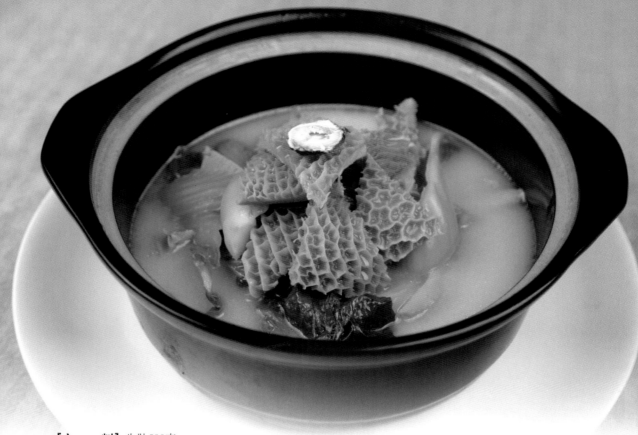

[主　　料] 牛肚500克

[辅　　料] 牛血150克，姜丝5克，葱段3克

[调　　料] 盐102克，绍酒20克，醋100克，色拉油20克，清水1000克

[药　　材] 温郁金30克、枸杞8克

[操作过程]

1.牛肚用100克盐和100克醋反复搓洗，然后用清水洗净放入高压锅中加入清水500克，旺火加热20分钟，取出改刀成4厘米的条。

2.温郁金用70℃的温水泡1小时，捞出备用。

3.砂锅置旺火烧热，注入色拉油，加入姜片煸香，投入牛肚炒1分钟，烹入绍酒加入盐2克调味倒入清水500克，旺火烧沸放入温郁金。

4.转中火炖30分钟，加入枸杞及牛血小火炖30分钟，出锅前加入葱段，即可。

[养生功效]

　　温郁金味辛、苦，性寒。可以行气化瘀，清心解郁，利胆退黄。主要用于治疗经闭痛经，胸腹胀痛、刺痛，热病神昏，癫痫发狂，黄疸尿赤。现代研究则表明根茎含挥发油，其中含倍半萜醇及倍半萜烯类化合物，为抗癌有效成分。牛肚性味甘平，可补虚，益脾胃。治病后虚赢，气血不足，消渴，风眩。根据中医的以脏补脏学说，这道菜肴尤其适合消化道肿瘤人群食用。

[饮食禁忌]

　　阴虚失血及无气滞血瘀者忌服，孕妇慎服。牛肚中胆固醇含量较高，因此每次食用应注意摄入量。对于高血脂、冠心病、动脉粥样硬化及高血压人群不可食用过频。市售牛肚很多会非法使用吊白块进行漂白，吊白块具有强烈的致癌作用，损害健康。所以在挑选牛肚时不可选择颜色过于洁白。这道菜肴四季均适宜食用。

[温郁金炖牛肚]

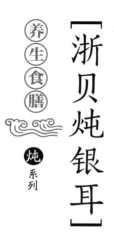

[浙贝炖银耳]

[主　料] 干银耳50克

[辅　料] 枸杞5克，红枣4克，莲子5克，百合4克

[调　料] 冰糖20克，白砂糖10克，清水300克

[药　材] 浙贝母8克

[操作过程]

1. 贝母用清水洗净，用刀背敲细碎，放在碗中备用。

2. 枸杞、红枣、莲子，百合用清水洗净，锅中加入清水100克，旺火烧沸，加入枸杞、红枣、莲子、百合，旺火煮至3分钟捞出，备用。

3. 银耳用70℃的热水中涨发15分钟，剪去蒂，清水洗净待用。

4. 砂锅置旺火加热，加入清水300克，旺火烧沸，加入银耳、浙贝母，旺火炖3分钟撇去浮沫，转中火炖15分钟。

5. 加入枸杞、红枣、百合、莲子，旺火炖3分钟，中火炖10分钟，加入冰糖、白砂糖调味，小火炖20分钟，即可。

[养生功效]

　　银耳和贝母均可宣肺止咳，滋阴润肺。银耳既有补脾开胃的功效，又有益气清肠、滋阴润肺的作用。可以滋补生津、润肺养胃、补肺益气。主要用于治疗虚劳咳嗽、痰中带血、津少口渴、病后体虚、气短乏力。银耳不仅能增强人体免疫力，还可增强肿瘤患者对放、化疗的耐受力。银耳富有天然植物性胶质，外加其具有滋阴的作用，是可以长期服用的良好润肤食品。银耳富含纤维，吸水后体积能膨胀十倍以上，具有很好的润肠通便、排毒养颜之功效。特点是滋润而不腻滞，具有补脾开胃、益气清肠、安眠健胃、补脑、养阴清热、润燥之功。

[饮食禁忌]

　　银耳、浙贝均可清肺热，风寒感冒、寒痰,湿痰及脾胃虚寒者不宜食用。这道菜肴四季均适宜食用，尤其是秋季较为干燥的时节。

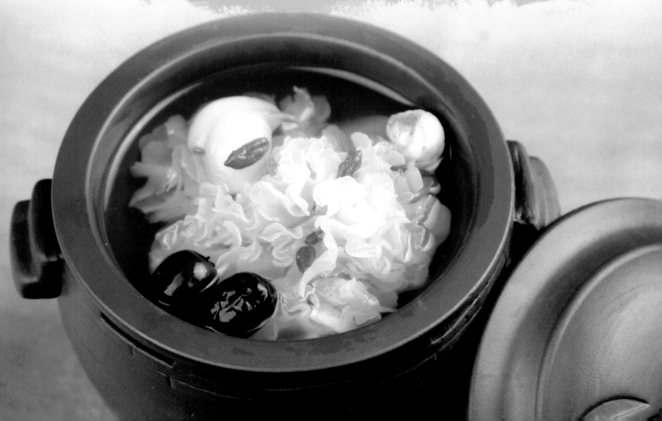

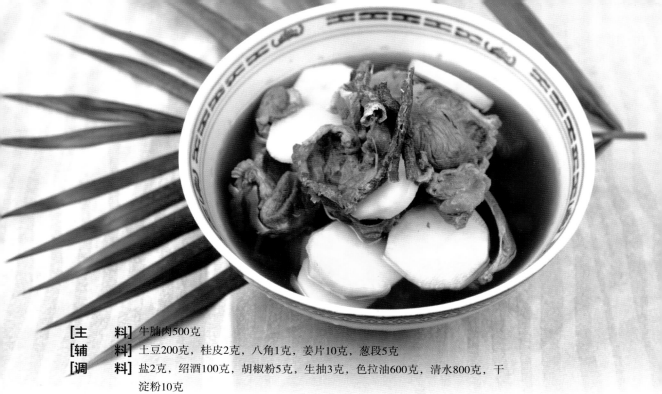

[主　　料] 牛腩肉500克

[辅　　料] 土豆200克，桂皮2克，八角1克，姜片10克，葱段5克

[调　　料] 盐2克，绍酒100克，胡椒粉5克，生抽3克，色拉油600克，清水800克，干淀粉10克

[药　　材] 五加皮20克

[操作过程]

1.牛肉清水洗净，切成长7厘米，宽2厘米的长条状，加入盐0.5克和清水20克搅拌均匀，加入绍酒10克和干淀粉搅打上劲，备用。

2.五加皮清水洗净，放入纱布袋中，制成药材包，土豆去皮洗净改刀成2厘米见方长7厘米的条，备用。

3.锅置中火上，注入色拉油，油温加热至120℃，倒入牛肉滑油10秒钟，捞出沥油，备用。

4.锅留底油烧热，加入姜片爆香，加入牛肉大火加热翻炒1分钟，烹入绍酒90克炝香，倒入清水大大火烧开加入土豆，大火加热10分钟。

5.最后，加入盐和五加皮药材包，桂皮、八角，转中火炖30分钟后加入生抽，老抽，转用小火炖10分钟，出锅前加入葱段并撒上胡椒粉，即可。

【五加皮炖土豆牛肉】

养生食膳

[养生功效]

　　五加皮味辛、苦，性温。有祛风湿，补益肝肾，强筋壮骨，利水消肿的作用。主要用于风湿性关节炎，筋骨痿软，小儿行迟，体虚乏力，水肿，脚气。牛肉素有"补气功同黄芪"之称，为益气补血的养生佳品。日常食用可以益气血、健脾胃、补虚弱、肥健体。适合于气血两虚体质、脾胃虚弱体质、形体瘦弱、病后体虚、术后调养及无病强身者食用。从营养学角度讲，牛肉比猪肉、羊肉所含的蛋白质含量更高，脂肪含量则更低，且富含锌、铁、硒等矿质元素，是营养价值极高的食材。土豆也具有补中益气的效果。用五加皮炖土豆、牛肉，不仅可以养肝补肾，强筋健骨，还可去祛湿利水肿。不仅对常人的养生有帮助，而且对风湿病人的症状缓解也很有好处。

[饮食禁忌]

　　黄牛肉性质偏温，水牛肉性质偏凉，可根据自身体质特点合理选择。五加皮和牛肉均为温热食物，一般阴虚火旺体质、外感热病的人群不推荐食用，在天气炎热、干燥时一般也不宜食用过多。土豆中富含淀粉，胃酸过多者食用易加重病情。这道菜很适宜在南方阴冷的冬季食用，有防风湿、补虚弱的作用，适合大部分人日常保健。

水为传热介质烹制的膳品

烹
调
技
法

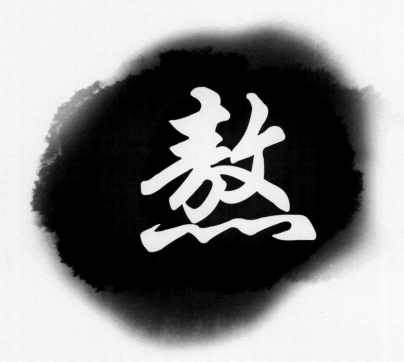

　　熬，干煎也。——《说文》，把谷物等原料放入锅中，加入多量的清水，用缓和的小火，用较长时间，使食物熟透成较浓稠的糊状。

烹
调
器
皿

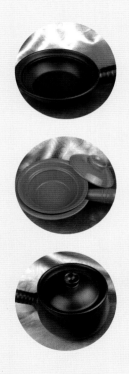

　　熬制菜肴传统上采用砂锅盛装。砂锅是陶器的一种，传说是尧帝发明了砂锅，至今已经有几千年的历史。早在新石器时期，人们就开始使用夹砂陶（类似于现在的砂锅）。

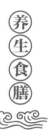

養生食膳

熬系列

【白术党参茯苓粥】

[主　　料] 米仁50克

[辅　　料] 红枣5克

[调　　料] 冰糖20克，清水1200克

[药　　材] 白术3克，党参3克，茯苓2克，甘草2克

[操作过程]

1. 红枣去核与米仁搅拌均匀，用清水淘洗净后捞出用清水200克浸泡1小时备用。

2. 党参、茯苓、白术、甘草用清水冲洗干净放入砂锅中，倒入清水旺火煮沸，改用小火煮成700克药材汁，滤去药材取药汁备用。

3. 煲置小火上倒入药汁，加入红枣、米仁烧开后，改用文火熬30分钟，加冰糖，搅拌均匀防止糊底，调味后改用中火加热3分钟即可。

[养生功效]

　　白术味苦、甘，性温。具有健脾益气，燥湿利水，止汗，安胎的功效，主要用于脾胃虚弱，食欲不振，腹胀腹泻，水肿，自汗，胎动不安。党参则具有补中益气、健脾益肺的功效。茯苓是补益心脾的佳品，可以渗湿利水，健脾和胃，宁心安神。这道菜肴所用的药材均可以于健脾益气，大米粥也容易消化吸收，尤其适合脾胃虚弱的人群食用。同时，由于白术和茯苓都是利水渗湿类的药材，这道菜肴也适宜痰湿体质的人食用。

[饮食禁忌]

　　茯苓不宜与米醋同用。白术忌桃、李、菘菜、雀肉、青鱼。阴虚而无湿热、虚寒滑精、气虚下陷、气滞胀闷者慎服。这道菜对于南方阴雨多、潮湿的环境中生活的人群也有很好的保健效果。

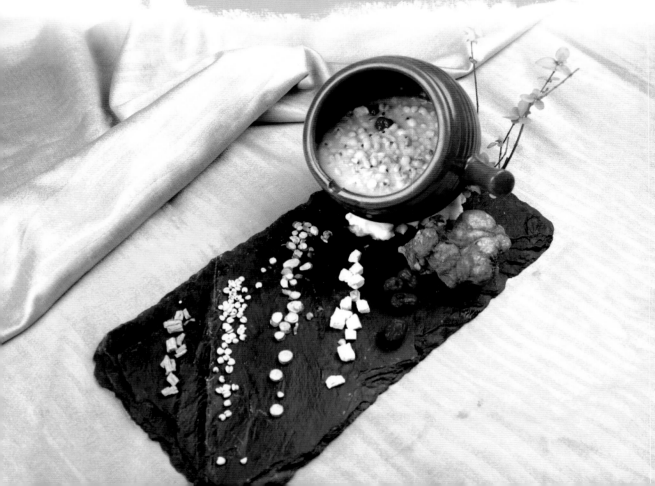

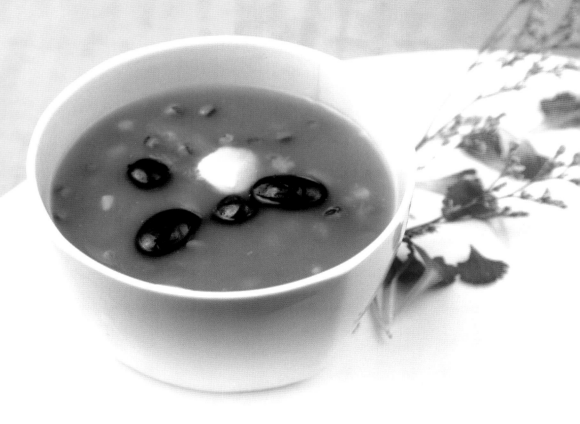

[主　　料] 绿豆100克
[辅　　料] 红枣50克
[调　　料] 冰糖20克，清水600克
[药　　材] 土茯苓50克

[操作过程]

1.绿豆、土茯苓、干红枣，用清水洗净，沥干表面水份放入碗中备用。

2.将洗净后的土茯苓，装入纱布袋中制成药材包待用。

3.焖炖锅中放入绿豆、红枣、药材包，加入清水600克。

4.大火上烧开后，转中火加热10分钟，加入冰糖用勺子搅拌融化后出锅装盘，完成此菜品。

[养生功效]

土茯苓味甘，性平。可以利湿热解毒，健脾胃。绿豆味甘，性寒，有清热解毒、消暑、利尿、祛痘的作用。据《本草纲目》记载绿豆："厚肠胃。作枕，明目，治头风头痛。除吐逆。治痘毒，利肿胀。"冰糖绿豆土茯苓是一道十分美味的夏季保健食品。这道菜肴可以在炎炎夏日祛湿解暑，清热解毒，为人们带来清凉。由于绿豆也具有解毒、治疗皮肤疾病的效果，这道菜肴也适合于小儿夏季长痱子等皮肤疾病，请于年轻人夏季青春痘滋生也有很好的缓解作用。

[饮食禁忌]

绿豆属于凉性药食，绿豆之寒性容易致虚火旺盛而出现口角糜烂、牙龈肿痛等。如要避免吃绿豆过于寒凉，必须花长时间煮烂绿豆，且在秋冬季节不宜食用。土茯苓对于肝肾阴亏者慎服，且偶有报道部分人对土茯苓过敏，食用易发生皮疹，过敏性体质者服用要慎重。这道菜肴适宜天气较为炎热时食用，冬季不宜。

养生食膳

[冰糖绿豆土茯苓]

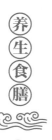

熬系列

核桃养生粥

[主　　料] 粳米100克

[辅　　料] 红枣20克，黑米30克

[调　　料] 冰糖10克，蜂蜜10克，清水300克

[药　　材] 核桃仁30克

[操作过程]

1. 红枣、黑米洗净，60℃温水浸泡核桃仁20分钟，备用。

2. 粥煲至中火上，放入粳米、清水（米和水按照1∶6的比例调配），旺火烧开煮1分钟后加入红枣、黑米。

3. 转用中火加热15分钟，红枣软烂，汁水渗进粥中加入核桃仁，搅拌均匀防止粥底粘锅。

4. 最后加入冰糖、蜂蜜，继续缓慢地不停搅动，至冰糖融化，转为小火煲制10分钟，即可。

[养生功效]

　　核桃有顺气补血，止咳化痰，润肺补肾，滋养皮肤等功能。核桃是食疗佳果。核桃中含有大量脂肪和蛋白质极易被人体吸收。它所含的蛋白质中含有对人体极为重要的赖氨酸，对大脑神经的营养极为有益。经常吃些核桃，既能强壮身体，又能赶走疾病的困扰。核桃具有独特的滋补、营养、保健作用。祖国医学认为核桃有温肝、补肾、健脑、强筋、壮骨的功能，常吃核桃不仅能滋养血脉，增进食欲，乌黑须发，而且还能医治性功能减退、神经衰弱、记忆衰退、润肠通便、肾结石等。这道菜肴可以促进血液循环、改善消化系统功能、保护皮肤、提高内分泌系统功能、保护骨密度、抗衰老、预防心血管疾病的功能，适宜大多数人食用。

[饮食禁忌]

　　核桃性热，多食生痰动火，特别是有咯血宿疾的人，如支气管扩张，肺结核患者，更应禁忌。核桃含有较多脂肪，多食会影响消化，所以不宜一次吃得太多。此外，食用时为保存营养也不宜剥掉核桃仁表面的褐色薄皮。核桃滑肠，多食会引起腹泻。痰火喘咳、阴虚火旺、便溏腹泻的病人不宜食。这道菜肴尤其适宜秋冬季节食用。

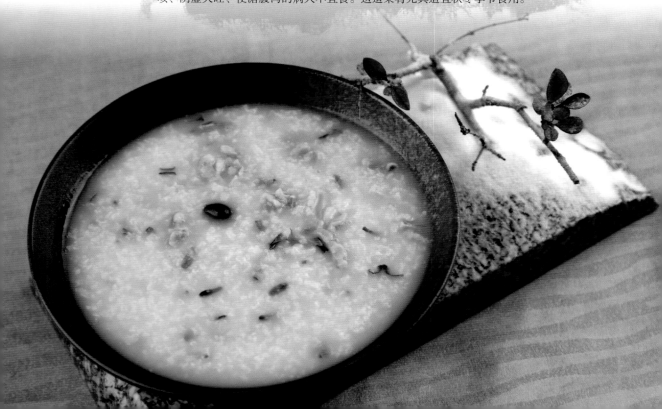

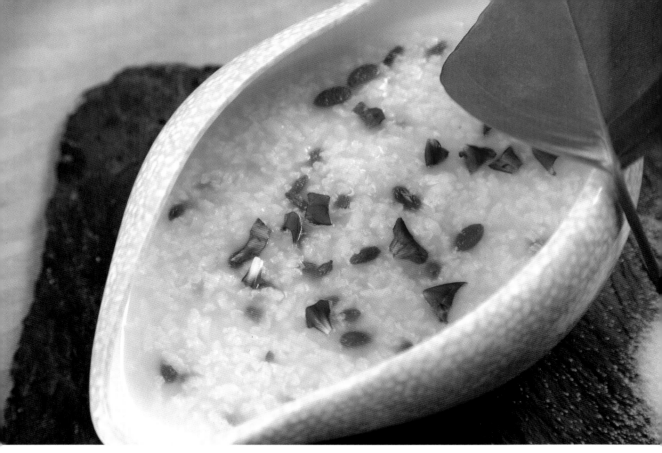

[香浓玫瑰养生粥]

[主　　料] 糯米100克

[辅　　料] 枸杞3克，粳米50克

[调　　料] 白砂糖30克，清水500克

[药　　材] 玫瑰花10克

[操作过程]

1. 玫瑰花洗净，放在30℃的淡盐水中浸泡20分钟捞出，备用。

2. 糯米用40℃的热水浸泡30分钟，枸杞清洗待用。

3. 粥煲中倒入清水500克，放入糯米、粳米、枸杞加盖，旺火煮开。

4. 加入玫瑰花瓣和玫瑰花水，转用中火煲25分钟，用手勺搅拌均匀防止粘底，加入白砂
   糖调味，转用小火煲15分钟，即可。

[养生功效]

　　玫瑰味辛、甘，性微温。可以理气解郁，化湿和中，活血散瘀。现代研究表明，玫瑰含有丰富的维生素A、C、B、E、K，以及单宁酸，不仅能够改善内分泌失调，对消除疲劳和伤口愈合也有不错的帮助。玫瑰是女性的美容佳品，调气血，调理女性生理问题，促进血液循环，美容，调经，利尿，缓和肠胃神经，防皱纹，防冻伤，养颜美容。这道菜尤其适宜女性日常养生保健，常吃可以调节内分泌，使容颜亮丽动人。玫瑰散发的芳香性物质也可以缓解压力，愉悦身心。

[饮食禁忌]

　　理气类食品大多较辛燥，阴虚火旺者不宜过多食用。这道菜肴四季均可食用。

[芝麻山药糊]

熬 系列

[主　　料] 山药300克

[辅　　料] 枸杞10克，纯牛奶200克，熟黑芝麻10克

[调　　料] 冰糖20克，清水500克

[药　　材] 山药

[操作过程]

1. 山药削去表皮洗净改刀成块，用流动清水浸泡5分钟，用搅拌机制成山药泥，枸杞用40℃的温水浸泡15分钟备用。

2. 砂锅置中火上，加入清水旺火烧开，加入芝麻煮沸3分钟，加入山药泥搅拌均匀，转中火煲20分钟撇去浮沫，加入枸杞转小火煲20分钟，用筷子不断搅拌山药糊以免糊底。

3. 加入纯牛奶、冰糖，小火加热搅拌均匀出锅装盘，即可。

[养生功效]

黑芝麻性平，味甘，有仙家食品之称。是滋补肝肾的养生佳品。日常食用可以补肝肾、益精血、润五脏、明耳目、益气力、则肌肤、乌须发、生毛发、抗衰老。现代研究则表明，黑芝麻中富含蛋白质、不饱和脂肪酸、维生素E及钙质，可以用于补钙、降血压、乌发润发、养颜润肤及抗衰老。这道菜肴不寒不热，性味平和，尤宜日常养生食用，用于滋补肝肾、养血填精、补中益气和健脾开胃。山药黑芝麻糊质地软烂，十分适宜于消化能力不强的幼儿、疾病恢复期病人及老年人食用。老人常食山药黑芝麻糊还可乌须发、健耳目、延缓衰老，延年益寿。

[饮食禁忌]

大便溏泄、湿盛中满及消化不良者不宜食用。这道菜肴四季皆宜，但能量及脂肪含量较高，肥胖、糖尿病患者应当少吃。

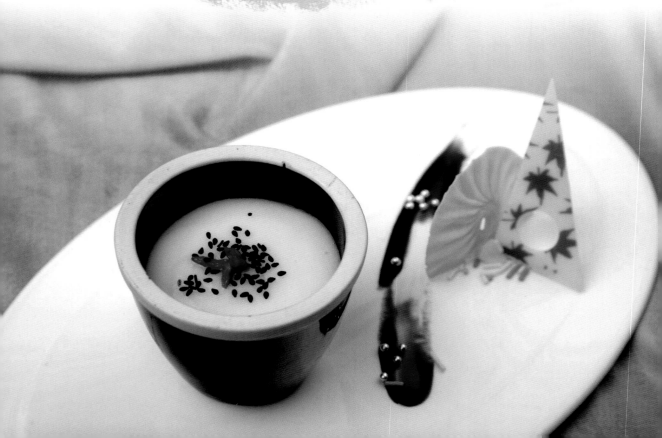

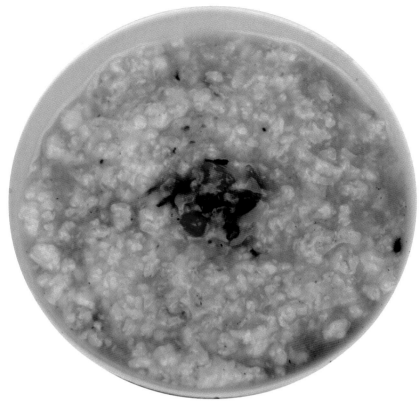

[主　　料] 粳米 100克
[辅　　料] 枸杞 10克
[调　　料] 冰糖30克，清水1000克
[药　　材] 熟地30克

[操作过程]

1.粳米清水洗净，枸杞70℃温水泡发留备用。

2.干熟地清水冲洗干净，投入锅中加入清水大火煮5分钟，捞出熟地，放在碗中备用，熟
　地水用纱布过滤出杂质，倒入碗中待用。

3.粥煲置中火上，放入粳米、熟地水、枸杞、熟地加盖。

4.大火加热3分钟，撇去浮沫转用中火煲10分钟后，加入冰糖调味搅拌均匀防止糊锅底，
　最后转至小火煲20分钟即可。

[养生功效]

　　熟地味甘，性温。可以补血养阴，填精益髓。既是补血养虚的良药，也是补肾阴之
要药。枸杞味甘，性平。可以滋补肝肾，益精明目。主要用于虚劳精亏，腰膝酸痛，眩
晕耳鸣，阳萎遗精，内热消渴，血虚萎黄，目昏不明。熟地和枸杞都可以滋阴补肾，养
肝明目。所以这道菜肴很适合长时间伏案工作的学生、长时间对着电脑的白领，以及由
于肾阴亏虚导致的腰膝酸软，头晕耳鸣的人群，也适合老年人日常养生保健用途。

[饮食禁忌]

　　熟地性质黏腻，较生地黄更甚，有碍消化，凡气滞痰多、脘腹胀痛、食少便溏者忌
服。重用久服宜与陈皮、砂仁等理气类药材同用，防止黏腻碍胃。这道菜肴性质温热，因
此外邪实热、脾虚有湿及泄泻者忌服。这道菜肴四季均适宜食用，尤其适合冬令进补。

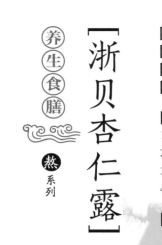

养生食膳

熬系列

[浙贝杏仁露]

[主　　料] 浙贝母10克
[辅　　料] 甜杏仁8克
[调　　料] 冰糖15克，清水1000克
[药　　材] 浙贝母

[操作过程]

1.浙贝母用清水洗净，用刀背拍碎。
2.甜杏仁用水浸泡15分钟，去皮、尖，用清水洗净，拍碎备用。
3.浙贝和杏仁放入砂锅，加清水煮沸。
4.加入冰糖改用小火煮30分钟，去渣留汁即可。

[养生功效]

　　杏仁具有止咳平喘的功效，与浙贝母配伍，可清热化痰，宣肺止咳。适宜治疗久咳不愈，也是秋冬季节雾霾高发时期很好的保健食品。此外杏仁含有丰富的脂肪油，有降低胆固醇的作用，因此，杏仁对防治心血管系统疾病有良好的作用。还含有丰富的黄酮类和多酚类成分，这种成分不但能够降低人体内胆固醇的含量，还能显著降低心脏病和很多慢性病的发病危险，并且具有美容功效，能促进皮肤微循环，使皮肤红润光泽。杏仁还有抗肿瘤作用。

[饮食禁忌]

　　阴虚咳嗽及大便溏泄者忌服。这道菜肴适宜秋季止咳润燥。如症状不是特别严重，以及体质较弱的老人儿童，可用川贝代替浙贝。

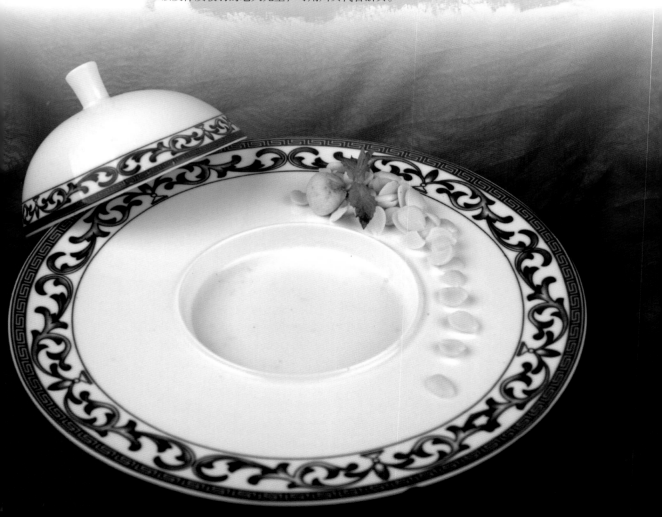

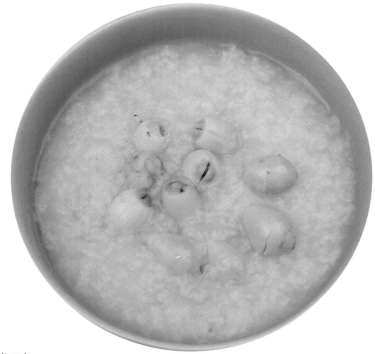

[主　　料] 干莲子100克
[辅　　料] 粳米 100克，糯米50克
[调　　料] 冰糖40克，蜂蜜10克，清水1500克
[药　　材] 鲜白果40克

[操作过程]

1.干莲子用温水浸泡至回软，洗净备用。

2.锅中加入清水500克，投入去壳的白果用盐水煮熟，待凉透后剥衣去白果芯备用。

3.粳米和糯米洗净备用，炖锅中加入清水1000克，加入粳米和糯米加盖煮成半熟时，加入白果、莲子。

4.旺火烧沸加盖改用小火熬煮30分钟加入冰糖，待冰糖融化后用小火煲5分钟，食用时调入蜂蜜即可。

[白果莲子粥]

[养生功效]

　　莲子味甘、涩，性平。可以清心醒脾，补脾止泻，养心安神明目、补中养神、健脾补胃，止泻固精，滋补元气。而现代医学研究也表明莲子的营养价值较高，含有丰富的蛋白质、脂肪和碳水化合物，莲子中的钙、磷和钾含量非常丰富，除可以构成骨骼和牙齿的成分外，还有促进凝血，使某些酶活化，维持神经传导性，镇静神经，维持肌肉的伸缩性和心跳的节律等作用。而银杏也降低人体血液中胆固醇水平，改善血液流变性，降低血液粘稠度，消除血管壁上的沉积成分，防止动脉硬化。对中老年人轻微活动后体力不支、心跳加快、胸口疼痛、头昏眼花等有显著改善作用。银杏叶中含有莽草酸、白果双黄酮、异白果双黄酮、甾醇等，用于治疗高血压及冠心病、心绞痛、脑血管痉挛、血清胆固醇过高等病症都有一定效果。因此白果莲子粥特别适合中老年人食用，尤其是高血压、动脉粥样硬化、冠心病、高血脂人群。另外，莲子和白果都具有清除氧自由基，阻碍黑色素在真皮层的形成与沉着的作用，可以美白祛斑，保养肌肤。

[饮食禁忌]

　　由于莲子富含淀粉，多食容易引起消化不良，因此一次食用不可过多。《本草拾遗》中也提出，大便干燥者应慎食莲子。而银杏含低毒，也不宜大量食用。这道菜肴应注意每日食用量，以达到较好的保健功效。这道菜肴四季均适宜食用。

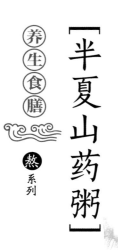

养生食膳

熬 系列

[半夏山药粥]

[主　　料] 粳米50克，糯米20克
[辅　　料] 山药干20克，红枣5克
[调　　料] 冰糖20克，清水300克
[药　　材] 半夏5克

[操作过程]

1. 粳米用60℃温水泡5分钟，糯米用50℃温水泡3分钟备用。
2. 山药干研磨成粉末状入碗备用，半夏用70℃温水淘洗干净。
3. 煲置中火上，放入粳米、糯米、山药粉、半夏、红枣和清水。
4. 用旺火烧开煮5分钟，转中火煮15分钟后小火煮30分钟。
5. 加入冰糖用勺子搅动防止糊底，待冰糖完全煮化后即可。

[养生功效]

　　山药味甘，性平，是补气养阴的养生佳品。可以用来补脾养胃，生津益肺，补肾涩精。用于脾虚食少，久泻不止，肺虚喘咳，肾虚遗精，带下，尿频，虚热消渴。这道山药半夏粥既可以补中益气，也能够化痰止咳，适宜脾胃虚弱、久咳不愈的人群。对于冬季雾霾高发导致的肺虚咳嗽也有很好的补益效果。由于山药、半夏都能够抗消化道溃疡，所以这道菜肴也适宜于胃溃疡、十二指肠溃疡的病人。

[饮食禁忌]

　　切血证及阴虚燥咳、津伤口渴者忌服。生半夏有一定的毒性，一般要经过炮制后才能食用。半夏具有神经毒性，其水溶性成分可以使骨骼肌痉挛和瞳孔散大，在烹饪加工时要注意用量。半夏还有对局部黏膜强烈刺激性、肾毒性、妊娠胚胎毒性、致畸作用，因此孕妇不宜食用。此外，半夏可能导致短时间内血压降低，本身血压偏低的人群也应谨慎食用。山药不适宜湿盛中满及积滞者，多食容易导致消化不良。这道菜肴四季均适宜食用。

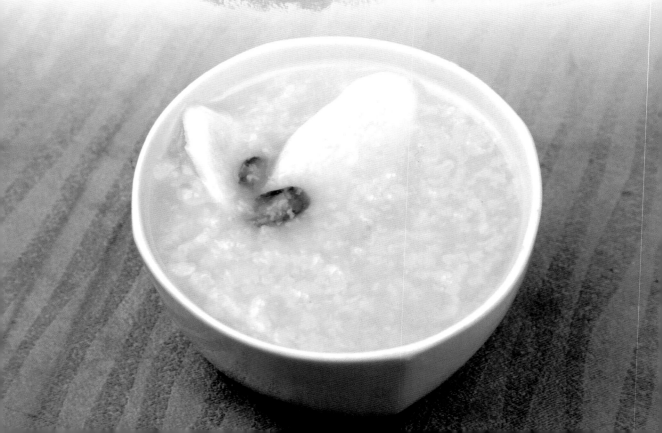

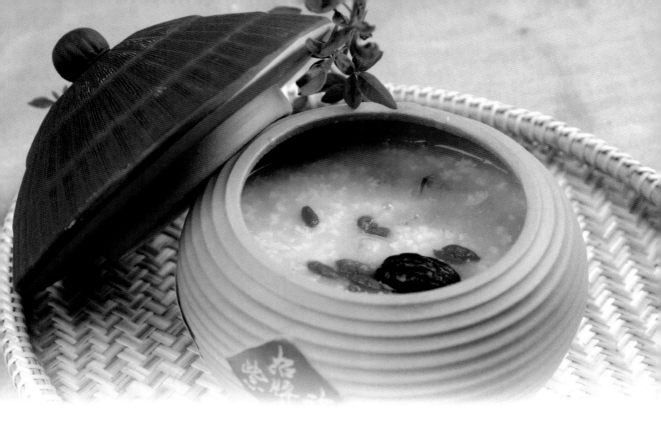

[主　　料] 粳米150克
[辅　　料] 猪肾200克，橄榄油10克，青菜30克，枸杞5克
[调　　料] 盐1克，白酒3克，清水800克
[药　　材] 草果6克，砂仁3克，陈皮3克

[操作过程]

1.猪肾平劈去掉白膜冲洗，用淘米水浸泡1小时，切成小粒备用。

2.锅中加入草果、砂仁、陈皮、清水和白酒，旺火煮5分钟用纱布过滤取汁放入碗中备用。

3.粳米用清水洗净加入过滤好的药汁，静置20分钟备用。

4.青菜切细碎备用，泡好的粳米倒入砂锅罐中，加入枸杞、橄榄油，用旺火煮开转中火煨20分钟，待米汤变的粘稠加入盐调味，最后放入青菜碎和猪肾粒转小火煮5分钟，即可。

[养生功效]

　　砂仁味辛，性温。可以行气调中，和胃，醒脾。主要用于治腹痛痞胀，胃呆食滞，噎膈呕吐，寒泻冷痢，妊娠胎动。砂仁与草果性味皆辛，温，归脾胃二经，同具化湿，行气，温中之功效。砂仁行气作用强，草果温燥作用强。故砂仁能行气和中而达止呕。猪肾味甘、咸，性平。可以补肾气、通膀胱、消积滞、止消渴之功效。这道菜肴可以理气和中，燥湿健脾，消食开胃，适合脾胃虚弱及消化不良的人群食用。由于砂仁具有很好的安胎功效，而猪肾中富含蛋白质、维生素及矿物质，因此这也是孕妇养生食疗的一道很好的粥品。

[饮食禁忌]

　　气虚或血虚的体弱者切勿多食，以免耗伤正气；阴虚火旺者也不可多服，防其温燥伤阴。动物内脏中普遍含有较高的胆固醇，所以肥胖、高血脂、动脉粥样硬化等慢性疾病患者不宜多吃。这道菜肴四季均适宜食用，尤其适宜冬令进补。

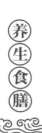

[银耳玉米青豆粥]

[主　　料] 银耳20克
[辅　　料] 玉米粒50克，青豆50克
[调　　料] 冰糖30克，清水300克
[药　　材] 银耳

[操作过程]

1.银耳用35℃温水浸泡20分钟后剪去蒂，洗净备用。

2.生玉米半根，高压锅烧开后加盖压制煮2分钟，冷却后取出剥下玉米粒。

3.青豆用沸水锅焯水10秒钟，捞出冷却备用。

4.砂锅置中火上加入清水大火烧开，加入银耳、玉米粒，加盖大火煮五分钟加入冰糖，改小火煮30分钟，加入青豆转用中火加热2分钟装盘，即可。

[养生功效]

　　银耳味甘、淡、性平，既有补脾开胃的功效，又有益气清肠、滋阴润肺的作用。可以滋补生津；润肺养胃，补肺益气。主要用于治疗虚劳咳嗽、痰中带血、津少口渴、病后体虚、气短乏力。银耳不仅能增强人体免疫力，还可增强肿瘤患者对放、化疗的耐受力。银耳富有天然植物性胶质，外加其具有滋阴的作用，是可以长期服用的良好润肤食品。银耳富含纤维，吸水后体积能膨胀十倍以上，具有很好的润肠通便、排毒养颜之功效。银耳作为一味滋补良药，特点是滋润而不腻滞，具有补脾开胃、益气清肠、安眠健胃、补脑、养阴清热、润燥之功，对阴虚火旺不受参茸等温热滋补的病人是一种良好的补品。青豆中富含多种抗氧化成分，还能消除炎症。青豆可以为人体提供儿茶素以及表儿茶素两种类黄酮抗氧化剂。这两种物质能够有效去除体内的自由基，预防由自由基引起的疾病，延缓身体衰老速度，还有消炎、广谱抗菌的作用。这道菜肴具有很好的抗氧化、排毒养颜功效，尤其适宜女性食用，可美容养颜，祛斑嫩白。

[饮食禁忌]

　　银耳能清肺热，故外感风寒，感冒发烧者不宜食用。这道菜肴四季均适宜食用。

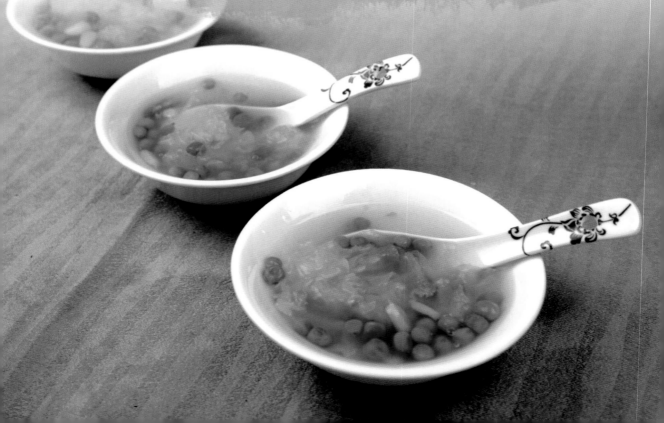

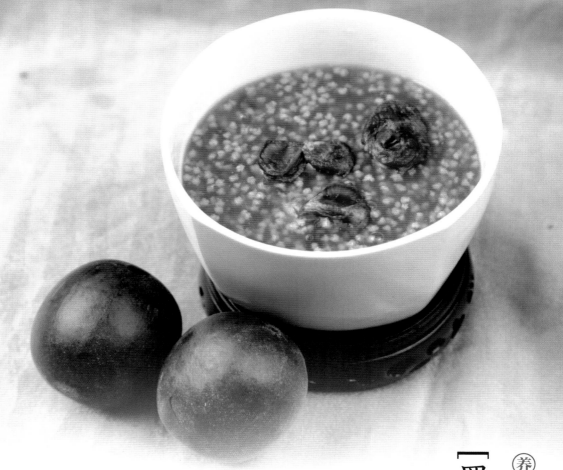

[主　　料] 小米300克
[辅　　料] 红枣3克，枸杞1克
[调　　料] 白砂糖20克，冰糖20克，清水800克
[药　　材] 干制罗汉果10克

【罗汉果小米粥】

[操作过程]

1.小米洗净放入粥煲中，红枣清水洗净加入90℃热水浸泡10分钟，枸杞清水洗净，罗汉果拍碎加入80℃热水浸泡8分钟，备用。

2.粥煲置旺火上，倒入清水煮沸加入枸杞、红枣煮2分钟，加入罗汉果和罗汉果水，加盖中火煲20分钟开盖撇去浮沫，加入白砂糖、冰糖小火煲20分钟，出锅装盘即可。

[养生功效]

　　罗汉果味甘，性凉。有润肺止咳、生津止渴的功效，适用于肺热或肺燥咳嗽、百日咳及暑热伤津口渴等，此外还有润肠通便的功效。现代研究表明，罗汉果中含有黄酮、硒等抗氧化物质，能够延缓衰老。罗汉果中还含有葫芦素烷三萜类物质，具有天然的甜味，但不产生热量，是饮料、糖果行业的名贵原料，是蔗糖的最佳替代品。常吃罗汉果，可防多种疾病，现代医学证明，罗汉果对支气管炎、高血压等疾病有显著疗效，还是起到防治冠心病、血管硬化、肥胖症的作用。小米则具有滋阴养血的功能，因此这道菜肴可起到滋阴润肺的效果，对于阴虚、咽喉炎、支气管炎患者、肺病患者都十分适宜。

[饮食禁忌]

　　罗汉果性凉，脾胃虚寒者需注意用量。这道菜肴四季均适宜食用，尤其是秋季进补的佳品。

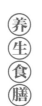

［乌梅粥］

[主　　料] 粳米150克
[辅　　料] 枸杞3克，红枣3克
[调　　料] 冰糖30克，白砂糖50克，清水450克
[药　　材] 乌梅10克

[操作过程]

1. 乌梅清水洗净，放在碗中加入80℃的热水浸泡15分钟备用。

2. 枸杞、红枣用清水洗净，放在碗中加入75℃的热水浸泡5分钟。

3. 粳米倒入锅中淘洗，加入80℃热水浸泡15分钟，加入乌梅、枸杞、红枣及清水，加盖大火煮沸撇去浮沫，转中火熬煮15分钟加入冰糖、白砂糖小火熬煮20分钟，出锅装盘即可。

[养生功效]

　　乌梅味酸、涩，性平。可以生津止渴，敛肺止咳，固肠止泻。可以用于用于肺虚久咳，虚热烦渴，久泻痢疾，便血尿血等。适宜虚热口渴，食欲不振，胃酸缺乏（包括萎缩性胃炎胃酸过少者），消化不良，慢性痢疾肠炎之人食用。也适合早孕反应严重的妊娠期妇女以及适宜胆道蛔虫者食用。现代医学研究则表明乌梅中含有苹果酸、枸橼酸、琥珀酸等有机酸及超氧化物歧化酶等，具有很好的抗氧化、延缓衰老功效。这道菜肴非常适宜夏季食用。因为夏季大量出汗，大量津液丢失容易导致气虚，而乌梅则能固涩、敛汗、生津。

[饮食禁忌]

　　感冒发热，咳嗽多痰的人忌食。细菌性痢疾、肠炎的初期忌食。妇女正常月经期以及怀孕妇人产前产后忌食之。这道菜肴比较适宜夏季食用。

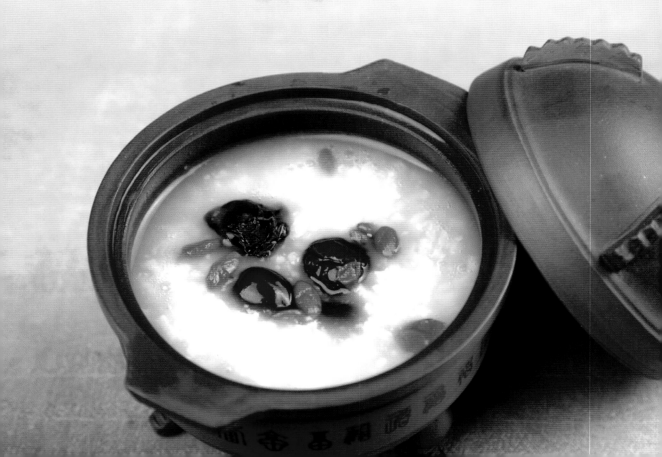

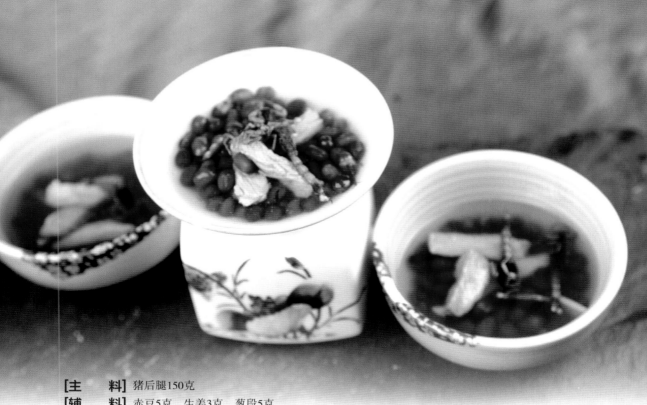

[主　　料] 猪后腿150克

[辅　　料] 赤豆5克，生姜3克，葱段5克

[调　　料] 盐1克，绍酒20克，色拉油10克，清水500克

[药　　材] 蝎子50克

[蝎子炖赤小豆汤]

[操作过程]

1. 猪后腿肉切成长6厘米，宽1.5厘米条形，清水洗净放在碗中加盐0.5克，绍酒5克搅拌均匀腌渍15分钟备用。

2. 蝎子清水洗净放在碗中，倒入90℃热水浸泡20分钟，装入纱布袋中，赤豆清水洗净，加入85℃热水浸泡15分钟备用。

3. 锅烧热注入色拉油，油温加热至130℃，放入姜片煸香倒入肉片，大火翻炒10秒，加入盐0.5克和绍酒炒香。

4. 然后倒入清水放入赤豆，大火烧开撇去浮沫加入蝎子包，中火炖20分钟后改用小火炖30分钟，出锅前放入葱段即可。

[养生功效]

　　全蝎味辛，性平。全蝎食用、药用历史悠久。钳蝎的主要药用成分为蝎毒素。据《本草纲目》和《中国药典》载，全蝎具有"熄风镇痉、消炎攻毒、通络止痛"功能；主治"小儿惊风、抽搐痉挛、皮肤病、心脑血管病、炎症、乙肝、肿瘤"等病。全蝎也是一种高档美味佳肴，营养丰富，食之有防病治病、增强免疫力和抗衰老等功能。赤小豆味甘、酸，性平。利水消肿，解毒排脓。用于水肿胀满，脚气肢肿，黄疸尿赤，风湿热痹，痈肿疮毒，肠痈腹痛。这道菜肴可以以毒攻毒，具有消炎镇痛，治疗皮肤疾患的作用。

[饮食禁忌]

　　血虚生风者及孕妇禁服。全蝎有毒，用量过大可致头痛、头昏、血压升高、心慌、心悸、烦躁不安；严重者血压突然下降、呼吸困难、发绀、昏迷，最后多因呼吸麻痹而死亡。若过敏者可出现全身性红色皮疹及风团，可伴发热等；此外，还可引起蛋白尿、神经中毒，表现为面部咬肌强直性痉挛，以及全身剥脱性皮炎等。这道菜肴四季均可食用。

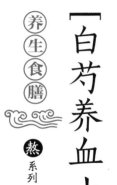

养生食膳

熬系列

[白芍养血止痛粥]

[主　　料] 粳米100克

[辅　　料] 红枣5克

[调　　料] 红糖23克，冰糖12克，清水500克

[药　　材] 黄芪2克，当归2克，白芍2克

[操作过程]

1.黄芪、当归、白芍清水洗净，用500克清水小火煮15分钟，用干净的纱布滤取药材汤倒在碗中备用。

2.红枣去核，粳米清水淘洗一次待用。

3.煲置中火上倒入药材汤，粳米加盖煮5分钟后开盖撇去浮沫，加红枣转小火熬煮20分钟加入红糖、冰糖即可。

[养生功效]

　　中医认为，白芍具有滋阴养血的作用，对于妇女的痛经、月经不调都有很好的治疗效果。此外，现代医学研究表明，白芍的主要有效成分是芍药甙。该成分具增加冠脉流量，改善心肌血注，扩张血管，对抗急性心肌缺血，抑制血小板聚集，镇静、镇痛、解痛、抗炎、抗溃疡等多种作用；特别是在增强机体的免疫功能方面，有着较好的效果。进一步的研究表明，白芍对肝巨噬细胞损伤有保护作用，可使腹腔巨噬细胞的吞噬作用增加30%，所以能增强机体抵抗力。因此这道菜肴也适宜于中老年人，尤其是患有心血管疾病、免疫力低下的人群也很好的保健效果。

[饮食禁忌]

　　白芍性凉，脾胃虚寒者不宜食用。这道菜肴四季均可食用。

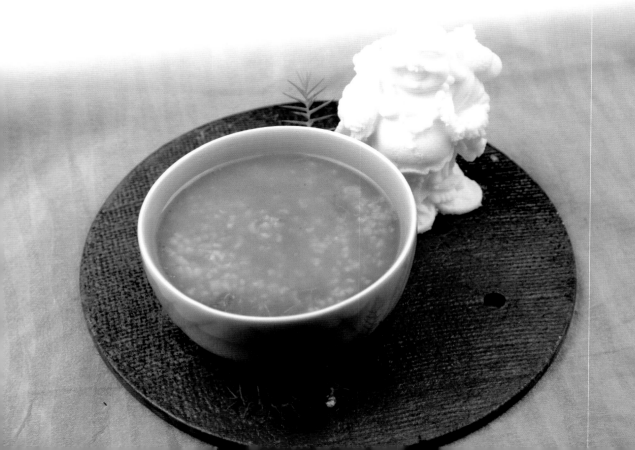

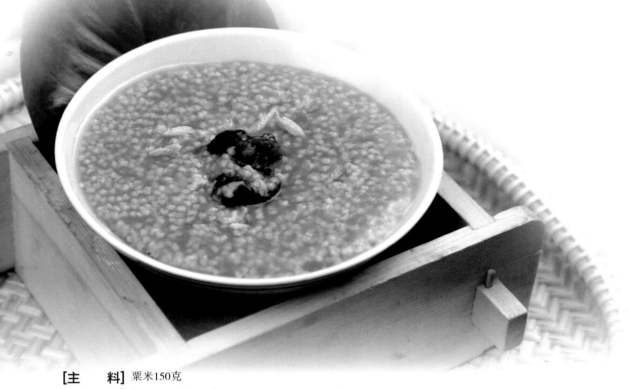

[**主　　料**] 粟米150克

[**辅　　料**] 干制桂圆20克，麦冬10克

[**调　　料**] 冰糖50克，红糖20克，清水800克

[**药　　材**] 麦冬10克

[操作过程]

1.粟米用清水淘洗干净，倒入紫砂熬锅中加清水，旺火不加盖烧5分钟。

2.加入温水泡好的麦冬和浸泡过的桂圆，加盖中火煮5分钟。

3.开盖放入冰糖、红糖，小火加热5分钟至冰糖融化即可。

[养生功效]

　　麦冬味甘、微苦，性寒。可以养阴生津，润肺清心。主要用于肺燥干咳，阴虚痨嗽，喉痹咽痛，津伤口渴，内热消渴，心烦失眠，肠燥便秘。粟米味甘，性凉。可以益气，补脾，和胃，安眠。粟米的营养价值很高，含丰富的蛋白质和脂肪和维生素，它不仅供食用，入药有清热、清渴、滋阴，补脾肾和肠胃，利小便、治水泻等功效。中国北方许多妇女在生育后，都有用粟米加红糖来调养身体的传统。粟米熬粥营养价值丰富，有"代参汤"之美称。粟米含蛋白质，比大米高，还含有一般粮食中不含有的胡萝卜素。由于粟米不需精制，它保存了许多的维生素和矿物质，粟米中的维生素B_1可达大米的几倍；粟米中的矿物质含量也高于大米。此外，粟米中还含有类黄酮等植物雌性激素，常食还可滋润肌肤，美容养颜。麦冬粟米粥的主要功效在于养阴生津，清热清渴，润肠通便，健脾开胃，适合老人、病人及产妇食用。

[饮食禁忌]

　　麦冬和粟米均为寒凉食物，气滞者忌用；凡脾胃虚寒泄泻，素体虚寒，胃有痰饮湿浊及暴感风寒咳嗽者均忌服。小便清长者少食。麦冬性寒质润，滋阴润燥作用较好，适用于有阴虚内热、干咳津亏之象的病证，不宜用于脾虚运化失职引起的水湿、寒湿、痰浊及气虚明显的病证。将麦冬当作补品补益虚损应注意辨证，用之不当会生湿生痰，出现痰多口淡、胃口欠佳等不良反应。这道菜肴四季均适宜食用，但性质含量，如无明显症状，冬季一般不吃。

养生食膳

[麦冬、粟米粥]

水为传热介质烹制的膳品

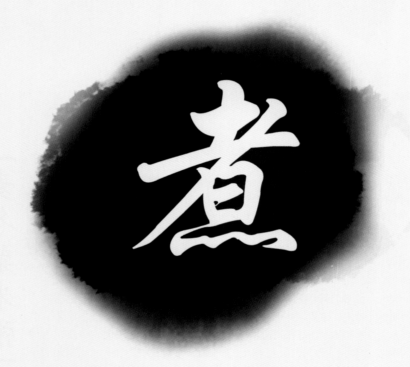

　　将体小、质软类的原料改刀成体积较小的形状，把食物及其它原料一起放置在锅中，加入调味料，注入足量汤汁或清水，用旺火煮沸后，再用微火煮至熟。所制食品口味清鲜、美味，不油腻。煮的种类：水煮、油煮、奶油煮、红油煮、汤煮、白煮、糖煮等。

烹调器皿

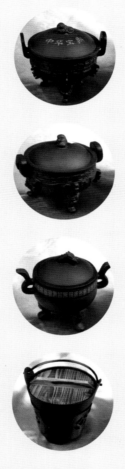

　　煮制菜肴可采用陶鼎或铸铁暖炉作为盛器，既能保持菜肴本味纯臻，又能表达质朴的韵味。

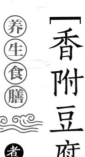

养生食膳

[香附豆腐汤]

煮系列

[主　　料] 农家盐卤豆腐300克
[辅　　料] 葱花3克，姜丝5克，火腿丝10克，笋丝15克，青菜10克
[调　　料] 盐1.5克，绍酒7克，色拉油20克，鸡清汤500克，清水500克
[药　　材] 香附5克

[操作过程]

1.盐卤豆腐洗净沥干表面水份，用手直接掰成大小不一的块状，放在碗中备用。

2.锅烧热注入清水大火烧开，放入盐卤豆腐块，加入盐0.5克，大火煮沸3分钟，捞出备用。

3.砂锅洗净注入清水300克，大火烧开加入清洗好的香附，中火熬煮15分钟留取香附水备用。

4.大火将锅加热注入食用油,加入姜丝、火腿丝、笋丝炒香烹入绍酒，调入盐、香附水、鸡清汤放入豆腐块。

5.中火加热4分钟，放上焯水过的青菜点缀即可。

[养生功效]

　　豆腐味甘，性平。豆腐是植物蛋白质的最好来源，有植物肉的美誉。豆腐里含的豆固醇能降低胆固醇，抑制结肠癌的发生，预防心血管疾病。此外，豆腐中的大豆卵磷脂，还有益于神经、血管、大脑的发育生长。中医认为豆腐具有"宽中益气、和脾胃、消胀满、消热散血、下大肠浊气"的作用。香附豆腐汤有很好的理胃气，健脾胃的作用，适合消化不良，食欲不振的人群。

[饮食禁忌]

　　凡气虚无滞、阴虚血热者忌服。豆腐中各种营养素都很丰富，是细菌滋生的温床，加工后要主要保存方法，尽快食用，以免发生食物中毒。这道菜看四季均适宜食用，尤其适宜冬季气温较低时。

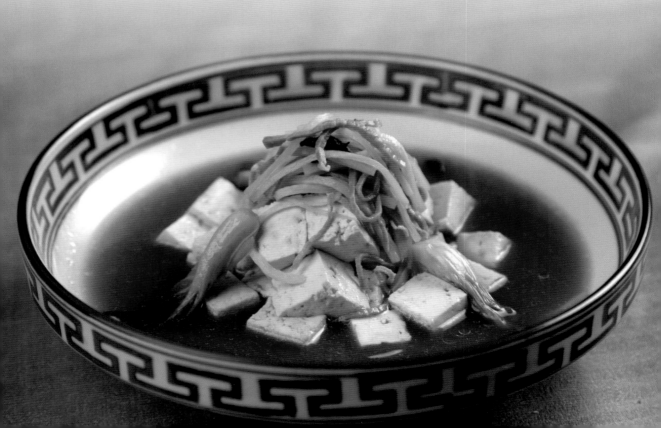

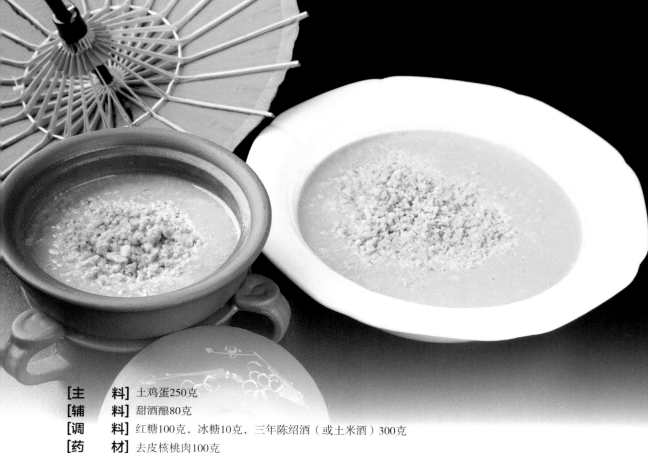

[主　　料] 土鸡蛋250克
[辅　　料] 甜酒酿80克
[调　　料] 红糖100克，冰糖10克，三年陈绍酒（或土米酒）300克
[药　　材] 去皮核桃肉100克

[操作过程]

1. 土鸡蛋5个去壳打入碗中，用筷子搅拌均匀，使蛋白和蛋黄充分的搅拌在一起，搅拌好的鸡蛋液静置备用。
2. 砂锅中加入绍酒300克用中火慢煮，加入红糖煮1分钟制成红糖汁，再加入甜酒酿，冰糖充分搅拌均匀。
3. 改用小火倒入鸡蛋液后用中火边煮边搅动，让鸡蛋和绍酒充分的融合，改用旺火煮1分钟。
4. 最后加入碾碎的核桃肉搅拌均匀，即可。

养生食膳

[鸡蛋核桃酒]

[养生功效]

　　核桃味甘，性温。可以破血祛瘀、润燥滑肠、补虚强体、消炎杀菌、养护皮肤。核桃是温补肺肾的养生佳品。鸡蛋则有滋阴补血、补肾健脑的作用。从营养学角度看，核桃与鸡蛋都富含蛋白质、卵磷脂及脂肪。核桃中的脂肪酸以不饱和脂肪酸为主，有益心血管健康，抗疲劳及促进脑部发育。黄酒则可加速血液循环、舒经活血，因此鸡蛋核桃酒很适宜老年人日常饮用，可以延缓动脉粥样硬化及冠心病的发生。这道菜肴也适宜于女性美容养颜，经常饮用，可滋润皮肤、亮丽秀发。

[饮食禁忌]

　　饮酒过量有损健康，尤其是老年人及心血管疾病患者应注意食用量。核桃性热，多食生痰动火，特别是有咯血宿疾的人，如支气管扩张、肺结核患者，更应禁忌。核桃含有较多脂肪，多食会影响消化，所以不宜一次吃得太多。此外，食用时为保存营养也不宜剥掉核桃仁表面的褐色薄皮。核桃滑肠，多食会引起腹泻。痰火喘咳、阴虚火旺、便溏腹泻的病人不宜食。这道菜肴尤其适宜冬令进补。

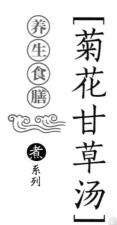

养生食膳

煮 系列

[菊花甘草汤]

[主　　料] 干菊花5克

[辅　　料] 枸杞3克

[调　　料] 冰糖15克，蜂蜜10克，清水400克

[药　　材] 甘草2克

[操作过程]

1. 枸杞，甘草洗净，盛入碗中备用。

2. 汤锅中注入清水，旺火烧开放入干菊花和枸杞子，煮沸转用小火加热5分钟，让水保持沸而不腾的状态放入冰糖。

3. 待冰糖融化后放入甘草，小火加热使甘草味溶于汤汁中。

4. 倒入碗中静制3分钟调入蜂蜜，待温时即可饮用。

[养生功效]

　　甘草性平，味甘。《神农本草经》所载，可以主五脏六腑寒热邪气，坚筋骨，长肌肉，解毒。久服轻身延年。用于心气虚，心悸怔忡，脉结代，以及脾胃气虚，倦怠乏力等。现代医学研究也表明，甘草制剂能促进胃部黏液形成和分泌，延长上皮细胞寿命，有抗炎活性，常用于慢性溃疡和十二指肠溃疡的治疗。甘草的黄酮具有消炎、解痉和抗酸作用。菊花甘草汤主要作用在于清热解毒。

[饮食禁忌]

　　久服大剂量甘草，可引起浮肿。甘草还可抑制皮质醇的转化，从而导致血压上升和低血钾症，所以高血压患者不宜食用。菊花性微寒，脾胃虚弱，阳虚导致的畏寒怕冷人群应尽量减少食用。这道菜肴尤其适宜夏季食用。

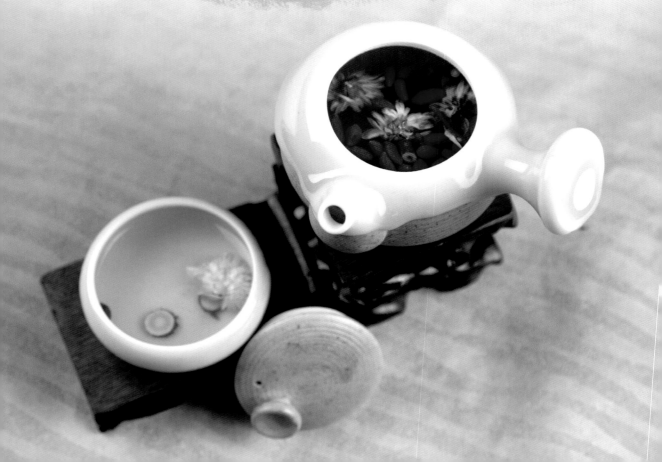

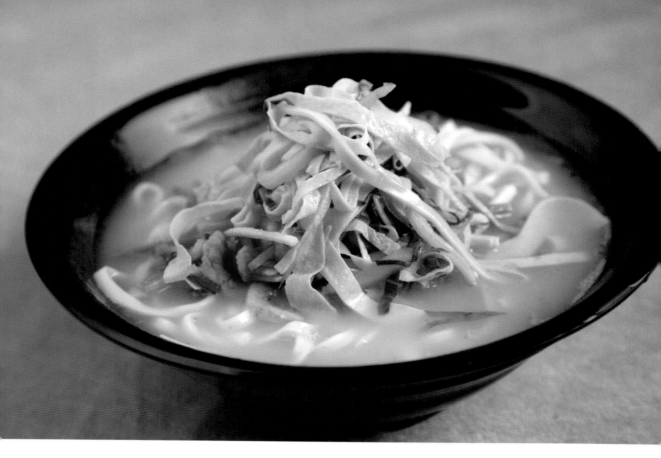

[主　　料] 麦面条300克
[辅　　料] 猪后腿肉50克，胡萝卜30克，笋丝10克，鸡蛋皮丝15克，青菜30克
[调　　料] 盐20克，绍酒10克，色拉油10克，清水450克
[药　　材] 桔梗50克

桔梗面

[操作过程]

1.晒干的桔梗用清水煮半小时，过滤出无杂质的桔梗水备用。
2.猪后腿改刀成3毫米厚的片，再切成粗细均匀的肉丝，胡萝卜和笋切成2毫米厚的片，
　再切成粗细均匀的丝，青菜洗净将菜叶摘下备用。
3.炒锅置中火上烧热，注入色拉油倒入猪肉丝炒至断生，加入胡萝卜丝、笋丝、鸡蛋
　丝，一起翻炒，注入桔梗汤用大火烧开，再加入麦面条煮1分钟。
4.最后放入青菜，即可完成菜品的制作。

[养生功效]

　　桔梗性平，味苦、辛。具有宣肺、利咽、祛痰、排脓的功效。用于咳嗽痰多、胸闷
不畅、咽喉肿痛、声音嘶哑。现代研究也表明，桔梗具有化痰止咳、降血糖、消炎及抗
溃疡作用。桔梗面主要用于辅助治疗咳嗽、多痰，尤其适合秋冬雾霾多发季节食用，可
以宣肺止咳。适合肺弱体质、痰湿体质以及老年人食用。对于慢性支气管炎、哮喘等疾
病都有很好的保健作用。

[饮食禁忌]

　　桔梗一般不与猪肉同食。这道菜肴尤其适宜冬令进补。

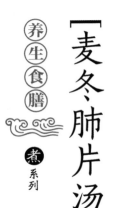

养生食膳

煮系列

【麦冬肺片汤】

[主　料] 猪肺300克

[辅　料] 姜片2克，葱花2克，枸杞2.8克

[调　料] 盐1克，绍酒5克，色拉油5克，清鸡汤500克

[药　材] 干货麦冬10克

[操作过程]

1. 剪好的猪肺，放在盛满清水的盆中，压到水底2分钟，使其膨胀后平放在砧板上，用手掌拍击猪肺表面拍出血水和油脂。

2. 用流动水冲洗猪肺反复5次待猪肺没有血水后进行焯水，改刀成薄片备用。

3. 干麦冬放入90℃的热水中煮5分钟，煮好捞出放在碗中备用。

4. 煲置中火上，加入清鸡汤、麦冬、姜片、色拉油、枸杞，煮制3分钟加入切好的猪肺片，加入盐、绍酒、调味去腥。

5. 改用中火加热撒入葱花装盘，完成菜品。

[养生功效]

麦冬味甘，味苦，性寒。养阴生津，润肺清心。用于肺燥干咳，阴虚痨嗽，喉痹咽痛，津伤口渴，内热消渴，心烦失眠，肠燥便秘。猪肺味甘，微寒，有止咳、补虚、补肺之功效。这道菜肴适宜于肺虚久咳、咯血人群食用，有补肺润燥作用。从营养学角度看，猪肺含有大量人体所必需的营养成分，包括蛋白质、脂肪、钙、磷、铁、烟酸以及维生素B1、维生素B2等，这也是营养较为丰富的一道菜肴。

[饮食禁忌]

便秘、痔疮患者不宜食用。此外，麦冬性凉，凡脾胃虚寒泄泻，素体虚寒，胃有痰饮湿浊及暴感风寒咳嗽者均忌服，小便清长者少食。麦冬的滋阴润燥作用较好，适用于有阴虚内热、干咳津亏之象的病证，不宜用于脾虚运化失职引起的水湿、寒湿、痰浊及气虚明显的病证。将麦冬当作补品补益虚损应注意辨证，用之不当会生湿生痰，出现痰多口淡、胃口欠佳等不良反应。这道菜肴一般不在冬季食用。

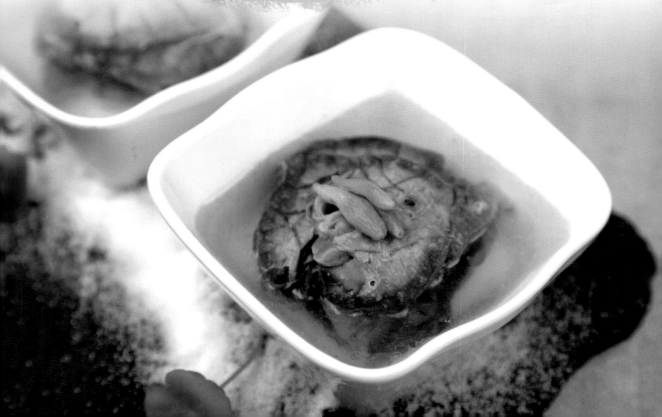

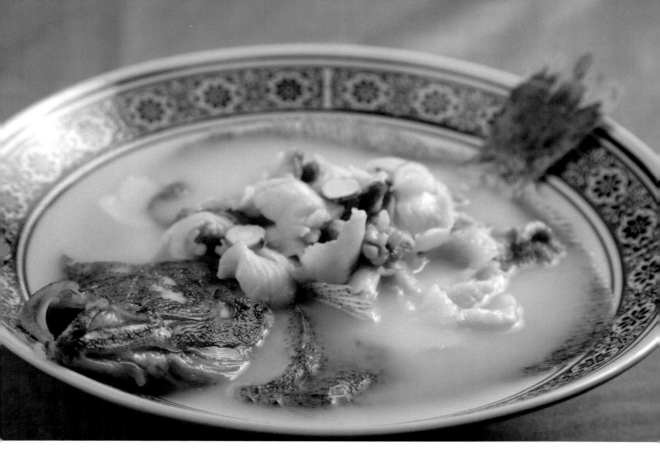

[主　　料] 多宝鱼750克
[辅　　料] 鸡蛋清30克
[调　　料] 食盐2克，姜片5克，绍酒5克，胡椒粉3克，色拉油10克，水淀粉2克，清水800克
[药　　材] 白芷15克

白芷多宝鱼汤
养生食膳

[操作过程]

1. 多宝鱼宰杀去除鱼鳞、内脏，用清水洗净鱼肉，片成长4厘米宽2厘米的片，用胡椒粉、盐1克、水淀粉、蛋清、绍酒搅拌均匀，鱼骨剁成段留用。
2. 炒锅置中火上，注入色拉油10克，下入姜片炒出香味，下入鱼骨煎1分钟加入沸水、白芷，煮沸后转文火继续煲15分钟，待汤色变白。
3. 转用旺火保持汤沸状态，逐片下入多宝鱼片氽熟即可。

[养生功效]

白芷味辛，性温。可以祛风、燥湿、消肿、止痛，多用于治疗头痛及风寒感冒。多宝鱼是一种营养价值较高的鱼类，蛋白含量高，味道鲜美，营养丰富，具有很好的滋润皮肤和美容的作用，且能补肾健脑，助阳提神；经常食用，可以滋补健身，提高人的抗病能力。因此这道菜肴特别适宜长期伏案工作的脑力劳动者食用，可起到缓解压力，提高工作效率的作用。由于多宝鱼中还含有能软化和保护血管的物质，因此也适宜于中老年人食用，可以提高人体中血脂和胆固醇。由于白芷还可生肌活血，因此这道菜肴也非常适宜女性美容养颜。

[饮食禁忌]

阴虚血热者不宜食用。这道菜肴四季均适宜食用。

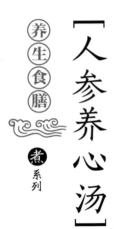

养生食膳

煮 系列

[人参养心汤]

[主　　料] 猪心150克
[辅　　料] 青菜叶10克
[调　　料] 精盐2克，清水700克
[药　　材] 人参8克，当归5克

[操作过程]

1.猪心用刀剖开切成两半，切去筋膜用清水冲洗去血污和残留的血块，改刀成厚0.5厘米的片盛入碗中备用。

2.人参、当归洗净后，加入清水200克用旺火蒸炖30分钟，取出改刀成1毫米厚的片，青菜叶用洗净备用。

3.煲置中火上加入清水500克，然后放入当归、人参及原汁，用旺火煮沸时再下焯过水的猪心片，撇去浮沫后改用文火煲3小时待汤色变白，出锅前撒上青菜叶即可。

[养生功效]

　　人参自古誉为"百草之王""滋阴补生，扶正固本"之极品，含多种皂甙和多糖类成分，为著名强壮滋补药，适用于调整血压、恢复心脏功能、神经衰弱及身体虚弱等症，也有祛痰、健胃、利尿、兴奋等功效。人参具有滋阴补气，宁神益智及清热生津，降火消暑的双重功效。故补而不燥是人参的特别之处。人参可以保护心血管系统。常服人参可以抗心律失常、抗心肌缺血、抗心肌氧化、强化心肌收缩能力，冠心患者症状表现为气阴两虚、心慌气短可长期服用人参，疗效显著。人参的功效还在于可以调节血压，可有效降低暂时性和持久性血压，有助于高血压、心律失常、冠心病、急性心肌梗塞、脑血栓等疾病的恢复。根据中医以脏补脏的说法，猪心也具有补心益气的效果，因此这道菜肴特别适宜于心血管患者食用。

[饮食禁忌]

　　人参忌与萝卜同食。实证、热证不宜食用。此外，猪心胆固醇含量较高，大量食用非但不能补心，还可导致高血脂。这道菜肴四季均适宜食用。

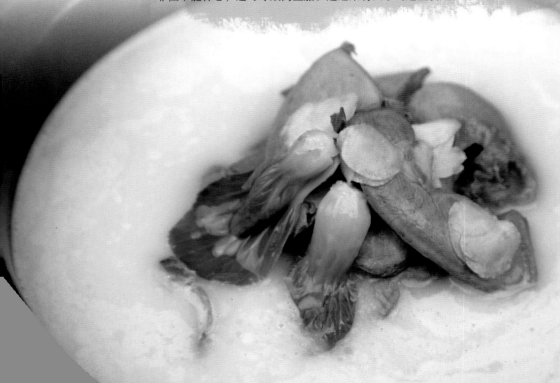

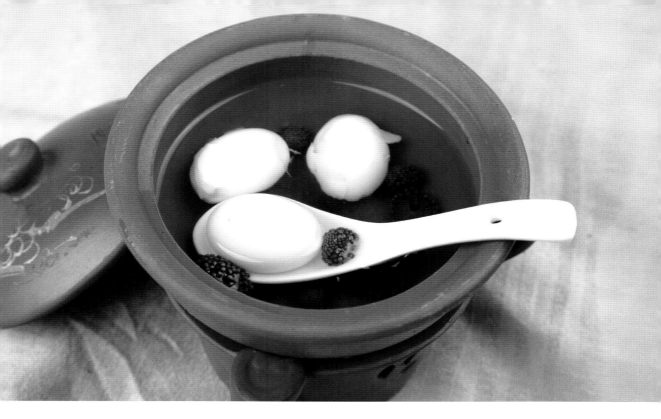

[主　　料] 鸽蛋500克
[调　　料] 精盐5克，香麻油5克，清水1000克
[药　　材] 三七花10克

[操作过程]

1.除去鸽蛋表面的杂质用清水冲洗干净，除去三七花中的泥土和杂质，用清水冲洗干净改刀成小段，放在碗中备用。

2.煲置中火上，加入清水1000克旺火煮沸，加入清洗好的鸽蛋，旺火煮3分钟，中火煮8分钟后捞出，放在冷水中浸泡5分钟备用。

3.待鸽蛋冷却后将鸽蛋壳剥去洗净，放入煲中加入清水1000克，旺火加热，加入切好的三七花段，加入精盐进行调味。

4.用旺火煮3分钟，加入香麻油用筷子搅拌均匀，改用中火煮至15分钟，捞出煮好的鸽蛋，搭配锅中三七花汤装盘即可。

[养生功效]

　　三七花味甘性凉，是三七全株中三七皂苷含量最高的部分，具有清热、平肝、降压之功效。鸽蛋被誉为动物之人参。中医药学认为，鸽蛋味甘、咸，性平，具有补肝肾、益精气、丰肌肤诸功效。这道菜肴的主要功效在于补益肝肾、降低血压。特别适宜于工作压力较大的办公室白领，可以缓解压力，预防心血管病的发生。对于长期静止，久坐不动的人，也可以起到活血化瘀、疏经通络、降低心血管疾病发生的风险。由于鸽蛋中脂肪含量相对较低，因此这道菜肴也适宜中老年人食用，可以抗动脉粥样硬化，抗血栓、降低血压。

[饮食禁忌]

　　三七花药性属于凉性对虚寒之症有加重的作用，虚寒体质应减少食用。女性月经期间最好不要用，月经期间本不能食用凉性食品，加之三七花有活血化瘀的作用，容易导致月经出血过多。孕妇也不宜食用。

[三七花煮鸽蛋]

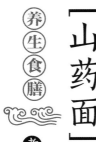

养生食膳

[山药面]

煮
系列

[主 料] 面粉150克
[辅 料] 绿豆粉20克，鸡蛋1只，大葱5克，姜2克，蛋皮丝5克
[调 料] 精盐3克，白胡椒粉2克，清水800克，熟猪油15克
[药 材] 山药粉150克

[操作过程]

1. 将鸡蛋磕入碗中用筷子打散，加入精盐1克搅拌均匀待用。
2. 面粉、山药粉、绿豆粉放入碗中加入鸡蛋液和清水80克揉成面团，然后用擀面棍擀成薄面片改刀成面条。
3. 小葱用刀切去根然后用清水冲洗干净，改刀成葱粒，生姜用刀刮去表皮改刀成2毫米厚的片待用。
4. 汤锅置中火上放入熟猪油和姜片，煸炒出香味加入清水烧开下入面条煮熟，中途加凉水一次，加入精盐1克、白胡椒粉调味装入碗中，撒上蛋皮丝葱花即可。

[养生功效]

　　山药又称薯蓣，是一种常见的食材。山药含有丰富的蛋白质、碳水化合物、钙、磷、铁、胡萝卜素及维生素等多种营养成分、淀粉酶、胆碱、粘液汁酶及薯蓣皂苷等。其中的淀粉酶又叫消化素，能分解淀粉等物质，若与碱性物质相混合，则淀粉酶作用消失。补而不腻，香而不燥。历代医家盛赞山药为"理虚之要药"。山药中富含黏液蛋白，多食可以保持血管的弹性，对一些肥胖者来说应该多吃。山药中的黏多糖和无机盐结合后形成骨质，可以增强软骨的弹性。山药也具有很强的健脾利湿的作用，益于消化，脾虚、消化不好时应该多食用。这道菜肴老少皆宜，尤其适宜于脾胃虚弱者、心血管疾病患者及糖尿病患者。

[饮食禁忌]

　　湿盛中满及积滞者不宜食用。这道菜肴四季均适宜食用。

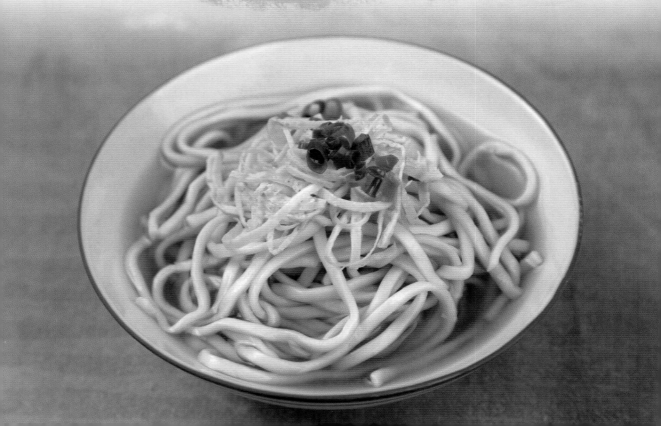

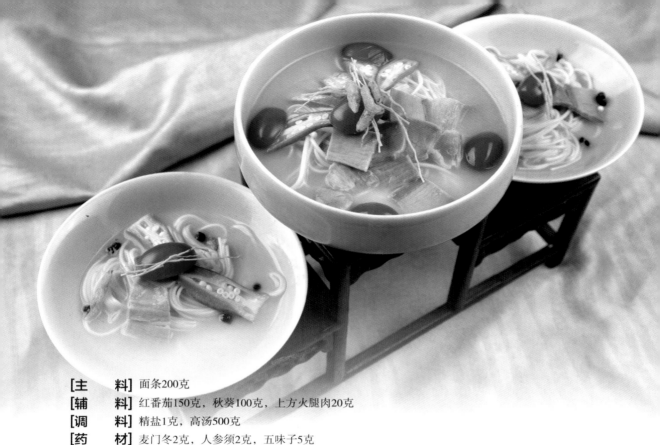

[**主　　料**] 面条200克
[**辅　　料**] 红番茄150克，秋葵100克，上方火腿肉20克
[**调　　料**] 精盐1克，高汤500克
[**药　　材**] 麦门冬2克，人参须2克，五味子5克

[操作过程]

1.麦门冬2克，人参须2克，五味子5克放入纱布袋中，加入高汤500克煮30分钟，提取药汁。

2.将番茄用刀切去蒂，然后切成5毫米厚的片，秋葵去蒂用刀对切开，火腿切丝，盛入碗中备用。

3.将面条放入沸水煮熟捞出，放入冷水中浸凉，加精盐调味。

4.将煮好的药汁汤倒入锅中加热，下入番茄片、火腿丝、秋葵煮熟倒入面碗中，即可。

[五味子番茄面]

[养生功效]

　　五味子味甘、酸，性温。能益气生津，补肾养心，收敛固涩。可以用于气虚津伤、体倦多汗，短气心悸；肺气不足或肺肾两虚所致的喘咳，或喘咳日久，肺气耗伤；心阴不足，心悸怔忡，失眠健忘；肾气不固，遗精，尿频，或脾肾两虚，久泻不止。五味子具有保护人体五脏（心、肝、脾、肺、肾）的功能，早在两千多年前，王宫贵族和中药名师已普遍采用这种传统沿用的强身妙品。五味子，顾名思义是一种具有辛、甘、酸、苦、咸五种药性的果实，在一般只带有一两种药味的中药材当中，实属独特。这种五味俱全、五行相生的果实，能对人体五脏发挥平衡作用。现代研究表明，五味子含有丰富的有机酸、维生素、类黄酮、植物固醇及有强效复原作用的木酚素（例如五味子醇甲、五味子乙素或五味子脂素），是一种强效抗氧化剂，能抑制自由基。它也是兼具精、气、神三大补益的少数药材之一，能益气强肝、增进细胞排除废物的效率、供应更多氧气、营造和运用能量、提高记忆力及性持久力。番茄中富含维生素C、胡萝卜素和茄红素，都是很强的抗氧化剂，因此这道菜肴具有抗氧化，延缓衰老的功效。

[饮食禁忌]

　　五味子无明显毒性，个别病人服药后胃部有烧灼，泛酸及胃痛。偶有报导食用五味子引起心慌气短，胸部憋闷，过敏性体质者服用需谨慎。这道菜肴四季均适宜食用。

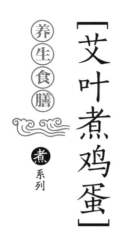

养生食膳

煮系列

[艾叶煮鸡蛋]

[主　料] 土鸡蛋500克
[辅　料] 新鲜艾叶1克
[调　料] 精盐2克，生抽10克，老抽10克，色拉油20克，清水1000克
[药　材] 干制艾叶10克

[操作过程]

1. 土鸡蛋、干艾叶用清水洗净，艾叶用刀切成小段放在碗中备用。
2. 煲置中火上加入清水1000克，旺火煮沸加入洗净的土鸡蛋，用旺火煮3分钟，再中火煮5分钟捞出。
3. 土鸡蛋煮熟后放入冷水中浸泡5分钟待凉后，剥掉蛋壳放在碗中备用。
4. 锅置旺火上加入清水投入艾叶煮沸，加入精盐、生抽、老抽进行调味。
5. 锅中加入剥去壳的土鸡蛋，用旺火煮至3分钟，再加入色拉油改用中火煮15分钟。
6. 待土鸡蛋煮至表面都染上艾叶汁的颜色之后，再转小火慢煮10分钟，土鸡蛋和艾叶汤一起盛出即可。

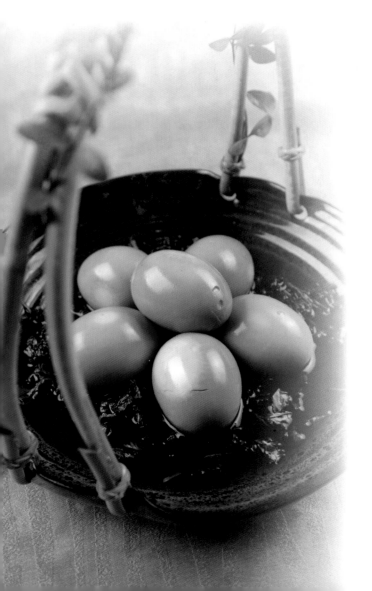

[养生功效]

　　艾叶味辛、苦，性温，可芳香温散，可升可降。具有温经止血，散寒止痛，降湿杀虫的功效。主治月经不调，痛经，宫寒不孕，胎动不安，心腹冷痛，吐血，衄血，咯血，便血，崩漏，妊娠下血，泄泻久痢，带下，湿疹，疥癣，痈肿，痔疮。灸治百病。这道菜肴可增强免疫力，温补养血。女性日常食用还可治疗月经不调及痛经。

[饮食禁忌]

　　阴虚火旺、血燥生热，及宿有失血病者不宜食用。艾叶是清明及端午节最主要的角色。按照汉族传统习俗，清明时天气乍暖还寒，雨水充沛，容易招致寒邪与湿邪；而端午由于时令气温正适合各类病毒虫害滋生，而此时，气候也处于阴阳际会，人类的免疫力相对降低。古人以为此时节邪毒最盛。当五月的艾叶生长繁茂，气味浓烈的时候，正好成了这个季节的克制植物。这道菜肴也最适宜在这两个时节食用。

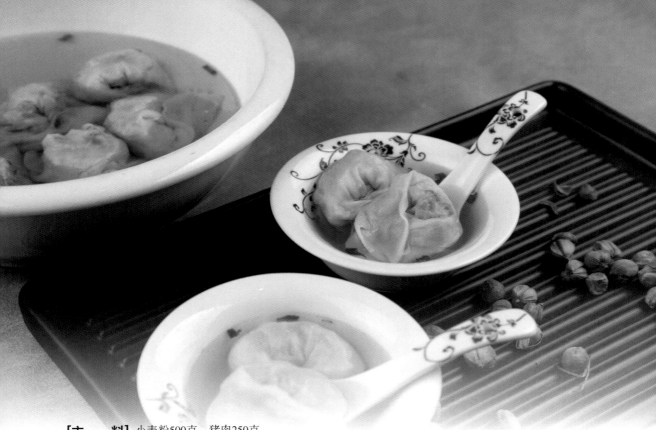

[主　　料] 小麦粉500克，猪肉250克

[辅　　料] 干枣10克，干姜10克，党参5克，甘草5克

[调　　料] 精盐1.5克，绍酒5克，清水250克

[药　　材] 半夏15克

[操作过程]

1. 砂锅洗净倒入清水中火加热，放入半夏、干枣、干姜、党参、甘草熬制20分钟，用纱布过滤出药材汁待用。

2. 新鲜猪肉用刀剁成细末放入碗中，加入精盐、绍酒、干姜末搅拌均匀调味待用。

3. 小麦粉加入药材汁，揉搓20分钟成团下剂用擀面杖，擀出边长7厘米左右的馄饨皮，将调制好的肉馅抹在馄饨皮中间包制成形，依次完成待用。

4. 宽水锅置旺火上，待水沸后投下馄饨用手勺推匀，水沸后点入凉水，加热8秒后捞出，放入调好味的汤中，即可。

[养生功效]

　　半夏味辛，性温。主要可以燥湿化痰，降逆止呕，消痞散结。多用于痰多咳喘，头晕目眩，呕吐反胃，胸脘痞闷等。现代研究也表明，半夏具有镇咳、祛痰、抗溃疡、抗心律失常、镇静消炎的作用。这道菜肴配以干枣、干姜、黄连、党参、甘草，可以润肺止咳，补血益气，健脾开胃，祛风解毒。由于半夏还具有抗肿瘤的作用，因此这也是一道非常不错的抗癌药膳，适宜中老年人食用。

[饮食禁忌]

　　一切血证及阴虚燥咳、津伤口渴者忌服。生半夏有一定的毒性，一般要经过炮制后才能食用。半夏具有神经毒性，其水溶性成分可以使骨骼肌痉挛和瞳孔散大，在烹饪加工时要注意用量。半夏还有对局部黏膜强烈刺激性、肾毒性、妊娠胚胎毒性、致畸作用，因此孕妇不宜食用。此外，半夏可能导致短时间内血压降低，本身血压偏低的人群也应谨慎食用。这道菜肴适宜于夏秋季节进补。

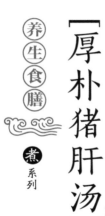

厚朴猪肝汤

[主　　料] 猪肝200克
[辅　　料] 姜片5克，葱段3克，厚朴10克
[调　　料] 盐0.5克，绍酒20克，胡椒粉5克，色拉油20克，清水500克，干淀粉5克
[药　　材] 厚朴

[操作过程]

1. 猪肝改刀成片，清水洗净用洁净毛巾吸干表面水份，放入碗中加淀粉、盐0.5克、绍酒腌渍3分钟备用，厚朴用清水刷洗干净。
2. 煲中加入清水烧开，放入冲洗好的厚朴旺火煮5分钟，用纱布过滤出汤汁备用。
3. 陶锅置中火上，注入色拉油加热至120℃时，放入姜片炒香，烹绍酒倒入厚朴水，大火烧开放入猪肝，中火煮开2分钟后放入胡椒粉，出锅前加入葱段装盘即可。

[养生功效]

　　厚朴能够行气化湿，而猪肝则是"以肝补肝"，所以这道菜肴具有疏肝理气、健脾开胃的功效，适宜肝气不舒导致的抑郁寡欢、急躁易怒人群，以及工作压力较大的白领。猪肝中营养素含量丰富，日常食用可以补血养血、补肝明目。适于血虚体质、小儿体虚以及保护视力和无病强身者食用。现代医学研究表明，猪肝含有多种营养物质，它富含维生素A和微量元素铁、锌、铜等，能够预防干眼病、夜盲症和缺铁性贫血。

[饮食禁忌]

　　厚朴不宜与豆类一起食用，因为厚朴中含有鞣质，豆类食品中富含蛋白质，二者相遇会起化学反应，形成不易消化吸收的鞣质蛋白。另外，二者所含有机成分都比较复杂，同食可能还会产生其他不良反应，致使豆类难以消化，形成气体充塞肠道，导致腹胀。理气类药材大多辛燥，阴虚火旺人群不宜食用。此外，猪肝是猪体内最大的毒物中转站解毒器官，各种有毒的代谢产物和混入食料中的某些有毒物质如农药等，都会聚集在肝脏中，并被它解毒、排泄，倘若肝脏的各类毒性物质未能排净，或解毒功能下降，那么有毒物质就会残留在肝脏的血液中，因此肝脏在食用前应当除去残血。此外，肝脏也是寄生虫活跃的场所之一，在加工过程中要注意不可盲目追求鲜嫩的口感，应充分高温加热，以保证杀灭所有的寄生虫。猪肝中维生素A含量极高，孕妇食用每周最好不要超过两次，以免造成胎儿骨骼发育畸形。这道菜肴四季均适宜食用。

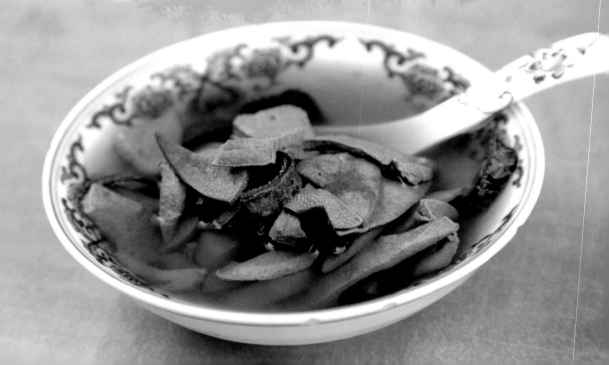

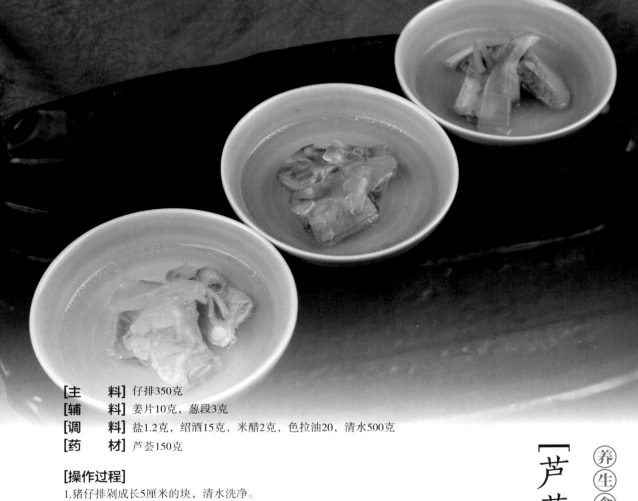

[主　　料] 仔排350克
[辅　　料] 姜片10克，葱段3克
[调　　料] 盐1.2克，绍酒15克，米醋2克，色拉油20，清水500克
[药　　材] 芦荟150克

[操作过程]
1.猪仔排剁成长5厘米的块，清水洗净。
2.芦荟改刀成长5厘米，宽1.5厘米的长段拍裂备用。
3.锅中倒入清水旺火烧沸，放入姜片、绍酒，倒入仔排焯水捞起备用。
4.锅置中火上烧热，注入色拉油加热至100℃时，放入姜片煸香倒入仔排翻炒，加入盐0.6克、绍酒10克、米醋炝香去腥，倒入清水加盖大火烧5分钟，开盖撇去浮沫加入芦荟块转中火加盖烧20分钟，加入盐0.6克，转用小火烧2分钟，出锅前撒入葱段装盘即可。

[养生功效]
　　芦荟味苦，性寒。可以清热解毒，化瘀杀虫。主要用于治疗目赤便秘等上火症状，以及皮肤溃破损伤，妇女闭经等。现代研究表明，芦荟具有杀菌作用，抗炎作用，湿润美容作用，健胃下泄作用，强心活血作用，免疫和再生作用，免疫与抗肿瘤作用，解毒作用，抗衰老作用，镇痛、镇静作用，防晒作用。芦荟中含的多糖和多种维生素对人体皮肤有良好的营养、滋润、增白作用。它具有使皮肤收敛、柔软化、保湿、消炎、漂白的性能。还有解除硬化、角化、改善伤痕的作用，不仅能防止小皱纹、眼袋、皮肤松弛，还能保持皮肤湿润、娇嫩，同时，还可以治疗皮肤炎症，对粉刺、雀斑、痤疮以及烫伤、刀伤、虫咬等亦有很好的疗效。这道菜肴不仅可以给机体补充蛋白质、维生素及矿物质，同时还具有了美容养颜的功效，特别适宜女性食用。

[饮食禁忌]
　　芦荟性质苦寒，因此孕妇忌服，脾胃虚弱者也应降低芦荟的用量。这道菜肴一般冬季不宜食用。

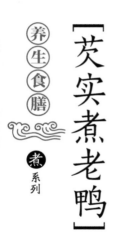

养生食膳

煮 系列

[芡实煮老鸭]

[主　料] 老鸭1只（约1250克）

[辅　料] 葱5克，姜8克

[调　料] 盐2克，绍酒30克，生抽2克，老抽1克，米醋0.5克，清水1500克，色拉油10克

[药　材] 芡实20克

[操作过程]

1.老鸭宰净去除内脏改刀成块，芡实用80℃热水浸泡20分钟，捞出洗净，放在碗中备用。

2.炒锅置中火上烧热，注入色拉油油温升至140℃时加入姜片煸香，倒入老鸭快翻炒3分钟，加入盐1克翻炒3分钟，烹入绍酒炝香加入生抽、老抽、米醋翻炒均匀。

3.加入清水大火烧开撇去浮沫，加盖旺火加热5分钟后，加入芡实，盐，转用中火煮30分钟。

4.最后改用小火煮40分钟，出锅前撒入葱段装盘即可。

[养生功效]

　　芡实味涩，性平。具有补脾止泻、固肾涩精之功效，而鸭肉味甘、咸，性凉，是滋阴补血的养生食品。日常食用，可以滋补五脏、补阴养血、养胃生津，尤其适合于阴血不足、形体瘦弱、痨病体虚以及无病强身者食用。这也是一道秋季进补的良好药膳，可健脾开胃、滋补肾阴、润燥止渴。

[饮食禁忌]

　　芡实宜用慢火炖煮至烂熟，细嚼慢咽，一次不要吃太多。这道菜肴尤其适宜夏秋季节食用。

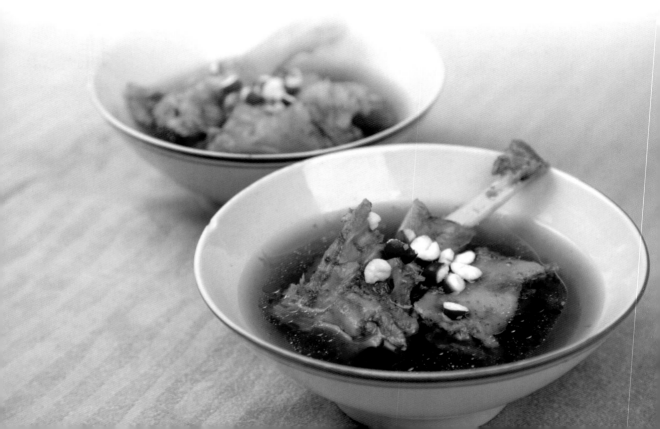

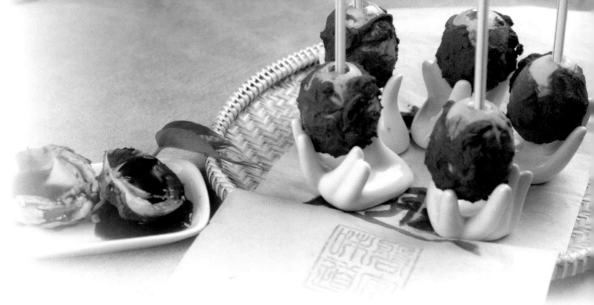

[主　　料] 新鲜鸭蛋700克
[辅　　料] 有机黄泥土500克
[调　　料] 白砂糖10克，清水600克
[药　　材] 五味子50克

[操作过程]

1. 五味子用清水洗净倒入砂锅中，加入200克清水静泡制1小时，用旺火烧开2分钟后改用
   小火烧制1小时。
2. 熬成浓缩的汁之后，将熬剩下的五味子渣过滤掉，过滤出120克左右的五味子汁备用。
3. 另准备砂锅，倒入五味子汁加入白砂糖，用旺火先煮开30秒转为小火加热1分钟待白砂
   糖融化，制成五味子糖汁盛入碗中备用。
4. 新鲜鸭蛋洗干净，带壳一起放入锅中加入清水，用旺火烧开改用中火加热5分钟，关火
   利用余温将鸭蛋烫熟。
5. 鸭蛋煮好后冷却，用筷子的尖头戳破一个孔，倒出一部分的蛋黄，然后用工具装好浓
   缩五味子糖汁，慢慢注入鸭蛋内渐渐的填满鸭蛋内部。
6. 用锡纸把孔包住，再将整个鸭蛋用有机黄泥土包裹住，洞口处朝上放在蒸盘中隔水蒸
   20分钟即可。

【养生食膳

五味子甜鸭蛋】

[养生功效]

　　五味子味甘、酸，性温。能益气生津，补肾养心，收敛固涩。可以用于气虚津伤，
体倦多汗，短气心悸；肺气不足或肺肾两健忘；肾气不固，遗精，尿频，或脾肾两虚，
久泻不止。五味子具有保护人体五脏（心、肝、脾、肺、肾）的功能，早在两千多年
前，王宫贵族和中药名师已普遍采用这种传统沿用的强身妙品。现代研究表明，五味子
含有丰富的有机酸、维生素、类黄酮、植物固醇及有强效复原作用的木酚素（例如五味
子醇甲、五味子乙素或五味子脂素），是一种强效抗氧化剂，能抑制自由基，抗氧化，
延缓衰老。它也是兼具精、气、神三大补益的少数药材之一，能益气强肝、增进细胞排
除废物的效率、供应更多氧气、营造和运用能量、提高记忆力及性持久力。鸭蛋性味甘
凉，这道菜肴的主要作用在于滋阴清热，补心清肺，适宜于阴虚体质的人群食用。

[饮食禁忌]

　　五味子无明显毒性，个别病人服药后胃部有烧灼、泛酸及胃痛。偶有报导煎服五味
子引起心慌气短，胸部憋闷，过敏性体质者服用需谨慎。鸭蛋中胆固醇含量高，每日摄
入不可过多。这道菜肴四季均宜食用。

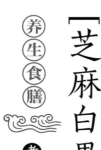

芝麻白果汤圆

[主　料] 糯米粉500克

[辅　料] 面粉200克，熟黑芝麻30克，黄油20克，面粉20克

[调　料] 白糖20克，蜂蜜10克，清水350克

[药　材] 白果30克

[操作过程]

1. 糯米粉与清水搅拌和成面团，静置备用。

2. 白果放在干锅中用中火慢慢焙干水分，冷却后剥去壳和皮研磨成粉状，熟黑芝麻研磨成粉状，黄油放在碗中隔水煮化备用。

3. 品锅中加入沸水，倒入面粉、黄油一起拌匀，加入白果粉、熟芝麻粉、白糖、蜂蜜，一起搅拌均匀制成汤圆馅心。

4. 糯米粉团分成20克左右的剂子，用擀面杖擀成面皮，包入搓成小圆球的馅心包成汤圆的生胚。

5. 锅中加水旺火烧开投入汤圆，改用中小火交替的方法保持90℃左右水温加热，中途加1次凉水将其煮熟带原汤汁装盘即可。

[养生功效]

银杏性平，味甘、苦涩，有小毒。银杏是公认的具有很高的食用价值、药用价值、保健价值，对人类健康有神奇的功效的营养滋补品。具有益肺气、治咳喘、止带虫、缩小便、平皱纹、护血管、增加血流量等食疗作用和医学效果。牛肚性味甘平，可补虚，益脾胃，可以治病后虚赢，气血不足，消渴，风眩。黑芝麻性平，味甘，有仙家食品之称。是滋补肝肾的养生佳品。日常食用可以补肝肾、益精血、润五脏、明耳目、益气力、则肌肤、乌须发、生毛发、抗衰老。现代研究则表明，黑芝麻中富含蛋白质、不饱和脂肪酸、维生素E及钙质，可以用于补钙、降血压、乌发润发、养颜润肤及抗衰老。这道菜肴比起传统的麻心汤圆更具保健功效，降低了汤圆的热量及脂肪含量，还使得汤圆具有宁心安神、滋补肾气、止咳平喘的功效。

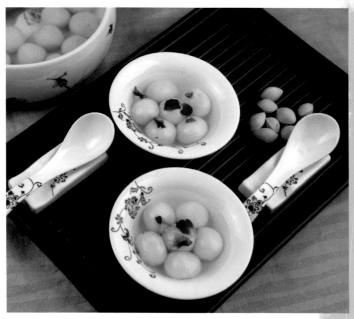

[饮食禁忌]

银杏含有低毒物质，如氢氰酸、白果酸、氢化白果酸、氢化白果亚酸、白果二酚、白果醇等。所以食用时应注意白果的食用方式。如果煮熟食用，可以使白果酸和白果二酸分解，氢氰酸沸点低易挥发而去除，因此熟白果的毒性较小。为了预防银杏中毒，熟食、少食是其根本方法。医药界认为，白果应控制在一天10粒左右，过量食用会引起腹痛、发烧、呕吐、抽搐等症状，所以在制作馅料时要注意用量。大便溏泄、湿盛中满及积滞者也不宜食用。汤圆是一种时令点心，一般在冬季食用，而这道菜的配方也十分适宜冬令进补。

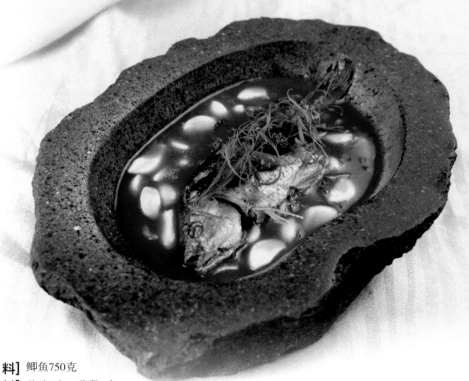

[**主　　料**] 鲫鱼750克
[**辅　　料**] 姜片3克，葱段2克
[**调　　料**] 精盐2克，绍酒20克，米醋1克，白胡椒粉1克，生抽3克，老抽1克，山茶油
　　　　　　　30克，清水600克
[**药　　材**] 温郁金10克，当归2克，三枝1克，枸杞1克，山楂2克

[操作过程]

1.鲫鱼宰杀刮去鱼鳞，在用刀切开腹部，去除内脏洗去黑膜用清水洗净，用刀在鲫鱼身
　两侧剞上刀纹，注意不能切断鲫鱼的胸骨备用。
2.改好刀的鲫鱼，身上均匀的抹上精盐1克、绍酒5克，腌渍15分钟备用。
3.锅中加入清水100克旺火烧开，加入温郁金、三枝、山楂、当归、枸杞，焯煮2分钟捞
　出沥干水放在碗中备用。
4.锅置中火上烧烤热加入山茶油，待油温加热至120℃加入姜片煸炒出香味，放入腌渍
　好的鲫鱼两面各煎1分钟，加入精盐1克旺火烧开，倒入绍酒15克炝香，加入生抽、老
　抽、米醋，进行调色及调味。
5.加入清水500克，盖上锅盖旺火煮沸2分钟，加入处理过的药材旺火煮5分钟，转中火慢
　煮3分钟，撇去浮沫，转小火加热5分钟，开盖加入葱段2克并撒上胡椒粉出锅装盘。

[养生功效]

　　温郁金味辛、苦，性寒。可以行气化瘀，清心解郁，利胆退黄。用于经闭痛经,胸腹
胀痛，刺痛，热病神昏，癫痫发狂，黄疸尿赤。现代研究则表明根茎含挥发油，其中含
倍半萜醇及倍半萜烯类化合物，为抗癌有效成分。牛肚性味甘平，可补虚，益脾胃。治
病后虚羸，气血不足，消渴，风眩。鲫鱼具有健脾、开胃、益气、利水、通乳、除湿之
功效。这道菜肴适宜脾胃虚弱，少食乏力，呕吐或腹泻，脾虚水肿、小便不利、气血虚
弱人群食用。

[饮食禁忌]

　　阴虚失血及无气滞血瘀者忌服，孕妇慎服。这道菜肴四季均可食用，尤其适宜春夏
气温较高时食用。

养生食膳

[温郁金煮鲫鱼]

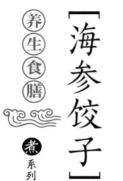

养生食膳

[海参饺子]

煮 系列

[主　料] 猪五花条肉200克，芋面皮300克
[辅　料] 老豆腐20克，胡萝卜10克，鸡蛋1个
[调　料] 盐2.3克，绍酒5克，老抽1克，生抽3克，色拉油50克
[药　材] 盐发海参100克

[操作过程]

1.盐发海参清水洗净切成碎末，胡萝卜削去表皮洗净切末，盛入碗中备用。

2.猪五花条肉洗净用刀剁成泥，加入盐2克搅拌上劲，加入清水100克，继续搅打上劲后加入鸡蛋液搅拌均匀。

3.老豆腐用刀压碎，过滤豆腐内的部分水份加入胡萝卜、绍酒5克、老抽、老抽、海参、色拉油搅拌均匀。

4.芋面皮1张包入15克海参肉馅料包制成饺子，锅置旺火上加水煮沸后下饺子，中途水沸后加一次冷水，煮熟捞出放入调好味的汤中即可。

[养生功效]

　　海参不仅是珍贵的食品，也是名贵的药材。据《本草纲目拾遗》中记载："海参，味甘咸，补肾，益精髓，摄小便，壮阳疗痿，其性温补，足敌人参，故名海参。"海参具有提高记忆力、延缓性腺衰老、防止动脉硬化、糖尿病以及抗肿瘤等作用。海参含有蛋白质、钙、钾、锌、铁、硒、锰等活性物质外，海参体内其他活性成分有海参素及由氨基已糖、已糖醛酸和岩藻糖等组成刺参酸性粘多糖，另含18种氨基酸且不含胆固醇。因为海参性温，具有补肾益精、滋阴健阳、补血润燥、调经祛劳、养胎利产等阴阳双补功效。从营养学角度讲，海参能有众多功能是因为修复和增强人体免疫力。海参的适宜人群十分广泛，包括糖尿病、贫血等慢性消耗性疾病，动脉硬化、高血压、高血脂等心脑血管疾病患者，及免疫力低下、体虚、畏寒、多汗、经常感冒者都很适宜食用。也适宜无病强身者。

[饮食禁忌]

　　儿童、类风湿疾病、伤风感冒、外感疾病人群不宜食用。这道菜肴四季均适宜食用，尤其适宜冬令进补。

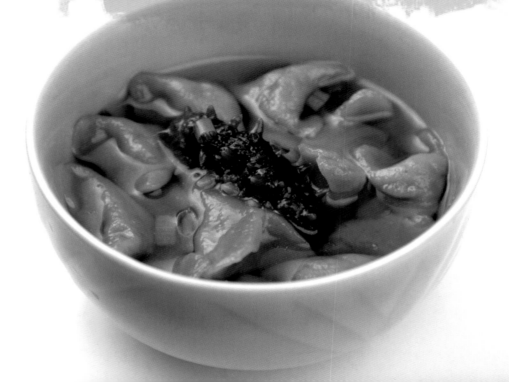

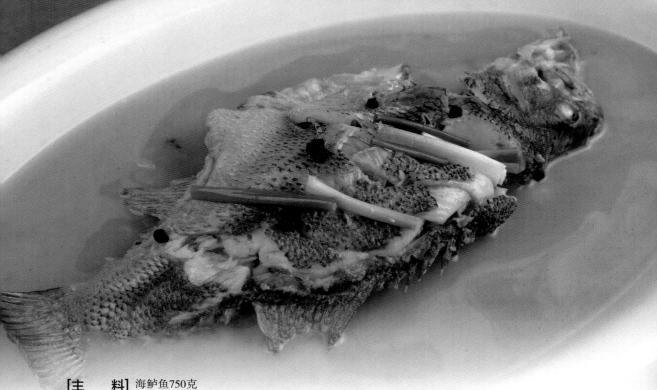

[**主　　料**] 海鲈鱼750克
[**辅　　料**] 姜片10克，葱段20克
[**调　　料**] 盐1克，绍酒50克，米醋3克，清水900克
[**药　　材**] 五味子5克

[操作过程]

1. 鲈鱼宰杀洗净，去除黑膜和内脏背部剞上柳叶花刀，刀纹间隔2.5厘米，抹上盐0.5克腌渍5分钟。
2. 煎锅烧热注入色拉油，放入姜片炒香后放入鲈鱼，一面煎1分钟后翻面煎1分钟，撒入盐0.5克，烹入绍酒、米醋炝香转中火加入清水旺火烧开撇去浮沫。
3. 加入五味子后转用中火加热20分钟后改用小火加热10分钟，出锅前撒上葱段即可。

[养生功效]

　　五味子味甘、酸，性温。能益气生津、补肾养心、收敛固涩。可以用于气虚津伤、体倦多汗、气短心悸，肺气不足或肺肾两虚所致的喘咳，或喘咳日久、肺气耗伤；心阴不足，心悸怔忡，失眠健忘；肾气不固，遗精，尿频，或脾肾两虚，久泻不止。五味子具有保护人体五脏（心、肝、脾、肺、肾）的功能，早在两千多年前，王宫贵族和中药名师已普遍采用这种传统沿用的强身妙品。五味子，顾名思义是一种具有辛、甘、酸、苦、咸五种药性的果实，在一般只带有一、两种药味的中药材当中，实属独特。这种五味俱全、五行相生的果实，能对人体五脏发挥平衡作用。现代研究表明，五味子含有丰富的有机酸、维生素、类黄酮、植物固醇及有强效复原作用的木酚素（例如五味子醇甲、五味子乙素或五味子脂素），是一种强效抗氧化剂，能抑制自由基也是兼具精、气、神三大补益的少数药材之一，能益气强肝、增进细胞排除废物的效率、供应更多氧气、营造和运用能量、提高记忆力及性持久力。鲈鱼能补肝肾、健脾胃、化痰止咳，因此这道菜肴对肝肾不足的人有很好的补益作用，尤其适宜长期伏案工作的脑力劳动者。

[饮食禁忌]

　　五味子无明显毒性，个别病人服药后胃部有烧灼、泛酸及胃痛。偶有报导煎服五味子引起心慌气短，胸部憋闷，过敏性体质者服用需谨慎。这道菜肴四季均适宜食用。

【鲈鱼五味子汤】

水为传热介质烹制的膳品

烹调技法

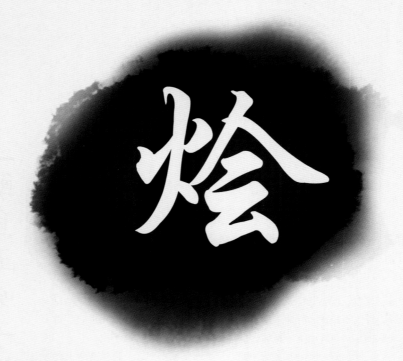

烩

烩是将小型或较细碎的烹饪原料，加入适量的汤水和调味料进行调味，经大火或中火加热，勾薄芡使汤菜融合，成品半汤半菜的一种烹调方法。

烹
调
器
皿

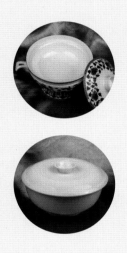

　　烩碗是人们日常必需的饮食器皿，它起源可追溯到新石器时代泥质陶制的碗，其形状与当今无多大区别，即口大底小，碗口宽而碗底窄，下有碗足。高度一般为口沿直径的二分之一，多为圆形，极少为方形。不断变化的只有质料，工艺水平和装饰手段。

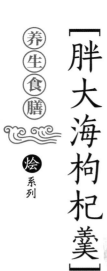

养生食膳

烩 系列

[胖大海枸杞羹]

[**主　　料**] 胖大海20克

[**辅　　料**] 青豆10克

[**调　　料**] 冰糖25克，清水200克

[**药　　材**] 枸杞5克

[操作过程]

1. 胖大海用清水淘洗干净放入汤盅内，用65℃的温水浸泡15分钟。

2. 泡发后浸泡过的水用纱布过滤，保留药汁备用，把浸泡涨发的胖大海用清水冲去杂质和皮，与原汤汁放置一起加入枸杞用70℃温水泡发30分钟。

3. 砂锅中加入清水、冰糖，用旺火煮沸融化糖汁过滤，加入胖大海和枸杞一起泡制的汤汁。

4. 最后加入青豆，用小火慢煮2分钟边煮边搅拌，待汤汁变的浓稠时即可。

[养生功效]

　　胖大海味甘、淡，性平。可以清热、润肺、利咽、解毒。主要治疗干咳无痰、咽喉肿痛、声音嘶哑、牙痛以及痔疮等。还可用于开肺气、清肺热。枸杞味甘，性平。可以滋补肝肾、益精明目。主要用于虚劳精亏、腰膝酸痛、眩晕耳鸣、阳痿遗精、内热消渴、血虚萎黄、目昏不明。这道菜肴可以既可以清咽利嗓、润肺止咳，也可以用于健脾胃、补虚损，且性质十分平和，适宜大多数人食用。

[饮食禁忌]

　　以下人群不适宜长期食用胖大海：一是脾胃虚寒体质，表现为食欲减低、腹部冷痛，喜温喜按，大便稀溏，这时服用胖大海容易引起腹泻，损伤元气。二是风寒感冒引起的咳嗽、咽喉肿痛，表现为恶寒怕冷、体质虚弱，咳嗽白黏痰。三是肺阴虚导致的咳嗽，也表现为干咳无痰、声音嘶哑，但此种情况多属于慢性呼吸道疾病。极少数的人对胖大海会产生过敏反应，甚至可致命。现代的动物药理毒性实验也表明，胖大海具有一定的毒性。这道菜肴四季皆宜，尤其是秋季润燥养生的佳品。

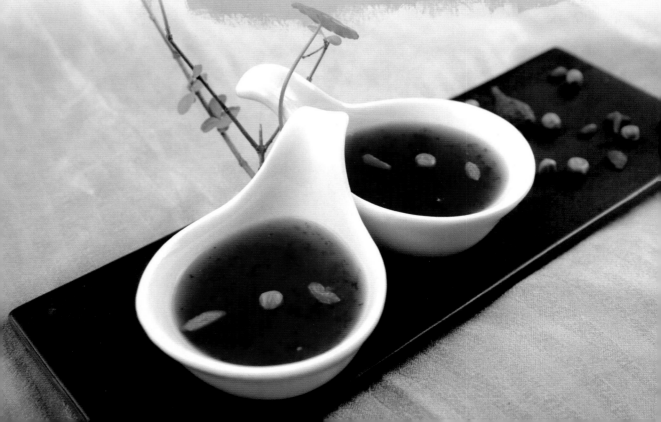

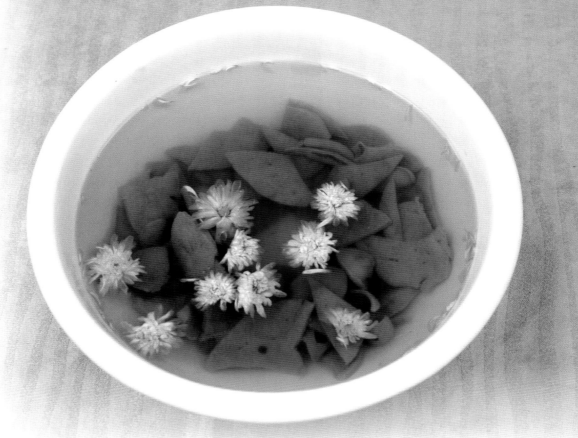

[野菊花猪肝羹]

[主　　料] 猪肝150克

[辅　　料] 鸡蛋清20克，葱花2克

[调　　料] 盐1克，绍酒10克，清汤200克，湿淀粉50克

[药　　材] 野菊花10克

[操作过程]

1.猪肝清水洗净，改刀成长为8厘米的片，备用。

2.锅中加入清汤保持微沸状态，放入猪肝中火烧开30秒。

3.将煮好的猪肝泥茸汤汁，用纱布过滤后加入鸡蛋清、绍酒、盐、湿淀粉，搅拌均匀入蒸笼大火蒸2分钟取出备用。

4.猪肝汤中加入野菊花瓣和猪肝片，用保鲜膜封口上蒸笼中火蒸3分钟。

5.蒸好的成品，撒入葱花即可。

[养生功效]

猪肝味甘、苦，性温。可以肝补肝，为补肝养血养生的佳品。日常食用可以补血养血、补肝明目。适于血虚体质、小儿体虚以及保护视力和无病强身者食用。现代医学研究表明，猪肝含有多种营养物质，它富含维生素A和微量元素铁、锌、铜等，能够预防干眼病、夜盲症和缺铁性贫血。野菊花则可以清热解毒，疏风平肝。这是一道补肝养肝的菜肴，适宜肝脏疾病患者食用。

[饮食禁忌]

脾胃虚寒者及孕妇慎用。章鱼胆固醇含量较高，高血脂、动脉粥样硬化者不宜多食。

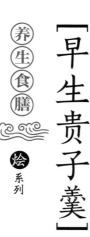

养生食膳

[早生贵子羹]

烩 系列

| [主 料] 桂圆干50克 |
| [辅 料] 花生仁30克，红枣30克 |
| [调 料] 冰糖20克，湿淀粉50克，清水500克 |
| [药 材] 干莲子20克 |

[操作过程]

1. 干莲子、红枣、花生仁、桂圆干放在清水中浸泡两小时备用。

2. 浸泡好的原料，放入碗中用足汽蒸20分钟取出，煲中倒入清水加入莲子、红枣、花生、桂圆，旺火加热烧3分钟，改用中火加热10分钟，加入冰糖搅拌均匀使糖融化，用汤勺撇去浮沫。

3. 最后加入湿淀粉勾薄芡，中火加热20秒装入碗中即可。

[养生功效]

这道菜肴十分适合妇女产后通乳食用。花生、红枣、桂圆都可以健脾开胃，补中益气。其中红枣可以养血补血，有利于妇女产后迅速恢复元气；桂圆则可温补气虚，有助于机体复原。花生中富含不饱和脂肪酸，具有促进乳汁分泌的效果。莲子则可养心安神，防止产后抑郁。除此以外，这道菜肴也适年轻女性食用，其中富含维生素C、铁质及不饱和脂肪酸、蛋白质，常吃可以可以使肌肤润泽，气色红润，也可以治疗月经不调，缓解痛经等。

[饮食禁忌]

这道菜肴为温热性质，阴虚阳亢体质、外感热病不宜食用。能量较高，肥胖患者不宜食用过多。红枣是甘满食物，多食容易消化不良。对于常人来说，这道菜肴四季皆宜，特别适合冬令进补。

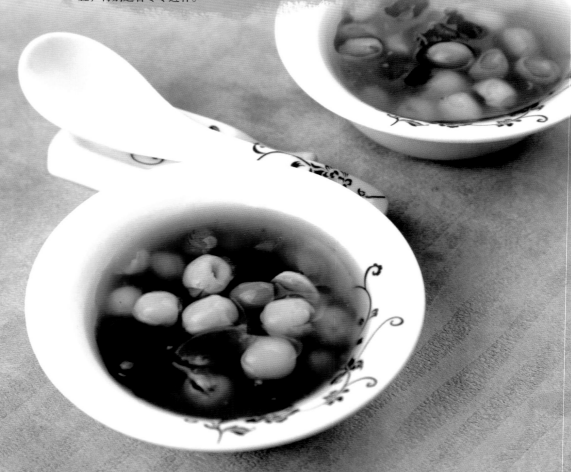

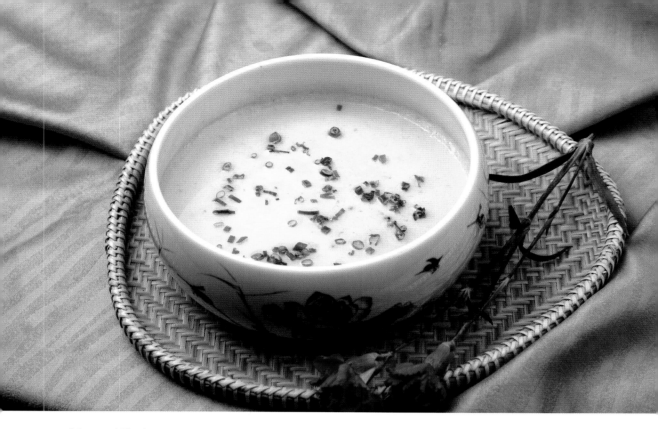

[主　　料] 鸡蛋200克
[辅　　料] 葱花3克
[调　　料] 盐4克, 绍酒2克, 清鸡汤20克, 清水400克, 色拉油10克, 湿淀粉6克
[药　　材] 干莲子100克

[莲子嫩蛋羹] 养生食膳

[操作过程]

1. 莲子清水洗净, 加入80℃热水旺火煮5分钟后, 捞出倒入搅拌机加入清水200克, 搅拌成泥茸状倒入碗中备用。
2. 品锅中打入鸡蛋加入盐2克, 绍酒搅拌均匀, 加入莲子泥茸水温为60℃的200克清水、色拉油、湿淀粉3克, 轻轻搅动鸡蛋和莲子泥茸。
3. 保鲜膜封住碗口放入蒸笼中, 中火蒸制5分钟取出撒上葱花。
4. 清鸡汤20克入锅中烧沸, 加入湿淀粉3克勾薄芡, 将芡汁浇淋在莲子嫩鸡蛋羹上, 即可。

[养生功效]

　　莲子性平, 味甘、涩。具有补脾、益肺、养心、益肾和固肠等作用。适用于心悸、失眠、体虚等症。鸡蛋则是滋阴养血的养生佳品。这道菜肴可以健脾胃、益心肾, 调节睡眠, 很适宜工作压力较大的脑力劳动者及容易失眠、患有神经衰弱症的中老年人食用, 可以提高工作效率, 缓解大脑疲劳, 提高睡眠质量。以现代营养学的观点, 莲子的营养价值较高, 含有丰富的蛋白质、脂肪和碳水化合物, 莲子中的钙、磷和钾含量非常丰富, 对于调节血压, 维持体内酸碱平衡都具有重要意义。莲子所含氧化黄心树宁碱对鼻咽癌有抑制作用, 这一切, 构成了莲子的防癌抗癌的营养保健功能。莲子还含有一些生物碱, 具有显著的强心作用, 可以抗心律不齐。因此这道菜肴也适宜心血管疾病患者食用。

[饮食禁忌]

　　大便燥结、中满积滞者不宜食用。这道菜肴四季均适宜食用。

水为传热介质烹制的膳品

烹
调
技
法

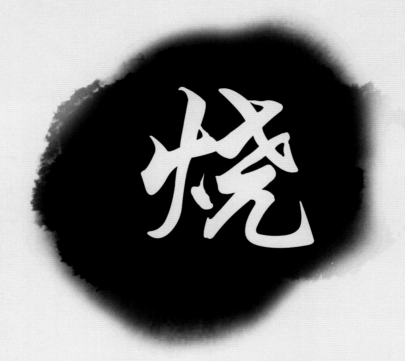

　　将新鲜的原料经炸煎或水煮后，加入约为原料四分之一左右的汤汁和调料，先用大火烧开，调节颜色和滋味，再转成中小火慢慢加热至将要成熟时定色、定味后旺火收汁或是勾芡汁的烹调方法。加热时间的长短根据原料的老嫩和大小而不同。成菜饱满光亮，入口软糯，味道浓郁。可分为红烧、白烧、干烧、锅烧、扣烧、酿烧、蒜烧、葱烧、酱烧、辣烧等。

烹调器皿

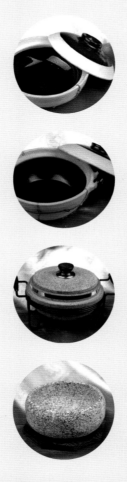

　　烧制菜肴主要采用石锅为盛具，石锅不易导热，可以长时间保持菜肴的最佳食用温度。石锅为人类最早的餐具之一，在旧石器时代就有出现。

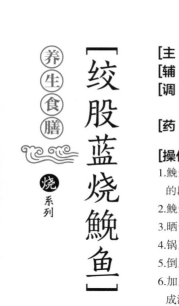

养生食膳

烧系列

[绞股蓝烧鲩鱼]

[主　　料] 鲩鱼一尾（约750克）

[辅　　料] 姜片3克，葱段2克，干辣椒2克，蒜子2.8克

[调　　料] 绍酒15克，盐1克，生抽2克，老抽0.5克，米醋3克，胡椒粉2克，色拉油20克，清水800克

[药　　材] 绞股蓝10克

[操作过程]

1. 鲩鱼刮去鱼鳞，腹部用剪刀剪开去除内脏，鱼腹内黑膜洗净，改刀成宽2.5厘米长5厘米的段状，用洁净的毛巾吸干表面水份，放入碗中备用。

2. 鲩鱼块加入盐0.5克、生抽1克、老抽0.5克、米醋1克、绍酒5克腌渍15分钟备用。

3. 晒干的绞股蓝用清水洗净，去除绞股蓝中的杂质干辣椒切段备用。

4. 锅至中火上烧热注入色拉油，油温加热至120℃时加入姜片、干辣椒煸香。

5. 倒入腌渍好的鲩鱼块，油中煎至表面呈淡黄色，烹入绍酒、米醋提香去腥。

6. 加入沸水，放入绞股蓝大火烧开2分钟撇去浮沫，加盖转中火烧20分钟，开盖待汤汁变成浓白色加入生抽2克、盐1克，加盖小火加热5分钟放入葱及撒上胡椒粉装盘即可。

[养生功效]

　　鲩鱼性甘、咸、平，有养血、止血、补肾固精、润肺健脾和消炎功效。对治疗再生障碍性贫血，吐血，肾虚遗精，疮疖、痛肿、无名肿毒、乳腺炎等有效。绞股蓝是一种名贵的中药材，其中含有绞股蓝皂甙、绞股蓝糖甙、水溶性氨基酸、黄酮类、多种维生素、微量元素、矿物质等，可以降血脂，调血压防治血栓，防治心血管疾患，调节血糖，促睡眠，缓衰老，防抗癌，提高免疫力，调节人体生理机能。因此这道菜肴非常适合老年人及心血管疾病患者食用，可以延缓疾病发生，延年益寿。

[饮食禁忌]

　　少数人服用绞股蓝后，出现恶心呕吐、腹胀腹泻（或便秘）、头晕、眼花、耳鸣等症状，这些对于绞股蓝过敏的人群应避免食用择这道菜肴。这道菜四季均适宜食用。

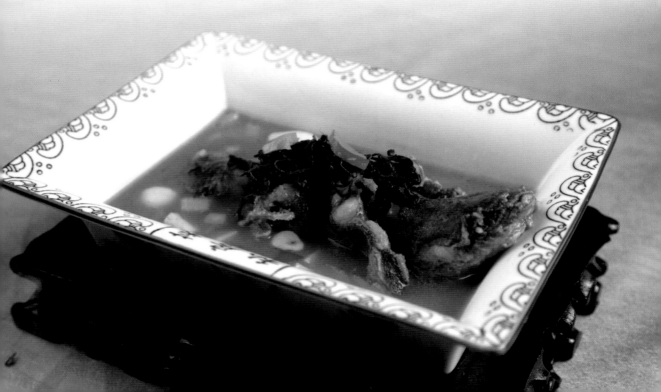

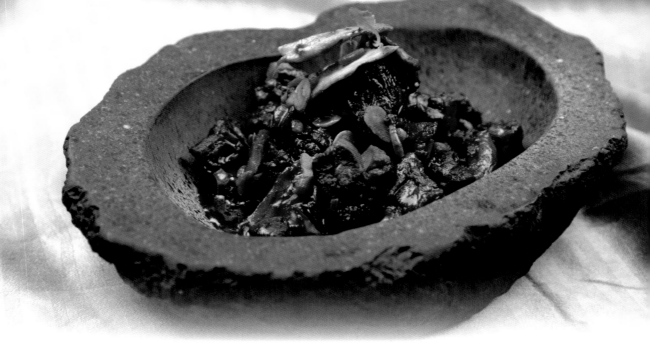

[主　　料] 羊肉500克
[辅　　料] 生姜块10克，葱段5克
[调　　料] 生抽3克，冰糖5克，精盐2克，绍酒50克，黑稀酱15克
[药　　材] 当归2克，黄芪2克，党参2克

[操作过程]

1. 铁锅置于旺火上注入清水1500克，加入黑稀酱15克和精盐2克搅匀烧开，撇去浮沫和渣滓熬20分钟制成酱汤，用细布袋滤后备用，羊肉洗净用清水泡40分钟沥净水，切成3厘米见方的块。
2. 锅中放入酱汤、绍酒，加入葱段、姜块、冰糖，用旺火烧开逐块放入羊肉，用中火加热20分钟。
3. 待肉块发硬时即可捞出，先放碎骨头垫底撒入一半药料，肉放在上面整齐放好，撒上余下的一半药料，用竹板盖在肉上板上再放一盆水将肉压紧，用旺火烧开后余下的酱放入锅内煮30分钟，改用微火加热4小时后起锅装盘即可。

[养生功效]

　　羊肉味甘，性温。素有"人参补气，羊肉补形"之称，为温补强壮的养生佳品。日常食用可以壮阳气、益精血、强筋骨、实胰理、愈风寒。适宜于虚寒体质、畏寒怕冷、产后虚寒、形体瘦弱及年老体衰和冬令进补。在冬季，人体的阳气潜藏于体内，所以身体容易出现手足冰冷，气血循环不良的情况在羊肉中加入党参、当归，可补中益气、健脾益肺、补血活血，这道菜肴非常适合冬令进补，尤其适合体质虚弱、畏寒怕冷的人群。

[饮食禁忌]

　　羊肉不宜与荞麦、南瓜同食。有外感热病、疮疡及热性体质也不适合食用。在我国南方地区，春夏季节较为湿热，一般也不推荐过度食用羊肉，防止内热导致上火。由于羊肉中也富含脂肪，尤其是饱和脂肪酸，因此高血压、动脉粥样硬化、高血脂人群不可食用过于频繁，以免加重病情。这道菜肴不适宜热性体质者。党参有生党参及炙党参，生党参宜生津，炙党参则多用于补脾益肺，可根据个体不同情况选择。按中医的说法，羊肉味甘而不腻，性温而不燥，具有补肾壮阳、暖中祛寒、温补气血、开胃健脾的功效，所以冬天吃羊肉，既能抵御风寒，又可滋补身体，实在是一举两得的美事。

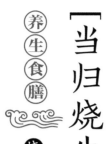

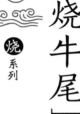

[当归烧牛尾]

养生食膳

烧系列

[主　料] 牛尾750克

[辅　料] 板栗100克，姜片10克，葱段5克，枸杞5克

[调　料] 盐2克，绍酒100克，胡椒粉5克，色拉油80克，清水1000克

[药　材] 当归10克

[操作过程]

1. 牛尾洗净改刀剁成小块盛入碗中，加入盐和绍酒腌渍5分钟。

2. 锅置中火上烧热注入色拉油，油温提升80℃，放入姜片煸香倒入腌渍好的牛尾块，加入胡椒粉翻炒2分钟，烹入绍酒炝香加入清水。

3. 大火烧开撇去浮沫，加入枸杞、板栗、当归加盖改小火加热1小时，出锅前加入葱段装盘即可。

[养生功效]

归味甘、辛，性温。可以补血、活血，调经止痛，润燥滑肠，是一种十分常用的中药材。当归味甘而重，故专能补血，其气轻而辛，故又能行血，补中有动，行中有补，为血中之要药。因而，它既能补血，又能活血，既可通经，又能活络。尤其适用于女性月经不调、痛经、血虚萎黄等。牛尾补气养血，强筋骨。益肾、胃气。含有大量维生素B1、B2、B12、烟酸、叶酸，营养丰富。这道菜肴适合成长儿童及青少年，术后体虚者，老年人食用，也适合女性食用，可起到调节内分泌，补血虚，止痛经，活血养颜的功效。

[饮食禁忌]

脾虚湿盛及便溏者不宜食用。这道菜肴四季均适宜食用，尤其适宜冬令进补。

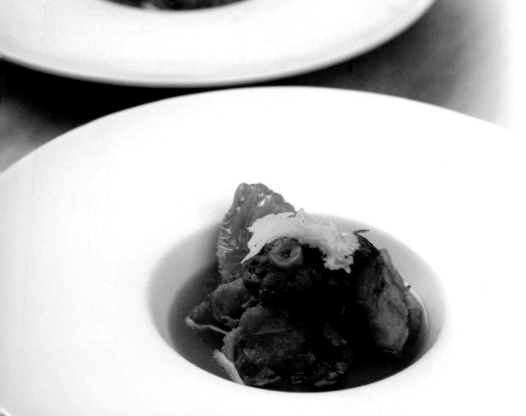

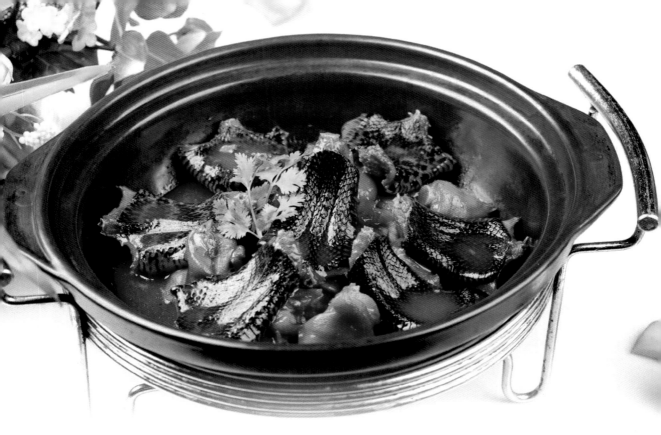

[**主　　料**] 乌梢蛇1000克
[**辅　　料**] 姜片10克，葱段5克，干辣椒3克，枸杞10克
[**调　　料**] 盐2克，糖5克，绍酒50克，醋2克，生抽2克，清水1500克，色拉油50克
[**药　　材**] 元胡10克

养生食膳

[元胡烧蛇肉]

108/109

[操作过程]

1. 乌梢蛇宰杀剥去蛇皮剁掉蛇头和蛇尾，用清水冲洗剪开蛇的腹部，取出内脏，用清水洗净对半撕开剁成小块备用。

2. 蛇块放入碗中加入盐1克、绍酒10克、生抽腌渍20分钟备用。

3. 锅置中火上烧热注入色拉油，油温加热至120℃，放入姜片、干辣椒煸香。

4. 倒入腌渍好的蛇肉大火炒至微微卷曲，烹入绍酒40克加入清水大火烧开后撇去浮沫，放入盐、米醋、糖，转中火炖20分钟，加入元胡药材包用小火炖40分钟，出锅前撒入葱段装盘即可。

[养生功效]

　　元胡性温，味辛、苦。是活血化瘀、行气止痛之妙品，有活血散瘀，理气止痛的作用。由于元胡有很好的止痛效果，因此这道菜肴可以缓解胃痛、腹痛及痛经等。蛇肉含人体必需的多种氨基酸，其中有增强脑细胞活力的谷氨酸，还有能够解除人体疲劳的天门冬氨酸等营养成分，是脑力劳动者的良好食物。其蛋白质中含人体必需的八种氨基酸，而胆固醇含量很低，对防治血管硬化有一定的作用，同时有滋肤养颜、调节人体新陈代谢的功能。

[饮食禁忌]

　　血热气虚者、孕妇及产后血虚或经血枯少不利、气虚作痛者都不宜食用。蛇肉中寄生有大量寄生虫体及虫卵，食用时务必彻底加热煮熟。此外，蛇胆是寄生虫集中场所，吃蛇肉时千万不要生吞蛇胆。这道菜肴四季均适宜食用。

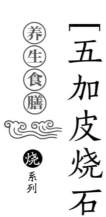

养生食膳

烧系列

[五加皮烧石斑鱼]

[主　　料] 石斑鱼500克

[辅　　料] 姜5克

[调　　料] 黄酒5克，糖5克，米醋5克，精盐5克，菜籽油50克，清水400克

[药　　材] 五加皮15克

[操作过程]

1.石斑鱼宰杀刮去鳞片，去鱼鳃内脏，然后用清水洗净备用。

2.生姜去皮，切成2毫米厚的片状备用。

3.五加皮用清水用文火煎煮10分钟，取汤汁备用。

4.锅置中火上烧热后，倒入菜籽油加热待略有青烟时，放入石斑鱼用小火煎至两面金黄盛入碟中备用。

5.煮好的五加皮汤汁放入炒锅中，加入黄酒、糖、米醋、精盐用中火烧开加入姜片，放入石斑鱼用旺火烧开改用中小火烧5分钟左右；

6.烧至汤汁黏稠时捞出石斑鱼装入保温盆中，最后将稠浓的汤汁淋在鱼上即可。

[养生功效]

　　五加皮味辛、苦，性温。有祛风湿，补益肝肾，强筋壮骨，利水消肿的作用。主要用于用于风湿性关节炎，筋骨痿软，小儿体虚乏力，水肿，脚气。石斑鱼营养丰富，肉质细嫩洁白，类似鸡肉，素有"海鸡肉"之称。石斑鱼是一种低脂肪、高蛋白的上等食用鱼，被港澳地区推为中国四大名鱼之一，具有健脾、益气的药用价值。鱼体富含钙质，因此这道菜肴适宜于风湿病人，腰膝酸软、气虚人群，也适宜儿童及青少年，可以强筋健骨。石斑鱼的鱼皮富含胶质营养成分，对增强上皮组织的完整生长和促进胶原细胞的合成有重要作用，被称为美容护肤之鱼。石斑鱼中还含有大量虾青素，是一种抗氧化剂，可降低氧自由基作用，延缓衰老，保护心血管。因此这是一道老少咸宜的保健药膳。

[饮食禁忌]

　　五加皮为温热食物，一般阴虚火旺体质、外感热病的人群不推荐食用，在天气炎热、干燥时一般也不宜食用过多。

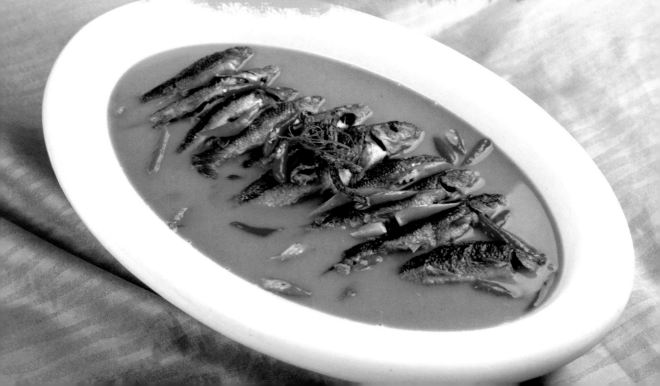

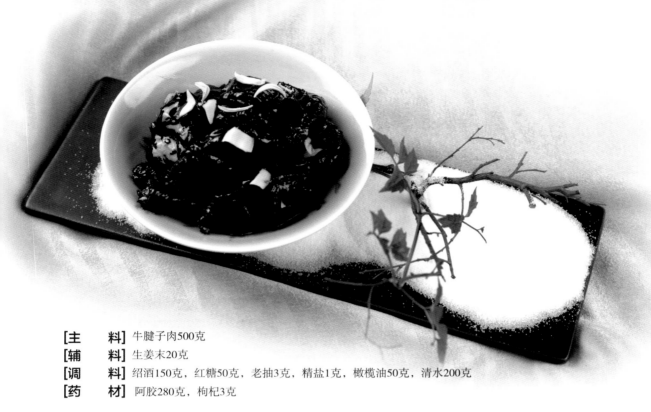

[主　　料] 牛腱子肉500克

[辅　　料] 生姜末20克

[调　　料] 绍酒150克，红糖50克，老抽3克，精盐1克，橄榄油50克，清水200克

[药　　材] 阿胶280克，枸杞3克

[操作过程]

1. 牛腱子肉用清水洗净洗去血水，用刀除去牛肉中的白色筋膜，改刀成长5厘米，宽3厘米，厚2厘米的条备用。

2. 锅置中火上加入清水，投入牛肉条加入绍酒50克，焯水后洗净。

3. 砂锅置于中火上，加入橄榄油40克、阿胶粉，边加热边用筷子搅拌防止粘锅。

4. 待阿胶粉和橄榄油搅拌充分后加入清水，旺火煮2分钟改用中火，加入碗中备用的牛肉段，加盖用中火熬煮2分钟。

5. 开盖加入生姜末和绍酒、红糖搅拌均匀，加盖改用文火熬煮50分钟，加热过程中要防止牛肉粘锅。

6. 最后加入精盐和老抽搅拌均匀，转小火继续加热，此时砂锅中会有滋滋声音，浇淋橄榄油10克装盘点缀枸杞，即可。

[养生食膳]

[阿胶牛肉]

[养生功效]

阿胶性平，味微甘，清代《本草思辨录》称其为"补血圣品"，主要用于补血滋阴，润燥，止血，可以治疗血虚萎黄，眩晕心悸，心烦不眠，肺燥咳嗽。动物学实验也表明，阿胶具有提高红细胞和血红蛋白数量，促进造血功能的作用。牛肉也是补益气血的良好食材。从营养学角度看，牛肉富含蛋白质，氨基酸组成比猪肉更接近人体需要，能提高机体抗病能力，对生长发育及术后，病后调养的人在补充失血、修复组织等方面特别适宜。传统中医认为牛肉有补中益气，滋养脾胃，强健筋骨，化痰息风，止渴止涎之功效，适宜于中气下隐、气短体虚、筋骨酸软、贫血久病及面黄目眩之人食用。这道菜肴特别适宜于气血两虚、形体瘦弱人群食用。

[饮食禁忌]

阿胶性质黏腻，不适于内湿体质者食用。凡脾胃虚弱、呕吐泄泻、腹胀便溏、咳嗽痰多者应慎用。阿胶和牛肉均是益气良品，因此在感冒期间也不宜食用，易引起病情加重。寒冬食牛肉可暖胃，是该季节的补益佳品。

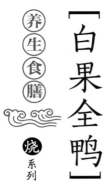

養生食膳

【白果全鸭】

烧系列

[主　料] 麻鸭1500克
[辅　料] 姜片30克，党参10克，黄芪5克，葱段10克，枸杞5克
[调　料] 盐5克，绍酒 50克，胡椒粉5克，花椒粒2克，生粉3克，清水10克，高汤700克
[药　材] 白果20克

[操作过程]

1. 锅中加入清水，生白果用盐水煮熟，待凉透后剥去壳和衣去白果芯沥干水份，用150℃的油温炸透捞出备用。
2. 生粉3克加10克清水调成生粉汁，备用。
3. 鸭宰杀治净从鸭背上开刀，去除各种内脏，剁去鸭爪，用盐3克、胡椒粉、绍酒25克将鸭子涂抹均匀，腌渍30分钟后洗净。
4. 鸭子放入炖盅内，加入高汤、姜、绍酒25克、党参、黄芪、花椒上笼旺火蒸1小时至软烂后取出，蒸熟的鸭子拆去骨架，放入碗中待凉透。
5. 露在碗外的鸭肉沿碗口修圆切下，用刀切成1厘米直径的大小均匀的肉丁。
6. 鸭肉丁与处理好白果均匀混合，填放在碗内的鸭身内将开口朝下放置，浇入清汤。
7. 用上蒸笼旺火猛气蒸30分钟放置在盘内，炒锅中倒入原汤调入生粉汁勾芡，淋在鸭子的表面上即可。

[养生功效]

　　鸭肉味甘、咸，性凉，是滋阴补血的养生食品。日常食用，可以滋补五脏、补阴养血、养胃生津，尤其适合于阴血不足、形体瘦弱、痨病体虚以及无病强身者食用，主要功效在于滋阴清热、利水消肿。白果全鸭中也加入了党参、黄芪，主要用以补益脾胃、补中益气，配合白果的益脾胃作用，尤其适合于脾胃虚弱体质、气虚体质、体虚易汗、年老体衰以及无病强身者食用，也可以增强免疫力，具有抗感冒等呼吸道感染的作用。鸭肉性凉，可以平衡党参、黄芪的温热，因此这道菜肴适宜于大多数人食用。

[饮食禁忌]

　　应注意黄芪、党参以及白果的用量均不可过多。这道菜肴四季均适宜食用，尤其适宜夏秋气温较高的季节。

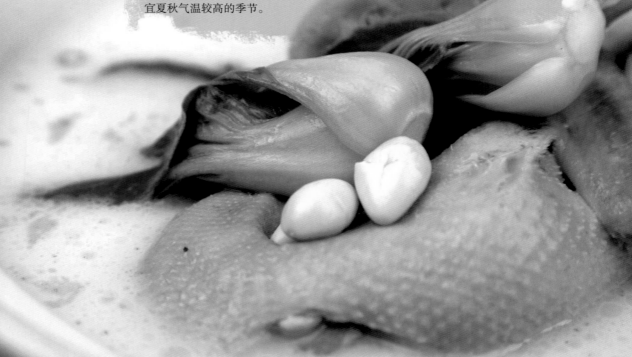

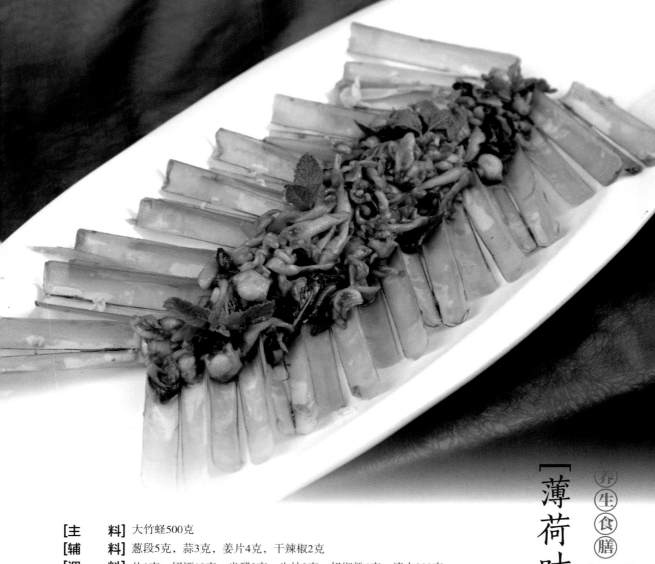

[主　　料] 大竹蛏500克

[辅　　料] 葱段5克，蒜3克，姜片4克，干辣椒2克

[调　　料] 盐1克，绍酒10克，米醋2克，生抽3克，胡椒粉4克，清水200克

[药　　材] 薄荷叶5克

[操作过程]

1.大竹蛏用流动清水洗净盛入碗中备用。

2.薄荷叶揉烂锅中水烧煮至70℃，放入薄荷叶焯水放入碗备用。

3.锅置旺火上，注入色拉油待油温至150℃，放入姜蒜和干辣椒煸香，倒入蛏子，大火翻炒10秒加盐、绍酒、醋翻炒均匀，加入生抽、胡椒粉翻均匀。

4.加入清水旺火烧开，放入薄荷叶烧1分钟，出锅前加入葱段装盘完成。

[养生功效]

　　薄荷味辛，性凉。主要用于疏散风热，清利头目，利咽透疹，疏肝行气。可用于治疗外感风热，头痛，咽喉肿痛，食滞气胀，口疮，牙痛，疮疥，瘾疹，温病初起，风疹瘙痒，肝郁气滞，胸闷胁痛。竹蛏味咸，性寒。可以补阴、清热、除烦。这道菜肴可用于清热解毒，辛凉解表，解暑祛湿，尤其适宜夏季食用。

[饮食禁忌]

　　薄荷芳香辛散，发汗耗气，故体虚多汗者不宜使用。薄荷与竹蛏均为寒凉食物，因此脾胃虚寒、阳虚怕冷者不宜多食。这道菜肴一般在夏季食用，冬令时节不宜食用。

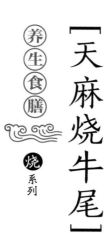

养生食膳

[天麻烧牛尾]

烧系列

[主　　料] 牛尾1000克
[辅　　料] 姜片30克
[调　　料] 盐3克，绍酒200克，胡椒粉3克，色拉油30克，清水1500克
[药　　材] 天麻30克，当归20克

[操作过程]

1.用刀刮净牛尾细毛，洗净剁成3厘米见方的块，加入盐和绍酒腌渍5分钟。

2.锅置旺火烧热倒入色拉油，加热油温到150℃，放入姜片炝香倒入牛尾段旺火煸炒出香味。

3.烹入绍酒加入盐调味，旺火快炒加入清水，加盖焖烧5分钟。

4.开盖撇去浮沫加入天麻和当归，中火加热30分钟改用小火加热至牛尾酥烂，最后用旺火收汁，撒上胡椒粉调味即可。

[养生功效]

　　牛尾味甘，性平。主要用于补气养血、强筋骨，可以益肾、胃气。现代研究表明，牛尾含有大量维生素B_1、B_2、B_{12}、烟酸、叶酸，营养丰富，适合成长期儿童及青少年、术后体虚者。由于牛尾的脂肪含量较牛肉低，因此也适宜于老年人食用。这道菜肴特别适合头晕目眩、头痛、神经衰弱的老年人食用，能起到很好的保健效果。

[饮食禁忌]

　　有些人服用天麻可能会出现一些不良反应，如头晕、恶心、胸闷、皮肤丘疹伴瘙痒等，个别会出现面部或全身浮肿，甚至脱发现象。所以这道菜肴应注意天麻的用量，一次性摄入不可太高。对天麻过敏的人群应谨慎食用。这道菜肴四季均适宜食用。

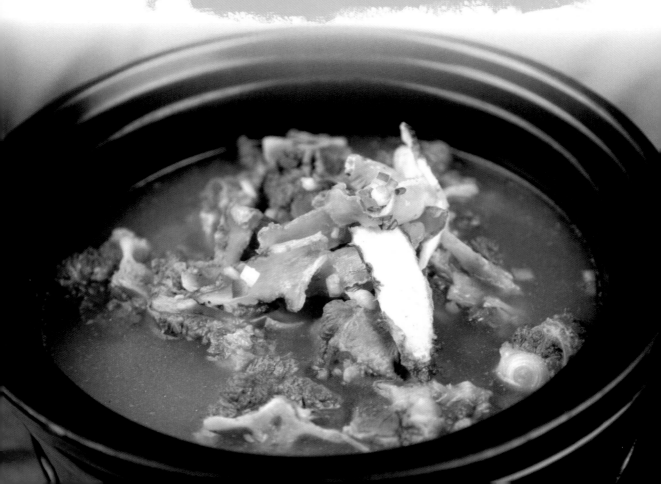

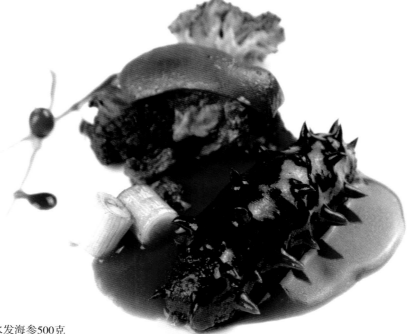

[主　　料] 水发海参500克

[辅　　料] 羊肉200克，西兰花20克，甜葱20克，姜片7克

[调　　料] 精盐1克，老抽1克，生抽2克，绍酒50克，白砂糖3克，清鸡汤300克，白
胡椒粉0.5克，色拉油20克，清水500克，清水300克，湿淀粉10克

[药　　材] 海参

[操作过程]

1. 羊肉洗净改刀成2.5厘米见方的块，投入热油锅中炒香后加入姜片煸香加入清水，绍酒
30克旺火烧开撇去浮沫转中火焖30分钟，焖至羊肉软烂捞出备用。

2. 大煲置中火上注入清鸡汤，放入涨发好的海参加入精盐0.5克、白胡椒粉用小火煨味10
分钟，西兰花洗净改刀成块盐水焯水后捞出待用。

3. 砂锅置中火上注入色拉油，投入甜葱段煎制金黄色出香味留用葱油捞去葱段。

4. 西兰花用鸡汤煨1分钟捞出，煲置中火上加入葱油，姜片煸香后放入海参、羊肉及羊肉
原汤、清鸡汤、精盐、绍酒20克、生抽、白糖加盖，转中火加热5分钟，开盖加入老抽
调色捞出海参和羊肉，摆放于盘中配以西兰花，煎葱段进行装饰。

5. 最后原汤用湿淀粉勾薄芡，浇淋在海参和羊肉上滴上葱油即可。

[养生功效]

　　海参不仅是珍贵的食品，也是名贵的药材。据《本草纲目拾遗》中记载："海参，
味甘咸，补肾，益精髓，摄小便，壮阳疗痿，其性温补，足敌人参，故名海参。"海参
具有提高记忆力、延缓性腺衰老、防止动脉硬化、治疗糖尿病以及抗肿瘤等作用。海参
含有蛋白质、钙、钾、锌、铁、硒、锰等活性物质外，海参体内其他活性成分有海参素
及由氨基已糖、已糖醛酸和岩藻糖等组成刺参酸性粘多糖，另含18种氨基酸且不含胆固
醇。因为海参性温，具有补肾益精、滋阴健阳，补血润燥、调经祛劳、养胎利产等阴阳
双补功效。从营养学角度讲，海参能有众多功能是因为修复和增强人体免疫力。海参的
适宜人群十分广泛，包括糖尿病、贫血等慢性消耗性疾病，动脉硬化、高血压、高血脂
等心脑血管疾病患者，及免疫力低下、体虚、畏寒、多汗、经常感冒者都很适宜食用。
也适宜无病强身者。

[饮食禁忌]

　　儿童、类风湿疾病、伤风感冒、外感疾病人群不宜食用。这道菜肴四季均适宜食
用，尤其适宜冬令进补。

【葱烧海参】 养生食膳

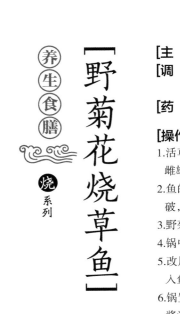

养生食膳

烧 系列

[野菊花烧草鱼]

[主　料] 草鱼1200克

[调　料] 酱油100克，白砂糖100克，白胡椒粉3克，绍酒50克，米醋100克，湿淀粉50克，精盐3克

[药　材] 野菊花50克

[操作过程]

1. 活草鱼饿养三天后宰杀去鳞片，去除鱼鳃和内脏，沿着背脊部劈开鱼的头骨，劈成了雌雄两半剁去草鱼牙齿用清水冲洗干净。

2. 鱼的雄片部分每隔3.5厘米处划上一刀，雌片部由头至尾部的鱼肉纵向划一刀至鱼皮不破，深度大约为1.6厘米。

3. 野菊花摘去花蒂和花根，用清水洗净沥干水份备用。

4. 锅中注入清水3000克，用旺火烧开放入草鱼，鱼头对齐鱼皮朝上水不能淹没鱼鳍。

5. 改用中火加热鱼鳍竖撒去浮沫，筷子能够顺利插进雄片靠鱼头下部位的鱼肉，捞出放入鱼盘中。

6. 锅置中火上，加入煮鱼的原汤与野菊花，用中火加热2分钟捞出野菊花，再加入绍酒、酱油、白糖、米醋、白胡椒粉调好口味后用湿淀粉进行调味勾芡。

7. 最后将调味好的芡汁浇淋在鱼肉的表面，撒上部分野菊花即可。

[养生功效]

　　野菊花味辛、苦，性凉。清热解毒、疏风平肝。现代研究则表明野菊花含菊醇、野菊花内酯、氨基酸、微量元素等多种活性成分。其水提取液对心血管系统有明显保护作用，能提高心输出量，增加心肌供氧量，保护缺血心肌的正常生理功能。野菊花多种致病菌、病毒有杀灭或抑制活性，并有抗炎、抗氧化、镇痛活性。草鱼含有丰富的不饱和脂肪酸，对血液循环有利，是心血管病人的良好食物。对于身体瘦弱、食欲不振的人来说，草鱼肉嫩而不腻，可以开胃、滋补。因此这道菜适宜大部分人食用，尤其是上火、细菌感染的人群。

[饮食禁忌]

　　脾胃虚寒者及孕妇慎用。这道菜肴性质偏凉，适宜夏秋季节食用。

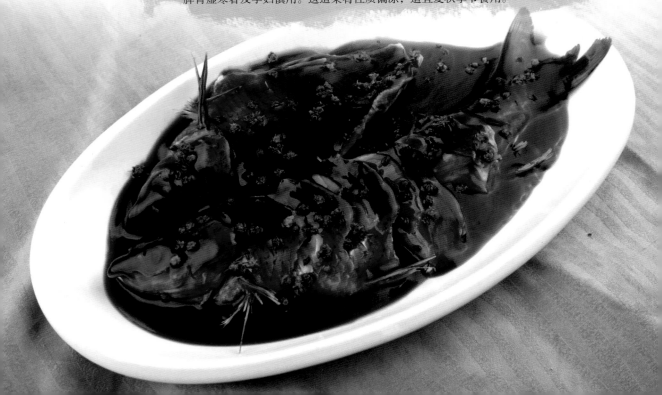

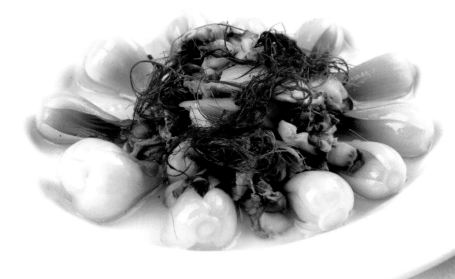

[主　　料] 田螺肉200克

[辅　　料] 菜胆30克，葱段5克，姜片5克

[调　　料] 精盐2克，绍酒10克，白胡椒粉5克，米醋2克，色拉油25克

[药　　材] 玉米须30克

[操作过程]

1. 将新鲜的嫩玉米须用清水洗净，捞出沥干水份放在碗中备用。

2. 锅置中火上烧至70℃，把洗好的玉米须放入焯水煮15分钟捞起，玉米须沥干水份，菜胆洗净改刀成段放在盘中备用。

3. 田螺肉洗净，加精盐0.5克和米醋进行搓洗，去除螺肉上的粘液及异味，改刀成薄片备用。

4. 锅置中火上注入清水，加入绍酒放入切好的田螺肉片，进行焯水，锅洗净中火烧热，加入色拉油待油温升至120℃时，加入姜片、葱段爆香。

5. 倒入清水用旺火火煮沸，加入焯水好的玉米须、田螺肉片，中火加热8分钟加入菜胆加热至青菜变绿，最后加入精盐、白胡椒粉进行调味即可。

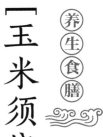

[养生食膳] [玉米须烧田螺肉]

[养生功效]

　　玉米须味甘、淡，性平。可以利尿消肿，平肝利胆。用于急、慢性肾炎，水肿，急、慢性肝炎，高血压，糖尿病，慢性鼻窦炎，尿路结石，胆道结石，小便不利，湿热黄胆等症。田螺味甘、咸，性凉。中医认为可以清热止渴，利尿通淋，明目，退黄，主要用于治疗消渴喜饮水；水肿，小便不利，热淋；目赤热痛；黄疸等。玉米须和田螺均有很好的利湿效果，这道菜看非常适合痰湿体质的人食用。现代研究也表明，玉米须具有很好的降血压、降血脂作用；田螺中富含蛋白质但脂肪含量很低，所以这道菜也很适合高血压、高血脂患者食用。

[饮食禁忌]

　　田螺为凉性食物，脾胃虚寒者一次食用不可过多。田螺可能含有寄生虫和虫卵，烹饪加工时务必彻底加热，防止感染。这道菜看特别适宜于炎热潮湿季节，尤其是我国南方梅雨时节食用，可以解暑利湿。

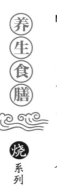

【白芍汁烧农家豆腐】

[主　料] 农家豆腐750克

[辅　料] 猪大骨500克，姜片3克，葱段1.2克，胡椒粉1克

[调　料] 白糖2克，盐1克，绍酒20克，生抽2克，老抽1克，清水1000克，色拉油25克

[药　材] 白芍10克

[操作过程]

1. 农家豆腐清水洗净，掰成大小不均匀的块状放入碗中备用。

2. 干白芍清水洗净，沥去表面水份晾干放入研磨机器中磨成粉末，装进纱布袋中扎紧备用。

3. 猪大骨清水洗净，剁成块冷水锅焯水后洗净备用。

4. 锅中加入清水、猪大骨、姜片、盐2克、绍酒10克旺火煮沸，撇去浮沫煮15分钟，放入白芍粉末袋子旺火煮15分钟。

5. 煮过白芍药材包捞出，加入豆腐块、盐1克、绍酒10克、色拉油25克煮10分钟。

6. 加入生抽2克、老抽1克转中火烧10分钟，加入白糖、胡椒粉转小火烧5分钟加入葱段即可。

[养生功效]

　　白芍的主要有效成分是芍药甙。该成分具增加冠脉流量，改善心肌血注，扩张血管，对抗急性心肌缺血，抑制血小板聚集，镇静、镇痛、解痛、抗炎、抗溃疡等多种作用。豆腐中富含大豆异黄酮，是一种很好的抗氧化剂，能够增加血管韧性，减轻胆固醇、游离脂肪酸等在血管内壁的沉积，改善动脉粥样硬化。所以这道菜肴非常适宜心血管疾病人群食用。由于白芍还可滋阴养血，大豆异黄酮又是一种植物雌性激素，所以这道菜肴对于女性也是很好的保健食品，尤其是更年期女性。

[饮食禁忌]

　　白芍性凉，脾胃虚寒者不宜食用。这道菜肴四季均适宜食用。

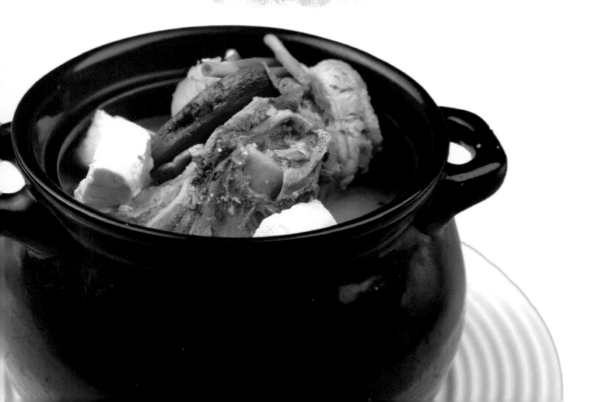

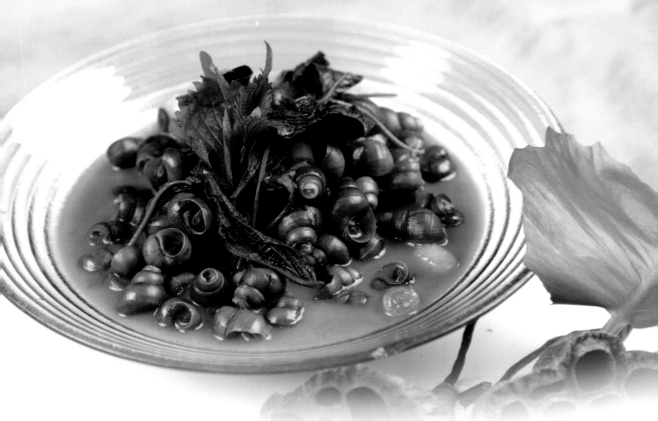

[主　　料] 螺蛳400克，
[辅　　料] 生姜5克，大蒜5克，泰椒5克
[调　　料] 生抽5克，黄酒5克，高汤100克，白胡椒粉3克，菜籽油10克
[药　　材] 紫苏5克

[操作过程]
1.紫苏用刀切碎备用，螺蛳用清水饿养半天剪去尖角用清水洗净。
2.炒锅置旺火上，锅内放入菜籽油烧热，加入生姜、大蒜煸炒出香味。
3.再放入泰椒和螺蛳进行翻炒，再加入生抽、黄酒旺火加热翻炒1分钟。
4.加入高汤、紫苏，旺火烧开改用中小火烧透入味，最后加入白胡椒粉调味即可。

[养生功效]
　　紫苏味辛，微温，有解表散寒、行气和胃的功能，主治风寒感冒、咳嗽、胸腹胀满、恶心呕吐等症。螺蛳味甘，性寒。可以清热，利水，明目。紫苏可中和螺蛳的寒性，有利于消化吸收。

[饮食禁忌]
　　气虚、阴虚体质及温病患者不宜食用紫苏。同时，紫苏叶不能食用过多，因紫苏含有大量草酸，草酸在人体内遇上钙和锌便生成草酸钙和草酸锌，在人体沉积过多会损伤人体的神经、消化系统和造血功能。此外，螺蛳中含有大量寄生虫及虫卵，烹调时务必充分加热。这道菜肴四季均可食用，尤其适宜气候潮湿的夏季。

水为传热介质烹制的膳品

烹调技法

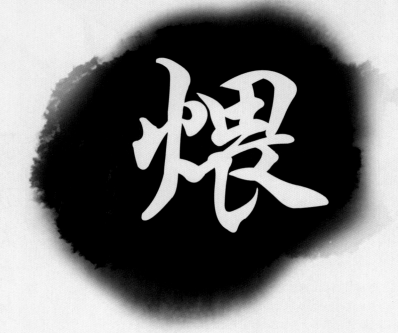

  选用老韧，富含蛋白质和风味物质的动物性原料，将原料进行刀工成形，大块为主，先用开水焯烫，放砂锅中加足适量的汤水和调料，用旺火烧开，撇去浮沫后加盖，改用小火加热二三小时，始终保持汤汁滚沸状态，直至汤汁粘稠，原料完全松软成菜。这是火力最小，加热时间最长的半汤菜。

烹
调
器
皿

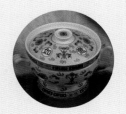

　　煨制菜肴采用瓷质的煲炉，底部可用烛火加热，既保温又有温馨的气氛。在宋代制瓷技艺就十分精湛，各种瓷器品种非常丰富。

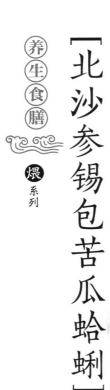

[北沙参锡包苦瓜蛤蜊]

[主　料] 蛤蜊250克

[辅　料] 苦瓜80克，姜片2克，蒜片2克

[调　料] 绍酒10克，白胡椒粉1克，生抽3克，精盐1克，枸杞1克，色拉油15克，蛤
蜊汤20克，清水500克

[药　材] 北沙参3克

[操作过程]

1. 将苦瓜挖去瓜瓤洗净，改刀切成0.5厘米厚片备用。

2. 北沙参干用80℃的热水浸泡20分钟，捞出沥干水份备用。

3. 蛤蜊用清水洗净，锅中加入清水500克用旺火烧开加入精盐0.2克、绍酒2克、姜片、蒜
片0.5克，烫煮使蛤蜊壳张开后，捞出蛤蜊放在碗中备用。

4. 炒锅置中火上烧热注入色拉油，油温至120℃时加入姜片煸香，倒入切好的苦瓜片翻炒
1分钟，加入浸泡好的北沙参、生抽进行调味，倒入蛤蜊翻炒均匀，加入绍酒、白胡椒
粉、枸杞，倒入蛤蜊水翻炒均匀用锡纸裹好，放入90℃热盐中煨2分钟即可。

[养生功效]

　　北沙参性微寒，味甘、淡、微苦。主要用于养阴清肺，祛痰止咳。可以治疗口渴
喜饮、咽喉肿痛、肥皂咳嗽。苦瓜味苦，性寒，具有清热祛暑、明目解毒、降压降糖、
利尿凉血、解劳清心、益气壮阳之功效。蛤蜊味咸，性寒，具有滋阴润燥、利尿消肿的
功效。现代研究表明，北沙参含有挥发油、香豆素、淀粉、生物碱、沙参素等成分，能
提高免疫功能。苦瓜中含有多种维生素、矿物质，具有良好的降血糖、抗病毒和防癌功
效，因此这道菜肴对于中老年人也具有很好的保健效果。由于苦瓜含有清脂、减肥的特
效成分，蛤蜊又属于高蛋白、低脂肪的动物性食品，因此这道菜肴也是超重、肥胖患者
减肥的佳品。

[饮食禁忌]

　　北沙参、苦瓜、蛤蜊均是寒凉食物，因此脾胃虚弱、畏寒怕冷、阳虚体质的人群不
宜食用。这道菜肴比较适合夏季养生，冬季不太适宜。由于近海污染严重，贝类食品中
重金属含量较高，不宜长时间大量食用。这道菜肴清热润燥，滋阴润肺，祛暑解毒，是
夏季养生的佳品。

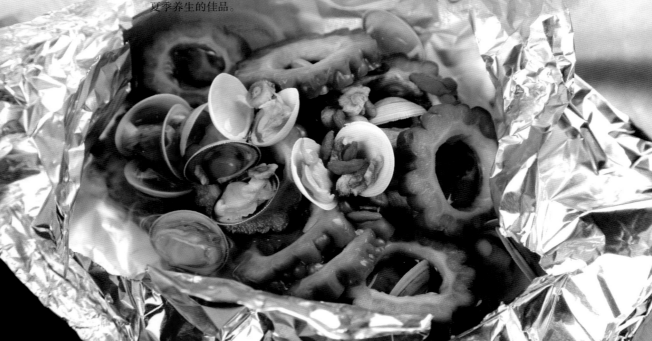

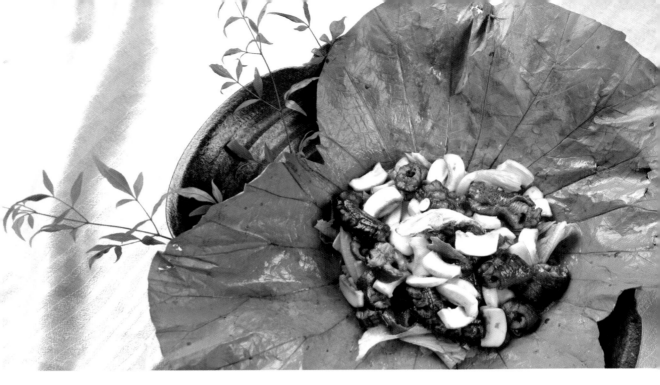

[主　　料] 鳝鱼500克

[辅　　料] 蘑菇30克，青菜心10颗，姜片1克，大蒜子3克，干辣椒2克，干荷叶75克

[调　　料] 精盐1克，绍酒10克，生抽3克，白胡椒粉1克，清水50克，色拉油30克

[药　　材] 土茯苓2克，当归1克，赤芍0.5克

[操作过程]

1.鲜活鳝鱼宰杀，去除头尾内脏沥干水份，改刀成长3厘米的段用清水洗净备用。

2.蘑菇洗净切成厚1厘米的片，青菜心、当归、土茯苓、赤芍用清水洗净备用。

3.锅中加入清水用旺火烧开，放入干荷叶煮沸后静置3分钟，捞出沥干水份。

4.炒锅置中火烧热注入色拉油，待油温到120℃，放入姜片、大蒜、干辣椒煸香，倒入清
　洗好的鳝鱼段用旺火翻炒1分钟后加入精盐1克，绍酒10克调味炝香去腥。

5.加入生抽、当归、土茯苓、赤芍中火翻炒后加入清水，烧制到汤汁收干倒入碗中备用。

6.荷叶对折放在碗中鳝鱼段放在中间，用荷叶包裹后再用锡纸包住，放入蒸箱用旺火蒸8
　分钟取出拆开锡纸和荷叶，装入盘中即可。

[养生功效]

　　土茯苓味甘，性平。可以利湿热解毒，健脾胃。鳝鱼味甘，性温。有补中益血，
治虚损之功效。荷叶味苦、辛、微涩，性凉，具有消暑利湿，健脾升阳，散瘀止血的功
效。这道菜肴是夏令清热祛暑的佳品，常食可以解热利湿，健脾开胃。从营养学角度
讲，鳝鱼中富含蛋白质及脂肪，尤其是DHA和卵磷脂，也含有全面的矿物质和维生素，
是一种良好的补益食材。鳝鱼中含有的鳝鱼素还具有降低血糖和调节血糖的作用。这道
菜肴适合常人养生食用，特别是身体虚弱、气血不足、风湿麻痹、四肢酸痛、糖尿病、
高血脂、冠心病、动脉硬化等患者宜经常食用。

[饮食禁忌]

　　荷叶性凉，脾胃虚寒者应少食。瘙痒性皮肤病、痼疾宿病、支气管哮喘、淋巴结核、
癌症、红斑性狼疮等患者应忌食鳝鱼。此外，不宜食用死过半天以上的鳝鱼。因为鳝鱼体
内含有较多的组氨酸和氧化三甲胺，死后，组胺酸便会在脱羧酶和细菌的作用下分解，生
成有毒物质，成人一次摄入100毫克即可中毒。这道菜肴性质偏凉，适宜夏季食用。

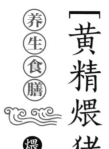

[黄精煨猪肚]

[主　　料] 猪肚1500克

[辅　　料] 山药60克，糯米150克

[调　　料] 盐102克，米醋100克，清水700克

[药　　材] 黄精20克，党参10克

[操作过程]

1. 猪肚用盐100克和醋100克揉搓，反复搓洗3次后用清水洗净，放入沸水中煮3分钟洗净待用。

2. 处理好的猪肚内，放入用黄精浸泡过的糯米、姜片、清水100克，加盖压制15分钟趁热取出猪肚，切成均匀片状备用。

3. 煲置中火上，放入猪肚黄精、党参，注入清水药汁，加盖大火加热20分钟改中小火煨1小时后加盐调味即可。

[养生功效]

　　浙贝母味苦，性寒。中医认为浙贝母有有清热化痰，散结消痈的功效与作用。梨也具有宣肺止咳的功效。这道菜肴可以止咳润肺，化痰理气，适宜于久咳不愈人群，尤其是风热感冒、痰热引起的咳嗽。

[饮食禁忌]

　　寒痰，湿痰及脾胃虚寒者慎服浙贝母。此外，浙贝母与梨均是寒凉食物，阳虚畏寒者也不宜过多食用。这道菜肴尤其适宜秋季食用。

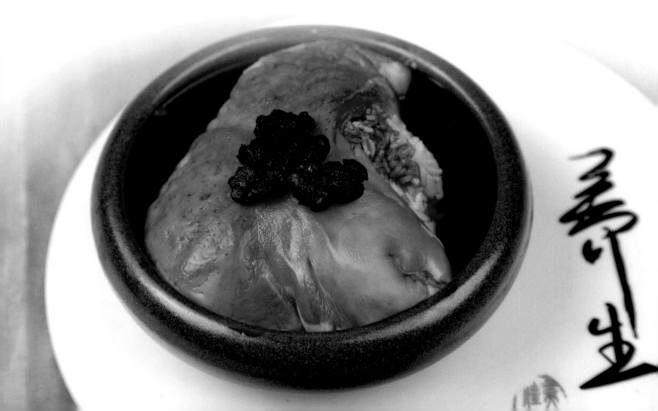

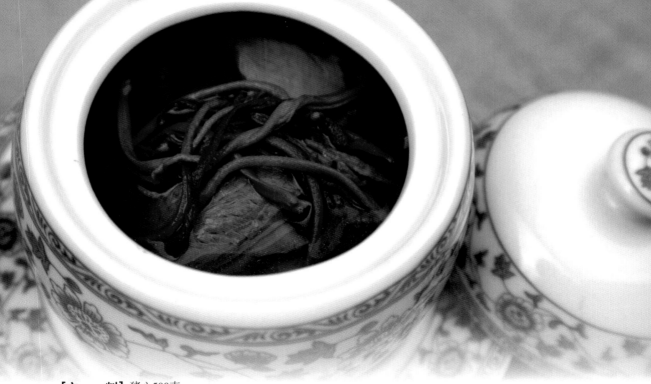

[主　　料] 猪心500克
[辅　　料] 枸杞3克，去芯莲子5克，姜片15克
[调　　料] 盐1克，糖3克，绍酒80克，生抽5克，老抽1克，色拉油10克，清水1300克
[药　　材] 虫草花5克

[操作过程]
1.猪心500克切开，清水洗净改刀切条成块状。
2.锅中烧沸水关火，倒入猪心加盐0.5克、绍酒50克焯水10秒捞出沥干水份备用。
3.砂锅加热2分钟，注入色拉油10克加热至90℃，放姜片15克炒香倒入猪心加盐0.5克、绍酒30克炒2分钟，加入清水1000克大火烧开。
4.放入糖3克、老抽1克、生抽5克转中火加热，放入枸杞3克、莲子5克和虫草花5克。
5.中火烧30分钟转小火加盖煨40分钟，待煨制猪心软烂，调味即可。

[养生功效]
　　猪心味甘、咸，性平。主要用于补虚，安神定惊，养心补血。自古即有"以脏补脏""以心补心"的说法，猪心能补心，治疗心悸、心跳、怔忡。据现代营养学分析证明，猪心是一种营养十分丰富的食品。它含有蛋白质、脂肪、钙、磷、铁、维生素B1、维生素B$_2$、维生素C以及烟酸等，这对加强心肌营养，增强心肌收缩力有很大的作用。临床有关资料说明，许多心脏疾患与心肌的活动力正常与否有着密切的关系。因此，猪心虽不能完全改善心脏器质性病变，但可以增强心肌，营养心肌，有利于功能性或神经性心脏疾病的痊愈。虫草花味甘，性微温，有补肺肾、止咳嗽、益虚损、扶精气之功，所以这道菜肴可以用来补心气虚损、安神、止咳，尤其适合有心脏疾病的老年人，以及长期伏案工作、压力较大的脑力劳动者。

[饮食禁忌]
　　虫草花性微温，阴虚火旺及内热体质，外感热病以及上火期间不宜服用。猪心中胆固醇含量较高，不适合高血脂、肥胖、动脉粥样硬化等慢性疾病人群食用。这道菜肴四季均适宜食用，尤其适合冬令进补。

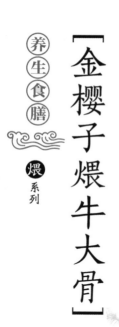

养生食膳

[金樱子煨牛大骨]

煨系列

[**主 料**] 牛大骨1200克
[**辅 料**] 姜片5克，香菜10克，蒜仔2克，干辣椒2克，莴笋干50克
[**调 料**] 盐2.5克，绍酒50克，米醋8克，清水2300克，色拉油30克，清鸡汤2000克
[**药 材**] 金樱子8克

[操作过程]

1.金樱子清水洗净，用纱布袋装好扎紧，牛大骨用清水洗净砍成块状清水洗净备用。

2.锅中加入清水2000克，放入大骨旺火烧开放入药材包，用大火沸煮15分钟，再加入姜片2克、绍酒10克。

3.莴笋干清水洗净，锅中加入清水300克，大火烧开加入莴笋干焖煮15分钟，沥干水份放入碗中备用。

4.铜锅置旺火上注入色拉油，油温加热至150℃，加入姜片3克、干辣椒2克、蒜仔、煸香倒入牛大骨块翻炒3分钟，加入盐2克绍酒40克、醋翻炒炝香，加入清鸡汤、金樱子药材包，加盖煮20分钟后加入浸泡好的莴笋干中火煨30分钟。

5.开盖撇去浮沫转为小火煨40分钟，加入盐0.5克出锅前撒上香菜即可。

[养生功效]

金樱子味酸、涩，性平。主要用于固精涩肠，缩尿止泻。治滑精，遗尿，小便频数，脾虚泻痢，肺虚喘咳，自汗盗汗，崩漏带下。牛大骨富含脂肪及蛋白质，因此这道菜肴适宜体质虚弱人群食用。

[饮食禁忌]

有实火、邪热者忌食。这道菜肴四季均适宜食用。

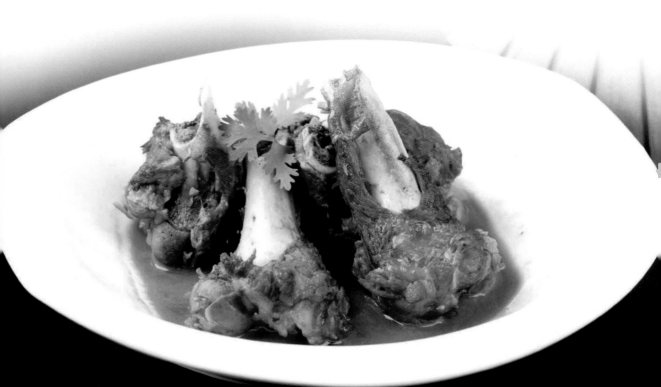

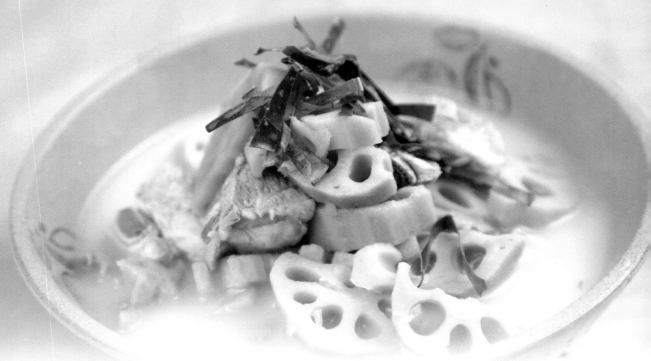

[主　料] 猪排骨500克

[辅　料] 莲藕200克，姜片5克，葱段3克

[调　料] 盐1.5克，绍酒15克，生抽6克，老抽2克，米醋3克，清水800克，色拉油
20克

[药　材] 干制枇杷叶10克

养生食膳

[枇杷叶煨莲藕排骨]

[操作过程]

1.猪排骨剁成长5厘米的块清水洗净，放入碗中加盐、绍酒5克、生抽、米醋1克腌渍20分
钟备用。

2.莲藕清水冲洗净切去根部，改刀成滚刀块备用。

3.枇杷叶用清水浸泡10分钟刷去绒毛，用75℃热水煮20分钟切成细丝用纱布袋扎好备
用。

4.锅置中火上烧热注入色拉油，油温升至125℃放入姜片煸香，倒入排骨块翻炒1分钟，
烹入绍酒10克、生抽4克、米醋2克翻炒1分钟，倒入莲藕块大火翻炒2分钟，倒入清水
大火烧开，加入老抽2克加盖旺火加热3分钟，开盖撇去浮沫放入枇杷叶包。

5.用中火加热25分钟改小火慢炖20分钟出锅装盘，即可。

[养生功效]

　　枇杷叶味苦，性微寒，具有很好的镇咳、祛痰、平喘作用。莲藕性平，味甘、涩，
具有凉血止血、健脾开胃，止泻通便，益血生肌的功效。这道枇杷叶煨莲藕排骨具有滋
阴润肺、宣肺止咳、健脾开胃，理血止血的功效。从营养学角度讲，莲藕中含有大量的
膳食纤维，可以起到解腻、通便的作用。这道菜肴适宜大多数人食用，特别适宜于秋季
进补。这道菜肴尤其适宜于出血体质、便秘、久咳不愈的人群食用，能够减轻症状。

[饮食禁忌]

　　枇杷叶及莲藕都是寒凉性质的食物，脾胃虚寒者不宜食用太多。这道菜肴性质偏
凉，适宜夏秋气温较高的季节食用。

水为传热介质烹制的膳品

烹调技法

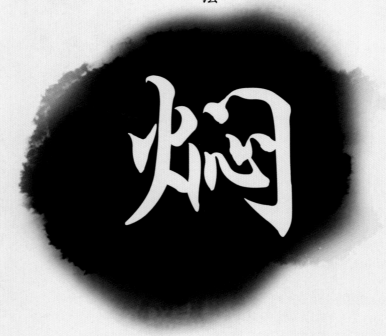

　　洗净切成小形块后的原料，热锅中注入油烧至油温适度，下入食物油炝之后，再加入药材、调料、适量的汤水和调料盖紧锅盖烧开，改用中火进行较长时间的加热，待原料酥软入味后，留少量味汁成菜。按预制加热方法分：原焖，炸焖，爆焖，煎焖，生焖，熟焖，油焖。按调味种类分：红焖，黄焖，酱焖、原焖、油焖。

烹调器皿

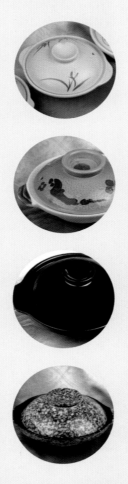

　　焖将原料放入的各种款式的陶煲中，再加入适量的汤水和调料，盖紧锅盖，中小火进行较长时间的加热，成菜汁少且酥软入味。

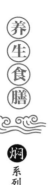

养生食膳

焖系列

[白芍带鱼焖冬瓜]

[主　　料] 带鱼350克，冬瓜200克

[辅　　料] 生姜3克，土蒜2克，香菜叶2克

[调　　料] 精盐1克，绍酒20克，生抽2克，熟菜籽油100克，清水200克

[药　　材] 白芍5克

[操作过程]

1.带鱼用清水洗净去腮去内脏剪成段，用菜籽油至两边金黄色备用。

2.土蒜与生姜去外皮用清水洗净，用刀切成大小均匀厚2毫米的指甲片，盛入碗中备用。

3.冬瓜用挖球勺挖成球状，白芍用清水文火煮1小时后滤去白芍，求取汤汁备用。

4.炒锅中放入生姜、土蒜煸炒至有香味，加入带鱼、冬瓜球，加入煮好的白芍水、加精盐、绍酒、生抽用小火慢火炖10分钟，改用旺火收浓汤汁装盘撒上香菜叶即可。

[养生功效]

　　白芍味苦、酸，性凉。可以养血柔肝，缓中止痛，敛阴收汗。主要可用于止痛，自汗盗汗，阴虚发热，月经不调等。带鱼味甘，性平。有补脾、益气、暖胃、养肝、泽肤、补气、养血、健美的作用。冬瓜则是清热泻火、利水渗湿、清热解暑的养生瓜菜。由于白芍和带鱼均可以养肝疏肝，因此这是一道很好的护肝菜肴。同时，带鱼中富含长链不饱和脂肪酸，具有降低胆固醇的功效。同时可以增强皮肤表面细胞的活力，配合白芍的滋阴养血效果，可以使皮肤白皙、细嫩、光洁，十分适宜女性食用。冬瓜可以清热解毒，白芍也为凉性，所以这道菜肴适合在夏季食用，除了解暑利湿外，还可消除皮肤疾患及痱子。

[饮食禁忌]

　　冬瓜与白芍均为凉性，脾胃虚寒者应少食。此外，这道菜肴比较适宜夏季养生，秋冬寒凉、干燥季节不适宜。

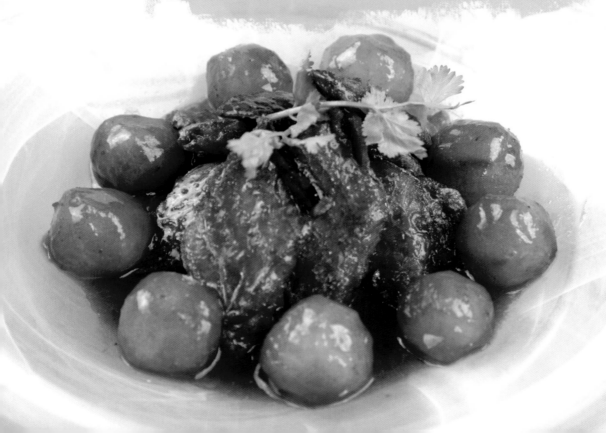

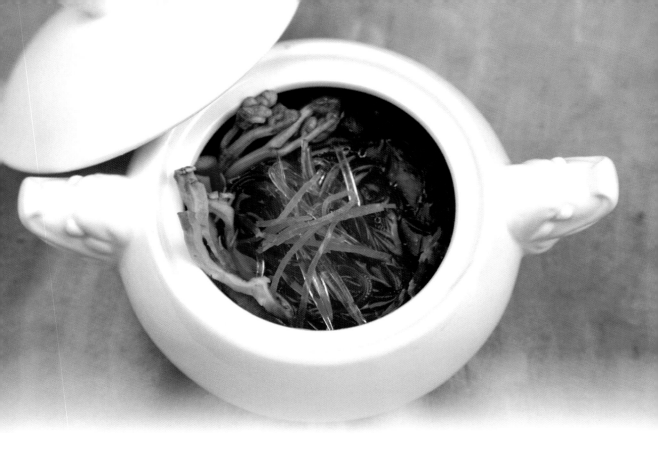

[主　　料] 蕨菜150克

[辅　　料] 鱼翅100克，金华火腿50克，油菜心100克，葱5克，姜片5克，香菜10克

[调　　料] 香油10克，绍酒20克，盐0.6克，高汤400克，干淀粉80克

[药　　材] 干佛手丝15克

[操作过程]

1. 干鱼翅用70℃温水泡至回软洗净入锅中，加入清水没过鱼翅为准。

2. 旺火足汽蒸15分钟后加入干佛手丝，转小火蒸40分钟，鱼翅捞出摆在盘底，火腿切成片状摆于鱼翅上，油菜心清洗改好刀放于火腿上。

3. 加入香菜、葱、姜片，淋入香油和绍酒上笼蒸1小时。

4. 蕨菜洗净入沸水中焯熟，去异味沥干水分加入高汤，蒸制30分钟。

5. 蕨菜摆于菜心上，加盐，绍酒调味，高汤400克勾芡浇淋在菜品上，分食更佳。

[养生功效]

鱼翅味甘、咸，性平。中医认为能益气，开胃，补虚。鱼翅搭配佛手可以理气和中，健脾开胃。但是从营养学角度讲，目前还没有确切的科学根据证明鱼翅对健康有效。鱼翅汤的美味主要来自它的配料，而不是鱼翅本身。翅之所以和熊掌、燕窝等被誉为山珍海味，主要还是"物以稀为贵"引起的，从性价比来看，远远不成比例，没有那么大的价值。从含有蛋白质来说，鱼翅中的蛋白质质量比不过普通的动物蛋白质，它含有的是不完全蛋白，氨基酸种类无法满足人体的需要；而从不饱和脂肪来说，鱼翅和普通海鱼一样，并没有什么特殊的价值。

[饮食禁忌]

阴虚有火，无气滞症状者慎服佛手。由于鱼翅在烹调过程中用到高汤，脂肪含量较高，所以肥胖、高血脂人群应少吃。这道菜看四季均适宜食用。

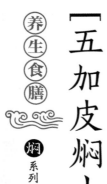

养生食膳

焖 系列

[五加皮焖土豆牛肉]

[主　料] 牛腩肉500克
[辅　料] 土豆200克，桂皮2克，八角1克，姜片10克，葱段5克
[调　料] 盐2克，绍酒100克，胡椒粉5克，生抽3克，色拉油600克，清水800克，干淀粉10克
[药　材] 五加皮20克

[操作过程]

1. 牛肉清水洗净，切成长7厘米，宽2厘米的长条状，加入盐0.5克和清水20克搅拌均匀，顺时针搅拌上劲，加入绍酒10克、干淀粉搅打上劲备用。
2. 五加皮清水洗净，放入纱布袋中制成药材包，土豆去皮洗净备用。
3. 锅置中火上注入色拉油，油温加热至120℃，倒入牛肉滑油10秒钟捞出沥油备用。
4. 锅留底油烧热加入姜片爆香，加入牛肉大火加热翻炒1分钟，烹入绍酒90克炝香，倒入清水大火烧开加入土豆，大火加热10分钟。
5. 加入盐、五加皮药材包、桂皮、八角转中火炖30分钟加入生抽、老抽用小火炖10分钟，出锅前加入葱段并撒上胡椒粉即可。

[养生功效]

　　五加皮味辛、苦，性温。有祛风湿，补益肝肾，强筋壮骨，利水消肿的作用。主要用于用于风湿性关节炎，筋骨痿软，小儿行迟，体虚乏力，水肿，脚气。牛肉素有"补气功同黄芪"之称，为益气补血的养生佳品。日常食用可以益气血、健脾胃、补虚弱、肥健体。适合于气血两虚体质、脾胃虚弱体质、形体瘦弱、病后体虚、术后调养及无病强身者食用。从营养学角度讲，牛肉比猪肉、羊肉所含的蛋白质含量更高，脂肪含量则更低，且富含锌、铁、硒等矿质元素，是营养价值极高的食材。土豆也具有补中益气的效果。用五加皮炖土豆、牛肉，不仅可以养肝补肾，强筋健骨，还可祛湿利水肿。不仅对常人的养生有帮助，而且对风湿病人的症状缓解也很有好处。

[饮食禁忌]

　　黄牛肉性质偏温，水牛肉性质偏凉，可根据自身体质特点合理选择。五加皮和牛肉均为温热食物，一般阴虚火旺体质、外感热病的人群不推荐食用，在天气炎热、干燥时一般也不宜食用过多。土豆中富含淀粉，胃酸过多者食用易加重病情。这道菜很适宜在南方阴冷的冬季食用，有防风湿、补虚弱的作用，适合大部分人日常保健。

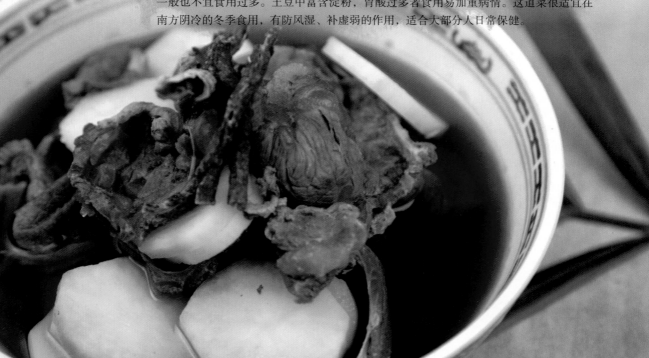

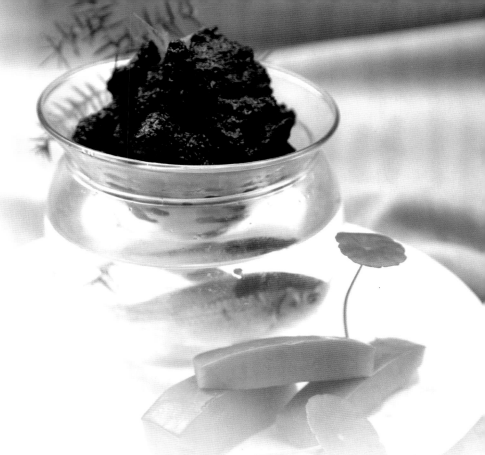

[主　　料] 黄精100克
[辅　　料] 蜂蜜30克
[药　　材] 黄精

[滋补黄精]

[操作过程]

1. 新鲜黄精100克用清水洗净，放在瓷碗中用旺火上笼蒸30分钟，取出倒去汁水，放至太阳底下晒干。
2. 第二次旺火上笼蒸20分钟晒干，第三次旺火蒸20分钟再晒干，这样反复蒸九次晒九次，"九蒸九晒"后的黄精用特殊的口味与质感。
3. 将黄精放在小碟中淋上蜂蜜，此菜就可以食用。

[养生功效]

黄精味甘，性平。可以补气养阴，健脾，润肺，益肾。主要用于脾胃虚弱，体倦乏力，口干食少，肺虚燥咳，精血不足，内热消渴。黄精在古代作果类或充粮食供食用，是滋补强壮的养生佳品。日常食用可以滋阴润肺、补肾填精、补脾益胃、强壮筋骨、抗衰延年。黄精气阴双补，性质平和，适宜日常食用。适合阴虚体质、气阴两虚体质、病后产后体虚、年老体衰及小儿、妇女、无病强身者。由于秋季干燥，因此黄精特别适宜于秋季进补，可滋阴润燥，止咳生津。黄精配伍蜂蜜，可以用于治疗因肾虚导致的筋骨软弱及风湿疼痛，也可以用于小儿下肢萎软，可达到强壮筋骨的作用。

[饮食禁忌]

黄精不宜与乌梅同食。中寒泄泻，痰湿痞满气滞者忌服。这道菜肴含糖量较高，故不适宜糖尿病人食用。这道菜肴适宜干燥的秋季食用。

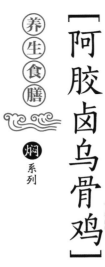

养生食膳

焖系列

【阿胶卤乌骨鸡】

[主　料] 乌骨鸡1250克
[辅　料] 红枣3克
[调　料] 红糖256克，盐2克，绍酒45克，清水1000克
[药　材] 阿胶100克，枸杞3克

[操作过程]

1.乌骨鸡宰杀去除内脏，冷水锅焯水洗净。
2.锅中注入清水大火烧开，加入红枣、枸杞、阿胶粉或块，小火炖制10分钟，加入乌骨鸡、红糖、盐、绍酒用旺火烧开撇去浮沫。
3.转中火卤制30分钟后改用小火卤制20分钟，加热至乌骨鸡熟透。
4.捞出凉透后斩剁成块状，浇淋少许卤汁装盘，也可以整只装盘上菜。

[养生功效]

　　阿胶性平，味微甘，清代《本草思辨录》称其为"补血圣品"，主要用于补血滋阴，润燥，止血，可以治疗血虚萎黄，眩晕心悸，心烦不眠，肺燥咳嗽。动物学实验也表明，阿胶具有提高红细胞和血红蛋白数量，促进造血功能的作用。而乌鸡性平，味甘。《本草纲目》记载乌鸡"补虚劳赢弱，治消渴，中恶，益产妇，治女人崩中带下虚损诸病，大人小儿下痢噤口"，因而具有补肝益肾，健脾止泻，美容养颜的功效。从营养角度看，乌鸡的球蛋白含量明显高于其他禽类，因此富含人体必需的氨基酸和微量元素，尤其是铁元素，而胆固醇含量比一般家鸡低的多，是营养价值极高的滋补圣品。阿胶与乌鸡均是妇女养生保健佳品，两者配方使用，可以滋阴润燥，益气补血，美容养颜。尤其适合于畏寒怕冷、面色萎黄无华、色斑沉积的女性。对于常人也是冬令进补，提高机体免疫力的不错选择。这道菜肴食用方便，易于保存，也可以给青少年当做两餐间的点心，起到强筋健骨的作用。

[饮食禁忌]

　　阿胶性质黏腻，不适于内湿体质者食用。凡脾胃虚弱，呕吐泄泻，腹胀便溏，咳嗽痰多者应慎用。阿胶和乌鸡均是益气良品，因此在感冒期间也不宜食用，易引起病情加重。孕妇、小儿及高血压、糖尿病患者应咨询保健医师，调整配方用料再进行食疗。这道菜肴尤其适宜冬令进补。

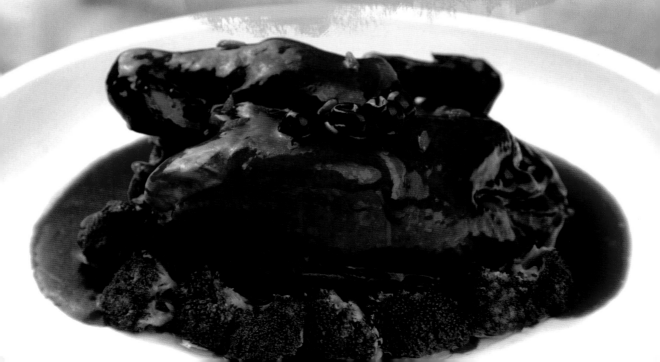

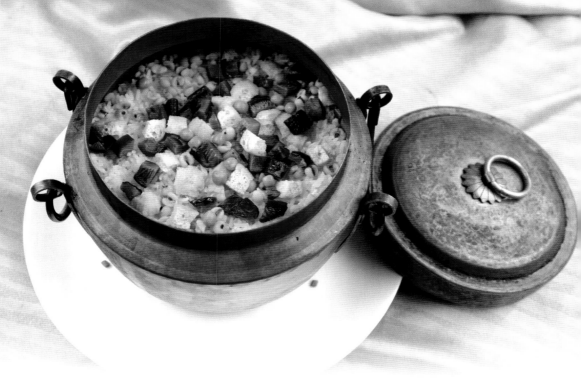

[主　　料] 粳米250克
[辅　　料] 油豆腐50克，青豆10克，水发香菇30克
[调　　料] 精盐1克，清水500克，猪油35克，水发香菇水300克
[药　　材] 薏米50克

[操作过程]

1. 薏米用清水洗净，加入200克水温70℃的清水浸泡45分钟，捞出泡好的薏米放在碗中备用。

2. 干香菇用60℃的温水泡制10分钟后，挤去水分放在碗中备用，同时将剩下的香菇水用纱布过滤掉多余的杂质和泥沙留用。

3. 油豆腐用清水洗净和水发香菇，切成2厘米见方的丁备用。

4. 粳米用清水搓洗一次放入铜锅中，加入过滤好的香菇水，再加入薏米香菇丁和油豆腐丁搅拌均匀。

5. 米中加入猪油和精盐调味，撒上青豆放在炉子上旺火烧开5分钟，转中火焖制25分钟，即可。

[养生功效]

　　香菇素有"山珍之王"之称，是高蛋白、低脂肪的营养保健食品。中国历代医学家对香菇均有著名论述。现代医学和营养学不断深入研究，香菇的药用价值也不断被发掘。香菇中麦角甾醇含量很高，对防治佝偻病有效。香菇多糖能增强细胞免疫能力，从而抑制癌细胞的生长。香菇含有六大酶类的40多种酶，可以纠正人体酶缺乏症。香菇中的脂肪所含脂肪酸，对人体降低血脂有益。薏米，味甘、淡，性微寒。中医认为清热利湿，除风湿，利小便，益肺排脓，健脾胃，强筋骨。这道菜可以清热利湿，开胃健脾，适宜常人养生保健食用。

[饮食禁忌]

　　香菇是动风发物，顽固性皮肤瘙痒症患者忌食，脾胃虚寒或皮肤骚痒病患者也应减少食用。这道菜肴四季皆宜，尤其适宜潮湿多雨的季节食用。

养生食膳

[铜锅香菇薏米饭]

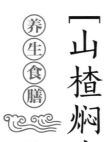

養生食膳

[山楂焖牛肉]

焖系列

[主　　料] 牛后腿肉500克
[辅　　料] 生姜10克，葱段5克，花椒1克
[调　　料] 绍酒12克，白糖8克，盐1克，干淀粉50克，色拉油300克，清水800克
[药　　材] 山楂50克

[操作过程]

1. 牛后腿肉用清水洗净，切成长3.5厘米宽0.5厘米的片，放在碗中加盐0.5克和清水100克，搅拌上劲后加入绍酒2克、干淀粉40克上浆，加色拉油10克备用。
2. 炒锅置中火上烧热注入色拉油，油温加热至120℃，倒入肉片滑油30秒，捞出沥油。
3. 山楂清水洗净，放在碗中加入80℃的热水浸泡20分钟。
4. 锅置中火上烧热注入色拉油，加热至140℃，加入姜、花椒粒煸香，倒入肉片大火翻炒10秒，加入白糖8克，盐0.5克、绍酒10克炒出香味，倒入清水大火烧开加入山楂旺火烧1分钟撇去浮沫。
5. 加盖中火焖20分钟，改小火焖30分钟，最后旺火收汁出锅前撒入葱段即可。

[养生功效]

　　猪肉是滋补强壮的养生佳品，日常食用可以滋阴液、益精髓、充胃汁、补肝血、长气力、丰肌体、润皮肤。这道菜肴适宜于气阴两虚，阴虚内燥体质的人群，可以起到健脾开胃，理气和中，滋阴补气的作用，尤其适合于虚弱羸瘦、消渴、燥咳、便秘的人群。

[饮食禁忌]

　　这道菜与海产品不宜同食，海产品中均含有的丰富的钙、铁、碳、碘等矿物质和蛋白质，而山楂中含有鞣酸，若与海产品同食，会合成鞣酸蛋白，这种物质会导致便秘，引发恶心、呕吐、腹痛等症状，所以不宜同食。山楂有促进妇女子宫收缩的作用，孕妇多食山楂，会引发流产，故不宜多食。这道菜肴四季均适宜食用。

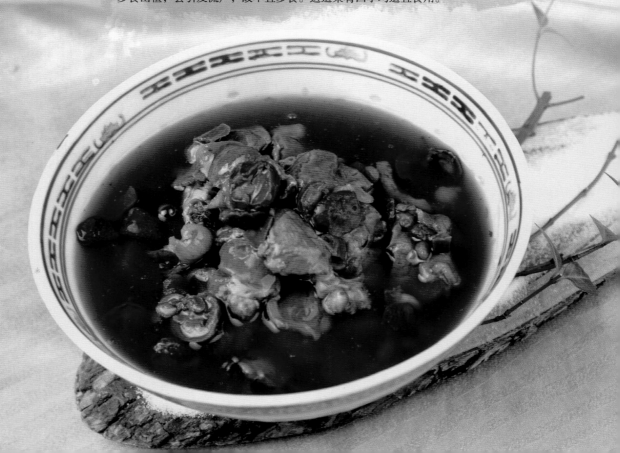

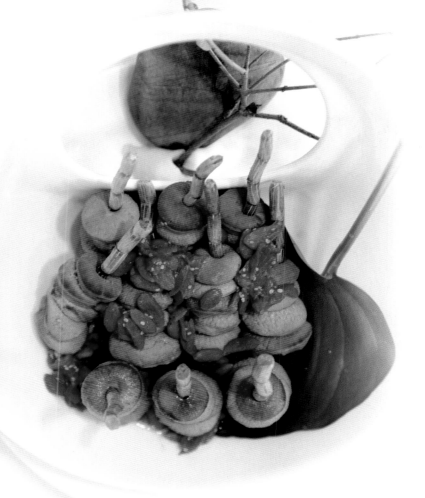

[枸杞野猪肉]

[主　　料] 野猪肉500克

[辅　　料] 干辣椒10克，葱20克，生姜50克

[调　　料] 土酱油20克，老抽10克，盐5克，绍酒50克，高汤500克

[药　　材] 石榭杆10根，枸杞20克

[操作过程]

1.野猪肉洗净，放入冰箱速冻30分钟，切成0.5厘米厚的片，冲净血水。

2.水烧开下野猪肉，煮两分钟捞出洗净，5片野猪肉用石榭杆串成串，共审10串备用。

3.用高汤、老抽、酱油、盐、绍酒调准味，加入野猪肉串，用纱布包好枸杞、葱、干辣
　椒、生姜，下汤煮出味。先用大火烧开，慢火烧20分钟取出野猪肉串即可，撒上枸杞子。

[养生功效]

　　枸杞味甘，性平。日常食用可以补肝肾、益精血、壮阳气、明目视、乌须发、强筋
骨、泽肌肤、增智力、抗衰老。肉质鲜嫩香醇、野味浓郁、瘦肉率高、脂肪含量低，因
此比普通猪肉更具营养价值。这道菜肴可补肾益气，健脾开胃，强筋健骨，适宜于大多
数人食用。

[饮食禁忌]

　　枸杞润而滑，因此脾虚便溏者不宜食用。这道菜肴四季均适宜食用。

水为传热介质烹制的膳品

烹调技法

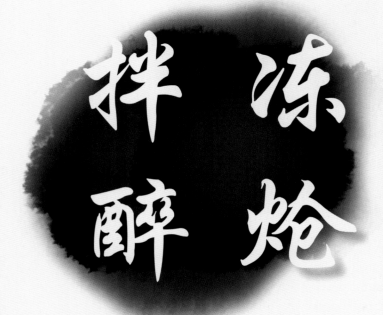

拌　冻
醉　炝

拌：选用质地优良、新鲜细嫩的生鲜原料或加热成熟的原料冷却后，再切成细、小、薄的形状，然后调入味汁拌匀成菜的方法。拌的菜肴一般具有鲜嫩、凉爽、入味、清淡的特点。其用料广泛，荤、素均可，生、熟皆宜。拌菜常用的调味料有精盐、酱油、味精、白糖、芝麻酱、辣酱、芥末、醋、五香粉、葱、姜、蒜、香菜等。有生拌、熟拌、生熟混拌三种。

冻：夏季选用脂肪少的原料，冬季则用脂肪多的原料，经加热成熟后，在原料中加胶质物质（琼脂、明胶、肉皮等）同煮，放凉后使之凝结在一起成菜。冻菜食用时，汤汁冻入口即化，口感别致。

醉：生鲜原料或加热成熟后冷却的原料，用白酒等酒精度较高的酒浸制二至三天时间成菜，使原料具有浓郁的酒香味。如醉枣，醉虾，醉蟹、醉鸡等。

炝：把切成的小型的各种海鲜及蔬菜、鲜嫩的猪肉、鸡肉等原料，用沸水焯烫或用油滑透，趁热加入各种调味品，调制成菜的一种烹调方法。炝菜多用精盐、味素、花椒油等调制成，以保持菜肴原料的本色。成品具有无汁，口味清淡等特点。炝菜的特点是清爽脆嫩、鲜醇入味。有焯炝、滑炝、焯滑炝三种。

烹调器皿

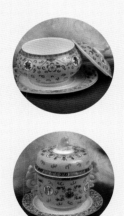

　　烧制菜肴主要采用石锅为盛具，石锅不易导热，可以长时间保持菜肴的最佳食用温度。石锅为人类最早的餐具之一，在旧石器时代就有出现。

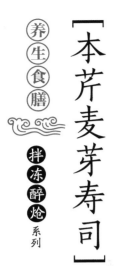

【本芹麦芽寿司】

[**主　料**] 粳米200克
[**辅　料**] 海苔片2片，本芹10克，麦芽20克
[**调　料**] 白糖3克，寿司米醋2克，精盐1克，橄榄油5克，清水400克
[**药　材**] 麦芽15克，生地10克

[操作过程]

1. 生地用清水洗净，刷去表面的杂质和泥土备用。
2. 锅中加入清水用旺火烧开，加入生地、本芹煮5分钟，捞出沥干水分备用。
3. 中火煮15分钟改用小火熬20分钟，煮好的生地水用纱布过滤倒入碗中备用。
4. 粳米用清水洗净，倒入木制蒸饭桶中，加入煮过的生地水，旺火加热蒸3分钟转中火20分钟倒出备用。
5. 米饭加入精盐、白糖、橄榄油、寿司米醋搅拌均匀，铺在海苔上加入芹菜卷包成圆筒状，改刀成厚1厘米的片摆盘。
6. 锅中加入清水旺火烧开，加入麦芽熬煮20分钟，过滤出麦芽汤汁，配以寿司即可。

[养生功效]

　　麦芽，性微温。能消食开胃，和中，回乳。主要用于消化不良，积食、胃脘饱闷、吐酸、嗳腐、食欲不振。本芹味甘、苦，性凉。可以平肝清热，祛风利湿。治高血压病，眩晕头痛。这道菜肴可以用于缓解肝气不舒导致的情绪抑郁、急躁易怒。也十分适合春季养生食用。现代研究则表明，本芹叶茎中还含有药效成分的芹菜苷、佛手苷内酯和挥发油，具有降血压、降血脂、防治动脉粥样硬化的作用，因此适宜老年人及心血管疾病患者食用。芹菜还能促进胃液分泌，增加食欲，而麦芽作为常用的中药材，主要用于治疗消化不良，所以这道菜肴也很适宜于食欲减退、消化不良者食用，可以开胃理气。芹菜中富含大量的膳食纤维，可以促进肠道蠕动，对于便秘也有很好的疗效。

[饮食禁忌]

　　麦芽中含低毒物质，每次摄入量不可过大。芹菜中富含纤维，脾胃虚弱者也应少食。这道菜肴四季均适宜食用。

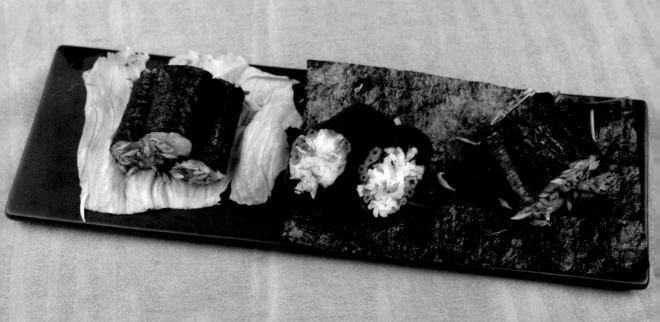

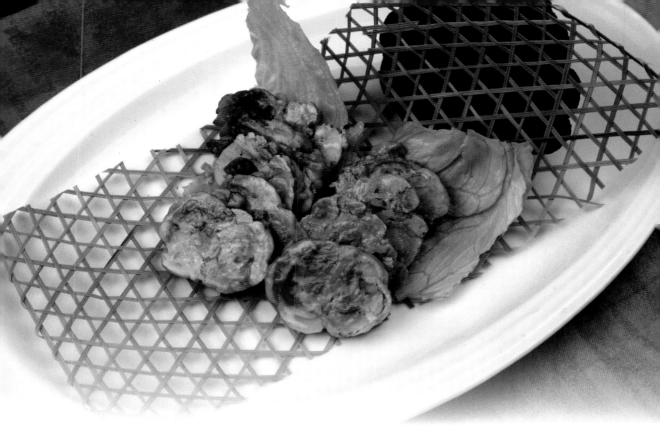

[主　　料] 鸡腿300克
[辅　　料] 姜片5克
[调　　料] 精盐1克，绍酒30克，清水800克
[药　　材] 川芎3克，当归3克，高丽参2克，红枣2克，枸杞子2克

[操作过程]

1. 鸡腿洗净拆去腿骨，鸡腿肉放在碗中加入精盐0.3克、绍酒10克腌渍15分钟备用。
2. 川芎、当归、高丽参用清水洗净，放在平铺的盘中自然晾干，研磨成粉末状装在碗中备用。
3. 锅置中火上加入清水800克旺火烧开，加入精盐0.2克、绍酒5克、姜片3克倒入腌渍好的鸡腿，用中火焯煮2分钟捞出放在清水中清洗备用。
4. 砂锅置中火上加入清水800克，旺火烧开加入精盐0.5克、绍酒5克、姜片2克、红枣、枸杞用旺火加热3分钟，加入药材粉旺火煮2分钟搅拌均匀，改用小火熬煮20分钟，加入鸡腿改用文火加热15分钟，待鸡肉成熟捞出改刀成段，装盘即可。

[养生功效]

金银花自古以来就以它的药用价值广泛而著名。其功效主要是清热解毒，主治发热、脓疮等。现代研究证明，金银花含有绿原酸、木犀草素苷等药理活性成分，对溶血性链球菌、金黄葡萄球菌等多种致病菌及上呼吸道感染致病病毒等有较强的抑制力，另外还可增强免疫力、护肝、抗肿瘤、消炎、解热、止血（凝血）、抑制肠道吸收胆固醇等。

[饮食禁忌]

金银花性质寒凉，脾胃虚寒者应少吃。这道菜肴非常适宜夏令养生食用，由于夏季气温较高，机体大量出汗，导致气随汗泄，金银花可清热祛暑，鸡肉又可补中益气，在夏季可开胃生津，解暑解毒。

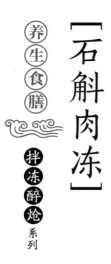

养生食膳

【石斛肉冻】

拌冻醉炝 系列

[主　　料] 猪肉皮500克

[辅　　料] 鸡蛋500克，姜片5克，葱段3克

[调　　料] 精盐2克，绍酒30克，清水500克，色拉油5克，清鸡汤500克

[药　　材] 新鲜石斛20克

[操作过程]

1. 猪肉皮用清水洗净，用刮刀刮去毛剔去油脂沥干水，切成薄片状放入碗中备用。

2. 高压锅中倒入清水和清鸡汤置旺火上，加入姜片、葱段、精盐、绍酒旺火煮沸撇去浮沫。

3. 加入切好的猪肉皮片盖上盖子，旺火加热30分钟改用小火加热10分钟离火。

4. 冷却后开盖，熬好的肉皮汤汁用纱布过滤备用。

5. 鸡蛋戳个小洞，倒出蛋黄和蛋清留壳洗净，新鲜石斛切成小段备用。

6. 将石斛放入蛋壳中倒入肉皮汁至9分满，放入2℃左右的冷藏箱中3小时凝结成形，剥去蛋壳摆盘即可。

[养生功效]

　　石斛味甘，性微寒。主要用于益胃生津，滋阴清热。用于阴伤津亏，口干烦渴，食少干呕，病后虚热，目暗不明。现代研究则表明，石斛具有降血糖、抗肿瘤的功效。肉冻是胶原蛋白在温度降至其凝固点25℃以下时胶原纤维之间发生交联而形成的凝固态物质。原蛋白对皮肤有特殊的营养作用，能使贮水功能低下的皮肤细胞活力增强，功能改善，促进皮肤细胞吸收和贮存水分，防止皮肤干瘪起皱，使其丰富饱满平整光滑；弹性蛋白，能使皮肤的弹性增加，韧性增强，血液循环旺盛，营养供应充足，皱纹舒展，变浅或消失，皮肤显得娇嫩、细腻、光滑。

[饮食禁忌]

　　胶原蛋白是一种典型的不完全蛋白质，其中缺乏半胱氨酸、色氨酸、甲硫氨酸等人体必需氨基酸，因此这道菜肴需和其他富含蛋白质食物搭配食用，才能提高蛋白质的利用率。这道菜肴四季均适宜食用。

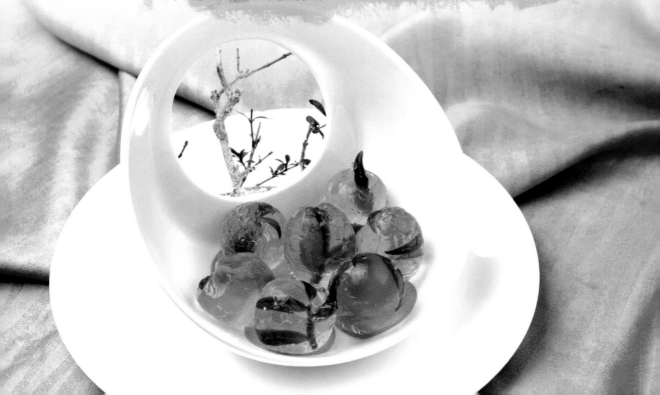

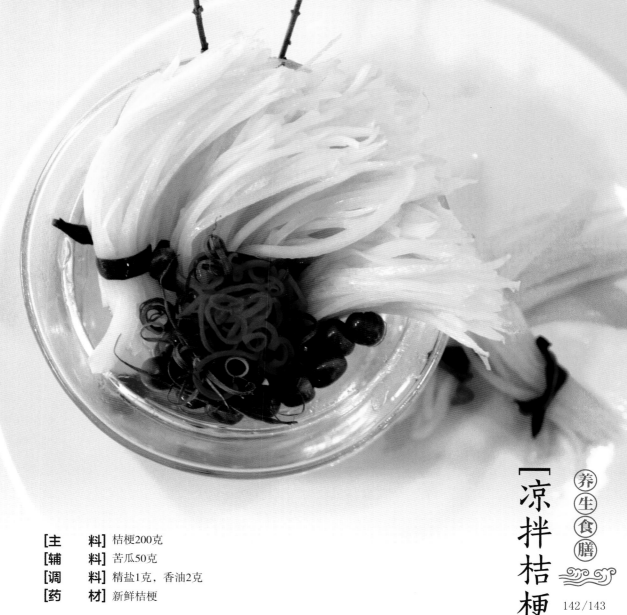

[主　　料] 桔梗200克
[辅　　料] 苦瓜50克
[调　　料] 精盐1克，香油2克
[药　　材] 新鲜桔梗

[操作过程]

1.新鲜桔梗用清水冲洗干净，用刀削去外皮用刀面拍裂，用手撕成长6厘米的细丝。

2.苦瓜洗净用刀切开掏去瓤，直刀切成6厘米长的段，平刀片成厚0.5厘米的片，再改刀
成丝用开水烫2分钟，取出用直饮水冲凉备用。

3.苦瓜丝与桔梗丝冷藏2小时，取出用加入精盐淋上香油，用筷子拌匀后装盘即可。

[养生功效]

桔梗性平，味苦、辛。宣肺，利咽，祛痰，排脓。用于咳嗽痰多，胸闷不畅，咽喉
肿痛，声音嘶哑，皮肤脓肿溃烂等。现代研究也表明，桔梗具有化痰止咳、降血糖、消
炎及抗溃疡作用。桔梗面主要用于辅助治疗咳嗽、多痰，尤其适合秋冬雾霾多发季节食
用，可以宣肺止咳。适合肺弱体质、痰湿体质以及老年人食用。对于慢性支气管炎、哮
喘等疾病都有很好的保健作用。

[饮食禁忌]

这道菜一般不与猪肉同食。这道菜肴四季均适宜食用。

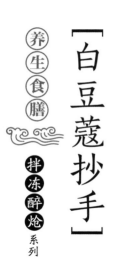

養生食膳

拌·凍·醉·烩 系列

[白豆蔻抄手]

[主　　料] 小麦粉1000克

[辅　　料] 五花肉200克，鸡蛋150克，大葱20克，姜汁30克，麻油8克

[调　　料] 白胡椒粉3克，精盐5克，绍酒16克，清水1500克，鸡清汤300克

[药　　材] 白豆蔻10克

[操作过程]

1. 白豆蔻10克去灰渣和壳用清水洗净，在锅中用小火烘干，放入研钵中研磨细碎备用。

2. 五花肉用刀剁成细制成肉末，加入精盐、绍酒、鸡蛋液、白蔻粉末、白胡椒粉、姜汁搅拌均匀然后搅打上劲。

3. 鸡清汤分三次加入肉馅中搅拌上劲，大葱改刀切成末，加入肉馅中搅拌均匀备用。

4. 小麦粉中加入清水300克揉成面团，擀成直径4厘米的正方形薄皮，肉馅加入薄皮中，每个放入20克馅料包成菱角形。

5. 锅置中火上倒入清水待水烧开后，放入抄手中火加热中途加1~2次凉水，等水沸腾后用漏勺捞出盛入碗中，加入调好味的热清汤即可。

[养生功效]

　　白蔻味辛，性温。化湿理气，开胃消食。用于消化不良，食欲不振、腹胀腹痛等。这道菜肴适用于消化不良、食欲不振的人群。

[饮食禁忌]

　　阴虚内热、胃火偏盛、大便燥结者忌食。这道菜肴适宜秋冬季节食用。

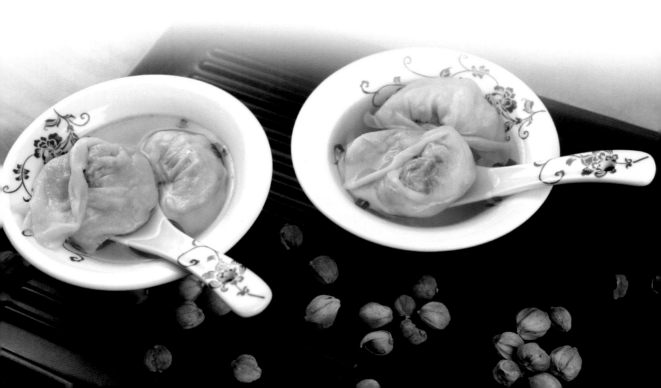

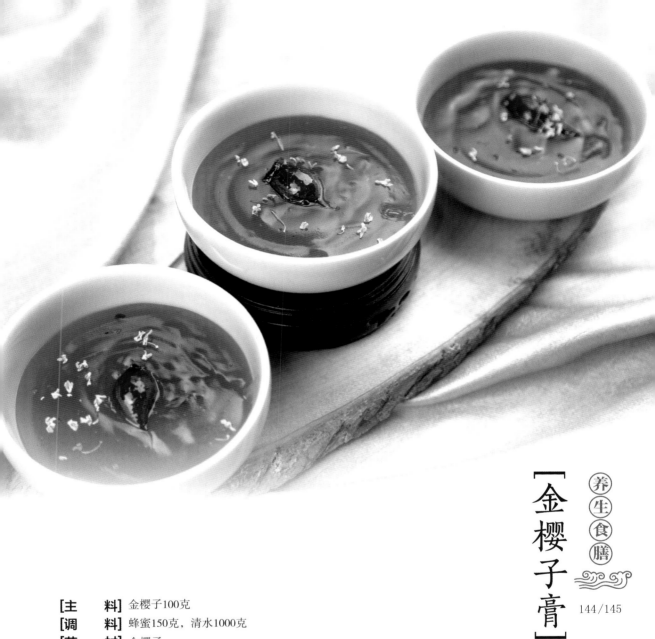

[金樱子膏]

[主　　料] 金樱子100克

[调　　料] 蜂蜜150克，清水1000克

[药　　材] 金樱子

[操作过程]

1. 金樱子用清水洗净，煲中加入清水200克，放入金樱子文火熬煮1小时。

2. 过滤熬煮汤汁，剩余的金樱子重复以上提汁方法反复四次金樱子汤汁备用。

3. 金樱子汤汁倒入瓷碗中，用中火加热熬煮30分钟，熬煮时不停的搅动防止粘锅。

4. 熬煮到汤汁变成由稀到浓稠的时候，加入蜂蜜搅拌均匀，待凉后冷藏2小时后取出改刀成形，即可。

[养生功效]

　　金樱子味酸、涩，性平。主要用于固精涩肠，缩尿止泻。治滑精，遗尿，小便频数，脾虚泻痢，肺虚喘咳，自汗盗汗，崩漏带下。

[饮食禁忌]

　　有实火、邪热者忌食。这道菜肴四季均适宜食用。

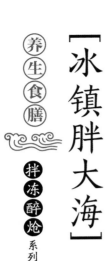

[养生食膳]

[冰镇胖大海]

拌冻醉焓系列

[主　料] 雪梨一个（重约120克）
[辅　料] 胖大海20克，红枣10克
[调　料] 冰糖150克，红糖200克，清水300克
[药　材] 胖大海

[操作过程]
1.胖大海洗净加入清水浸泡15分钟，雪梨去皮核切块放入碗中备用。
2.砂锅置旺火上注入清水烧开，加入红枣、胖大海、雪梨块加盖煮2分钟开盖撇去浮沫。
3.中火煮3分钟加入红糖和冰糖调味，小火熬煮10分钟晾凉后冰镇即可食用。

[养生功效]
　　胖大海味甘、淡，性平。可以清热、润肺、利咽、解毒。主要治疗干咳无痰，咽喉肿痛，声音嘶哑，目赤，牙痛，痔疮漏管。用于开肺气，清肺热。

[饮食禁忌]
　　以下人群不适宜长期食用胖大海：一是脾胃虚寒体质，表现为食欲减低、腹部冷痛，喜温喜按，大便稀溏，这时服用胖大海容易引起腹泻，损伤元气；二是风寒感冒引起的咳嗽、咽喉肿痛，表现为恶寒怕冷、体质虚弱，咳嗽白黏痰；三是肺阴虚导致的咳嗽，也表现为干咳无痰、声音嘶哑，但此种情况多属于慢性呼吸道疾病。极少数的人对胖大海会产生过敏反应，甚至可致命。现代的动物药理毒性实验也表明，胖大海具有一定的毒性。其果仁（去脂干粉）可引起动物呼吸困难，运动失调；实验犬连续大量服用会致死，解剖时可见肺充血水肿。这道菜肴不适宜冬季食用。

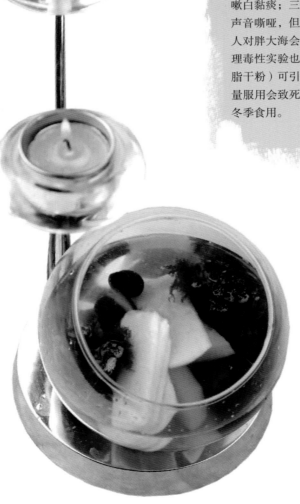

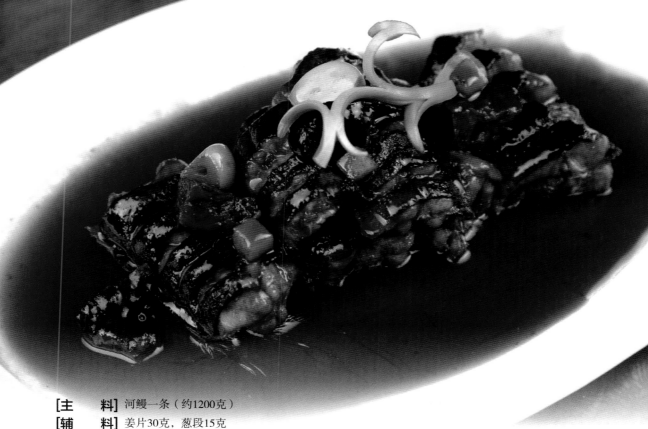

[主　　料] 河鳗一条（约1200克）

[辅　　料] 姜片30克，葱段15克

[调　　料] 冰糖50克，绍酒1000克，盐2.3克，生抽5克，老抽3克，色拉油70克

[药　　材] 白术80克，红枣5克，枸杞2克

[操作过程]

1.河鳗宰杀剪开腹部清洗去除内脏，剁成长6厘米的段，白术清水洗净，削去皮切成块状放入碗中备用。

2.锅置中火上烧热注入色拉油，油温加热至150℃，放入姜片30克煸香5秒，倒入河鳗段晃锅煎制2分钟。

3.白术摆放在河鳗块周围，加入盐、生抽、老抽倒入绍酒，中火加热加入红枣、枸杞、冰糖用勺子轻轻推动，让冰糖充分受热融化中火烧15分钟撇去浮沫；

4.最后转用小火加热25分钟，出锅前撒入葱段装盘即可。

[养生功效]

　　白术味苦，甘，性温。具有健脾益气，燥湿利水，止汗，安胎的功效，主要用于脾虚食少，腹胀泄泻，痰饮眩悸，水肿，自汗，胎动不安。党参则具有补中益气、健脾益肺的功效。河鳗味甘，性平，有滋补强壮，去风杀虫之功效。这道菜肴适宜于秋冬季节进补，尤其针对于体质虚弱、形体消瘦的人群。由于含有丰富的蛋白质、维生素A、D、E、各种矿物质以及不饱和脂肪酸DHA/EPA，不仅可以降低血脂，抗动脉硬化，抗血栓，还能为大脑补充必要的营养素。DHA能促进儿童及青少年大脑发育，增强记忆力，也有助于老年人预防大脑功能衰退与老年痴呆症。因此对于儿童、老人也有很好的补益效果。

[饮食禁忌]

　　白术忌桃、李、菘菜、雀肉、青鱼。阴虚而无湿热、虚寒滑精、气虚下陷、气滞胀闷者慎服。这道菜肴四季均适宜食用。

养生食膳

[白术酒焙河鳗]

油为传热介质烹制的膳品

烹调技法

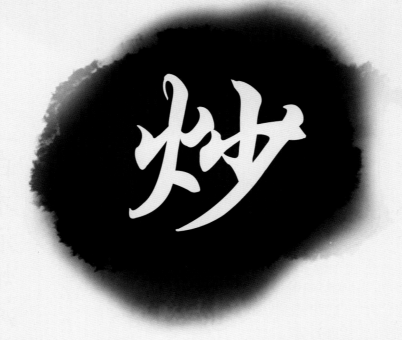

　　质地细嫩，无筋骨原料，经刀工处理成大小、粗细要均匀的丁、丝、条、片、球等外形。先将炒锅或平锅烧热，加入少量的油烧热，放入经刀工处理的原料用旺火不断搅拌、翻锅保持了原料的营养成分，可使肉汁多、味美，可使蔬菜嫩又脆。炒是中国传统烹调方法，一般都是旺火速成，在很大程度上保熟炒、滑炒、煸炒（又称干煸）、干炒、焦炒、软炒（也称水炒）。

烹调器皿

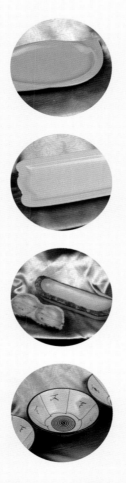

　　爆炒菜肴汤汁较少，一般采用平底瓷盘盛装，可以凸显菜肴的色香味形。中国瓷器是从陶器发展演变而成的，原始瓷器起源于3000多年前。至宋代时，名瓷名窑已遍及大半个中国，是瓷业最为繁荣的时期。

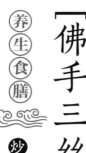

养生食膳

[佛手三丝]

炒 系列

[**主　　料**] 佛手瓜300克
[**辅　　料**] 荷兰豆100克，胡萝卜80克
[**调 味 料**] 精盐0.3克，香油20克，白砂糖5克
[**药　　材**] 佛手瓜

[操作过程]

1.新鲜佛手瓜、荷兰豆改刀成长6厘米的丝，胡萝卜改刀成丝拌匀制成三丝料，佛手瓜丝
　加入白砂糖腌渍1小时备用。

2.沸水锅置中火上投入三丝料焯水10秒捞出。

3.炒锅置中火上，注入香油待油温到90℃时投入佛手丝翻炒均匀投入荷兰豆丝和胡萝卜
　丝，加入精盐一起搅拌均匀入味，装盘完成此菜品。

[养生功效]

　　这是一道清淡爽口、营养丰富的素菜。佛手瓜清脆多汁，味美可口，营养价值较
高，既可做菜，又能当水果生吃，也是一种健胃、理气的中药。佛手瓜肉质细嫩，富含
核黄素、胡萝卜素等维生素以及钙、钾、锌、硒、铁、磷等多种矿质元素，是一种很好
的食疗保健蔬菜。中医认为佛手瓜味甘、辛、酸，性温。可以舒肝理气，和胃止痛。主
要用于肝胃气滞，胸胁胀痛，胃脘痞满，食少呕吐。荷兰豆中则富含膳食纤维、多种矿
物质和维生素，有润肠通便的作用。这道菜肴可以补充各种微量营养素及膳食纤维，尤
其是维生素A、维生素C及各类矿物质，能起到很好的消食、理气、促进食欲的效果。

[饮食禁忌]

　　阴虚有火，无气滞症状者慎服佛手瓜。泡椒中含盐量较高，容易升高血压。这道菜
肴四季均适宜食用。

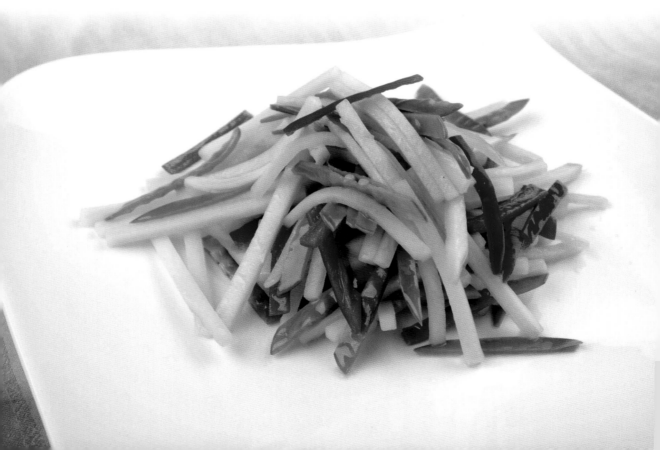

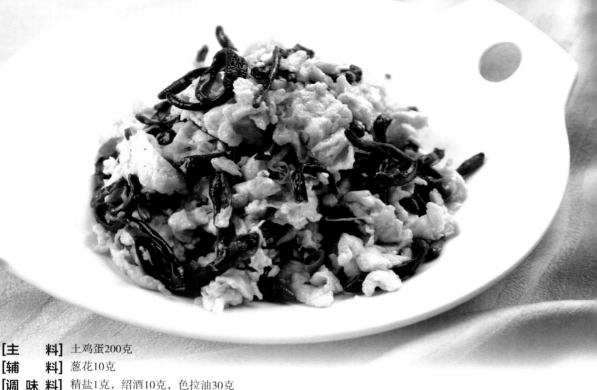

[**主　　料**] 土鸡蛋200克
[**辅　　料**] 葱花10克
[**调 味 料**] 精盐1克，绍酒10克，色拉油30克
[**药　　材**] 地龙15克

[**操作过程**]

1. 地龙干洗净清水涨发大约30分钟，切碎备用。
2. 土鸡蛋磕入碗中用筷子打散，放入地龙一起搅拌均匀，加入精盐0.5克，绍酒调味后备用。
3. 铁锅置中火上烧热加入色拉油，待油温达到120℃时，倒入地龙鸡蛋液煎制10秒，撒细精盐0.5克迅速炒香。
4. 快速翻炒1分钟左右至蛋液凝固，最后加入葱花炒香即可。

养生食膳

【地龙炒鸡蛋】

[**养生功效**]

　　地龙味咸，性寒。可以通经络，平咳喘，利尿。主要用于高热神昏，惊痫抽搐，关节痹痛，肢体麻木，半身不遂，肺热喘咳，尿少水肿，以及高血压。鸡蛋味甘，性平，是滋阴补血的养生佳品。日常食用可以滋阴补血，益肾健脑，润喉清新，养胎安胎。鸡蛋补而不腻，性质平和，且极易消化吸收，特别适合养生食用。适合于阴血亏虚体质、病后产后体虚、大脑疲劳的患者以及小儿、孕妇、老人食用。这道菜肴还可以清热解毒，疏经通络，对于中风引起的偏瘫、麻木、半身不遂也有很好的治疗效果。鸡蛋养阴，地龙止咳，所以也能够治疗肺阴虚少导致的久咳不愈，并能保护声带，清咽润嗓。现代研究表明，地龙还具有降血压、抗血液凝固的作用，所以对高血压、动脉粥样硬化人群也有很好的保健效果，适宜于中老年人食用。

[**饮食禁忌**]

　　脾胃虚寒不宜服，孕妇禁服。鸡蛋中胆固醇含量较高，尽管地龙对动脉粥样硬化有一定的治疗作用，但这道菜肴的每日摄入量仍需注意，对于中老年人来说，一般每人每天吃鸡蛋不超过一个。这道菜肴性质偏凉，更适宜夏秋季节食用。

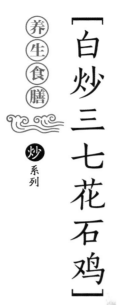

养生食膳

炒系列

[白炒三七花石鸡]

[主 料] 石鸡500克

[辅 料] 油菜芯200克，鸡蛋清1个，葱丝10克，葱结1个，姜丝20克

[调 料] 绍酒20克，精盐4克，麻油3克，胡椒粉2克，鸡汤400克，水淀粉35克，麻油1克，熟猪油1000克（划油用）

[药 材] 鲜三七花10克

[操作过程]

1. 石鸡剥皮后洗净改刀成块状，加葱、姜、绍酒10克腌渍15分钟，加盐2克、鸡蛋清、水淀粉10克上浆。

2. 三七花放入温水中浸泡30分钟，捞出漂洗干净。

3. 炒锅置中火上烧热注入油下菜芯过油，捞入漏勺内，锅内注入鸡汤200克加入盐倒入菜芯沸后，捞出摆盘围边。

4. 炒锅置中火上烧热注入油，放入葱结、姜片、石鸡肉滑散呈白色断生倒入漏勺捡出葱、姜。

5. 炒锅置中火上，舀入鸡汤200克、加盐2克、胡椒粉、绍酒用水淀粉勾芡下石鸡、三七花翻炒均匀，装在盘中央淋上麻油即可。

[养生功效]

石鸡肉是高蛋白、低脂肪的高级营养滋补品和野味香郁的特禽佳品。鲜肉的粗蛋白含量达27%，具有补五脏、益心力、生津助气开窍等功效。三七花则具有降血压、血脂，减肥，防癌、抗癌，咽喉炎，牙周炎，生津止渴、提神补气。提高心肌供氧能力，增强肌体免疫功能。这道菜肴尤其适宜心血管疾病患者食用，对于常人也是养生保健的佳品。

[饮食禁忌]

三七花药性属于凉性，对虚寒之症有加重的作用，虚寒体质者应减少食用。女性月经期间最好不要用，月经期间本不能食用凉性食品，加之三七花有活血化瘀的作用，容易导致月经出血过多。孕妇也不宜食用。这道菜肴四季均适宜食用，但由于性质寒凉，冬季应少吃。

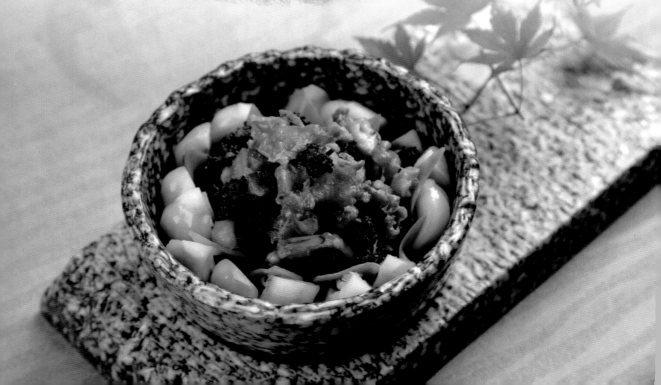

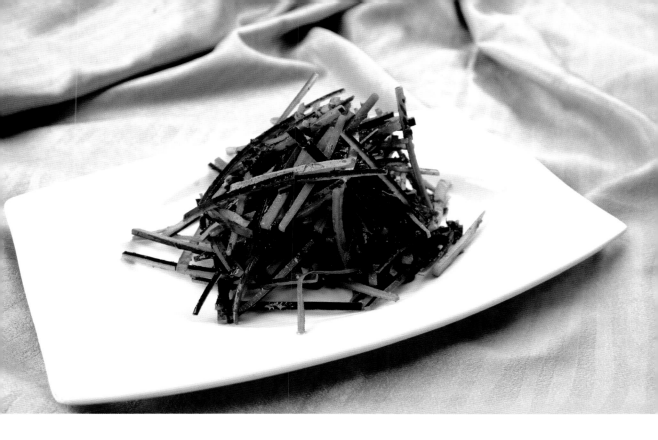

[主　　料] 冬瓜皮300克

[辅　　料] 干辣椒2克，大蒜10克

[调　　料] 精盐2克，生抽1克，白糖3克，色拉油20克

[药　　材] 橄榄菜50克

[橄榄菜冬瓜皮]

[操作过程]

1.新鲜冬瓜皮洗净，用刷去绒毛清洗干净备用。

2.冬瓜皮切成长10厘米、宽0.5厘米的细条，加入精盐2克腌渍30分钟后，用清水冲洗干净，大蒜子、干辣椒切成细末，橄榄菜切长5厘米的段备用。

3.炒锅置中火上加热后注入色拉油，待油热后放入蒜末和辣椒末爆香，加入冬瓜皮翻炒2分钟。

4.加入白糖，生抽进行调味翻炒均匀，加入橄榄菜旺火翻炒1分钟装盘即可。

[养生功效]

　　从营养学角度看，橄榄既是蔬菜也是水果，营养价值很高。橄榄含有67%的水分、23%的油脂、5%的蛋白质和1%的钙、铁、磷等矿物质，同时还含有维生素A、维生素D、维生素K和维生素E等多种维生素。橄榄油中所含的维生素E是血管保护剂，可降低胆固醇和甘油三酯。冬瓜皮味甘，性凉。可以利尿消肿，主要用于治疗水肿胀满，小便不利，暑热口渴，小便短赤。这是一道清淡可口的素菜，非常适宜中老年人日常养生食用。橄榄菜中的单不饱和脂肪酸可以起到降血脂、缓解动脉粥样硬化的效果，也可以降低老年痴呆的发病风险。

[饮食禁忌]

　　因营养不良而致之虚肿慎用。冬瓜皮性凉，脾胃虚寒者一般也不宜食用过多。这道菜肴适宜夏季食用。

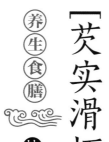

养生食膳

炒 系列

[芡实滑虾仁]

[主　　料] 新鲜虾仁300克

[辅　　料] 鸡蛋清20克

[调　　料] 精盐1克，麻油3克，绍酒3克，葱汁5克，姜汁5克，色拉油750克，湿淀粉20克，清鸡汤100克，干淀粉5克

[药　　材] 新鲜芡实100克

[操作过程]

1. 新鲜虾仁用清水洗净，清水漂洗干净后用干毛巾吸掉虾仁表面水分，倒入碗中加入精盐搅拌20秒钟。

2. 虾仁中加入葱汁、姜汁、鸡蛋清一起搅拌2分钟后加入干淀粉5克拌匀备用。

3. 炒锅置旺火上烧热冷油晃锅，注入色拉油待油温60℃时倒入浆虾仁筷子滑散，加热30秒断生捞出沥干油备用。

4. 原油锅置中火上倒入新鲜芡实，投入保持60℃油温养大约2分钟之后捞出沥干油备用。

5. 锅中留底油，加入清鸡汤、绍酒、精盐，中火烧开制成咸鲜味汤汁，倒入湿淀粉勾薄芡，最后放入芡实和虾仁翻炒均匀浇上麻油装盘。

[养生功效]

　　芡实味涩，性平，有补脾止泻、固肾涩精之功，为健脾止泻、益肾固精之良药。古药书中说芡实是"婴儿食之不老，老人食之延年"的粮菜佳品，它具有"补而不峻、防燥不腻"的特点，是秋季进补的首选食物。其性能与莲子相似，收涩性较莲子强，自古作为永葆青春活力、防止未老先衰之良物。现代医学研究则表明芡实含少量淀粉，少量脂肪油及钙、磷、铁、核黄素、维生素C等。芡实含有丰富的蛋白质、维生素、矿物质及其他微量元素，保证体内营养所需成分；芡实可以加强小肠吸收功能，提高尿木糖排泄率，增加血清胡萝卜素浓度。实验证明，血清胡萝卜素水平的提高，可使肺癌、胃癌的发病机率下降，大大减少癌症发生的机会。这道菜肴适宜于大多数人食用，可以健脾胃、益肾气、补肾阳。

[饮食禁忌]

　　芡实宜用慢火炖煮至烂熟，细嚼慢咽，一次不要吃太多。这道菜四季均适宜食用，尤其适宜夏秋季节。

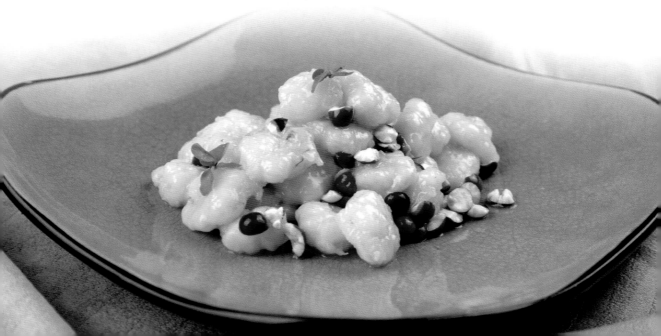

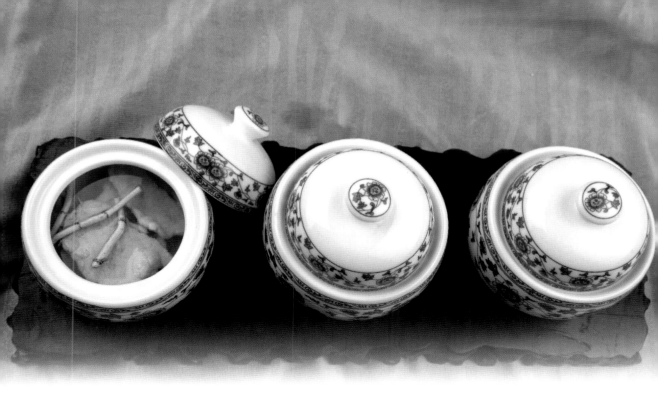

[主　　料] 猪里脊200克
[辅　　料] 干红辣椒段3克，姜丝5克
[调　　料] 精盐1克，酱油2克，白胡椒粉4克，绍酒10克，湿淀粉20克，色拉油35克
[药　　材] 鱼腥草100克

[操作过程]

1. 新鲜猪里脊肉用水洗净，除去白色筋膜改刀成长8厘米、宽2毫米的丝，放入碗中加入精盐0.5克、酱油、绍酒5克、湿淀粉10克、白胡椒粉，搅拌放入温度2℃冷藏30分钟。

2. 鱼腥草清洗净改刀成长4厘米的小段，放入碗中备用。

3. 炒锅置中火上注入色拉油20克油温升至12℃时，放入干辣椒段、姜丝翻炒出香味后，倒入猪里脊肉丝用筷子快速翻炒划散，中火加热10秒之后盛出备用。

4. 炒锅洗净置中火上烧热，注入色拉油15克油温至90℃，放入切成段的鱼腥草煸炒2分钟，将鱼腥草的部分水分炒出。

5. 加入精盐0.5克、绍酒10克进行调味，倒入炒熟的猪里脊丝，淋入湿淀粉翻锅3次装盘即成。

[养生功效]

　　鱼腥草味辛，性微寒。可以清热解毒，利尿消肿。主要用于治疗肺炎，肺脓疡，热痢，疟疾，水肿，疥癣。猪肉是滋补强壮的养生佳品，日常食用可以滋阴液、益精髓、充胃汁、补肝血、长气力、丰肌体、润皮肤。这道菜肴主要用于清热利湿，同时也可滋阴润燥，强筋骨，适宜于大部分人日常养生食用。

[饮食禁忌]

　　阳虚体质、虚寒症及阴性外疡忌服。这道菜肴四季均适宜食用。

养生食膳

[猪里脊炒鱼腥草]

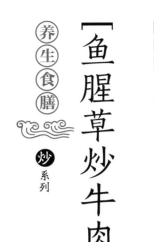

养生食膳

炒系列

【鱼腥草炒牛肉】

[主　料] 牛肉400克

[辅　料] 姜丝10克，蒜末5克，泡椒5克，葱段5克

[调　料] 盐1.5克，绍酒8克，辣酱8克，生抽3克，醋2克，糖4克，干淀粉50克，清水100克，色拉油300克

[药　材] 鱼腥草150克

[操作过程]

1. 牛肉清水洗净切成长7厘米宽2厘米的长条状放入碗中，加盐1.5克和清水100克搅拌上劲，加入绍酒4克、干淀粉50克搅拌均匀。

2. 鱼腥草洗净改刀成长7厘米宽0.5厘米用刀背拍松，投入沸水锅加热1分钟捞出备用。

3. 锅置中火上烧热注入色拉油，加热至80℃油温，倒入牛肉条滑油捞出沥油备用。

4. 锅留底油，投入姜丝、蒜末旺火煸香，放入牛肉泡椒旺火快炒10秒，加入盐、绍酒、生抽、鱼腥草翻炒均匀，放入辣酱、糖、醋大火翻炒均匀，出锅前加入葱段装盘。

[养生功效]

　　鱼腥草味辛，性微寒。可以清热解毒，利尿消肿。主要用于治疗肺炎，痢疾，疟疾，水肿，淋病等。牛肉素有"补气功同黄芪"之称，为益气补血的养生佳品。日常食用可以益气血、健脾胃、补虚弱、肥健体。适合于气血两虚体质、脾胃虚弱体质、形体瘦弱、病后体虚、术后调养及无病强身者食用。从营养学角度讲，牛肉比猪肉、羊肉所含的蛋白质含量更高，脂肪含量则更低，且富含锌、铁、硒等矿质元素，是营养价值极高的食材。鱼腥草炒牛肉不温不良，既能清热解毒，又可益气补血，是常人日常养生的保健药膳。

[饮食禁忌]

　　皮肤疮疡者慎服鱼腥草。这道菜肴四季均适宜食用，尤其适合潮湿炎热的夏季。

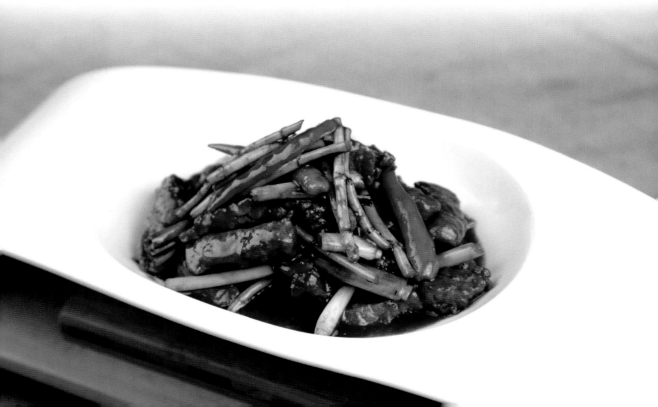

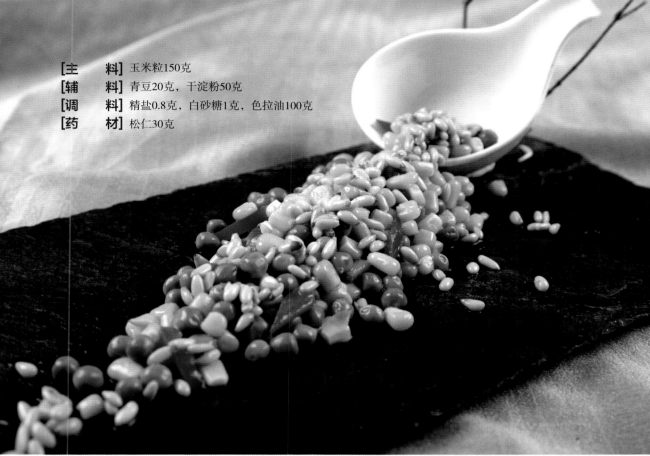

[主　　料] 玉米粒150克
[辅　　料] 青豆20克，干淀粉50克
[调　　料] 精盐0.8克，白砂糖1克，色拉油100克
[药　　材] 松仁30克

[操作过程]

1. 炒锅置中火上注入色拉油95克待油温160℃时，放入松仁炸至酥脆用漏勺捞出沥干油备用。

2. 炒锅洗净置旺火上注入清水500克，水沸后投入玉米、青豆汆熟，捞出备用。

3. 锅中加入色拉油5克，待油温升至100℃时，依次加入玉米、青豆、精盐、白糖进行调味；用中火加热翻炒均匀，最后撒上炸好的松仁出锅装盘即可。

[养生功效]

松仁性温，味甘，李时珍在《草本纲目》中说："松籽，味甘，性温，无毒。主治骨关节风湿、头眩，祛风湿、润五脏、补体虚、滋润皮肤，久服轻身延年不老。"具有养阴、熄风、润肺、滑肠等功效，能治疗风痹、头眩、燥咳、吐血、便秘等病。健康人食之可减少疾病，增强体质。松籽仁中的不饱合脂肪酸，对促进脑细胞发育有良好的功效。常被人们做为益智健脑的首选佳品。由于松仁可以益智健脑、润肠通便，加之玉米中也富含膳食纤维，这道菜肴适宜于学业压力繁重的青少年、伏案工作的脑力劳动者以及便秘人群食用。由于松仁中富含维生素E及不饱和脂肪酸，女性食用可美肤养颜，老人食用则具有抗氧化、保护心血管、延缓衰老的功效。这是一道老少皆宜的保健食品。

[饮食禁忌]

脾虚腹泻以及多痰患者最好少吃。由于松子油性较大，且属于高热量食品（每100克的松子可以在体内转换出近700千卡的热量），所以，吃得太多会使体内脂肪增加，导致肥胖。每天食用松子的量以20~30克为宜。存放时间长的松子会产生"油哈喇"味，不宜食用。散装的松子最好放在密封的容器里，以防油脂氧化变质。这道菜肴四季均适宜食用。

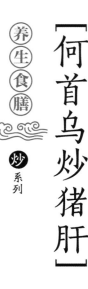

养生食膳

炒系列

[何首乌炒猪肝]

[主　料] 新鲜猪肝200克

[辅　料] 大蒜叶10克，姜片3克，菠菜100克

[调　料] 生抽3克，老抽2克，绍酒10克，精盐0.5克，白胡椒粉2克，色拉油30克，湿淀粉5克，干淀粉2克，清水100克

[药　材] 何首乌5克

[操作过程]

1. 新鲜猪肝洗净沥去水分，改刀成1厘米厚薄均匀的片状，用清水淘洗一次，用干毛巾吸干猪肝表面水分备用。

2. 何首乌用清水清洗表面，待回软后改刀成粒状，用清水文火熬制15分钟后纱布过滤取汁备用。

3. 猪肝放入碗中加入精盐0.3克、生抽、老抽、白胡椒粉1克、绍酒5克、何首乌汁2克、干淀粉搅拌均匀，静置5分钟。

4. 菠菜和大蒜叶清水冲洗干净去根部，切成小段备用。

5. 炒锅置中火注入水200克旺火烧开，加入精盐、色拉油10克倒入菠菜焯水5秒，捞出沥干水份，放在盘中垫底备用。

6. 炒锅置旺火上烧热，注入色拉油加热至150℃，加入姜片煸香倒入猪肝旺火翻炒1分钟，加入精盐、老抽1.5克、生抽2克、绍酒5克旺火翻炒10秒后，倒入何首乌汁10克、大蒜叶旺火火翻炒均匀加入白胡椒粉，最后加入湿淀粉勾芡即可。

[养生功效]

猪肝味甘、苦，性温。可以肝补肝，为补肝养血养生的佳品。日常食用可以补血养血、补肝明目。适于血虚体质、小儿体虚以及保护视力和无病强身者食用。现代医学研究表明，猪肝含有多种营养物质，它富含维生素A和微量元素铁、锌、铜等，能够预防干眼病、夜盲症和缺铁性贫血。何首乌蒸猪肝这道菜肴原汁原味，可以用于补肾强精，补肝明目，适合大部分人食用。

[饮食禁忌]

除肝病者不宜食用何首乌以外，猪肝是猪体内最大的毒物中转站解毒器官，各种有毒的代谢产物和混入食料中的某些有毒物质如农药等，都会聚集在肝脏中，并被它解毒、排泄，倘若肝脏的各类毒性物质未能排净，或解毒功能下降，那么有毒物质就会残留在肝脏的血液中，因此肝脏在食用前应当除去残血。此外，肝脏也是寄生虫活跃的场所之一，在蒸制过程中要注意不可盲目追求鲜嫩的口感，应充分高温加热，以保证杀灭所有的寄生虫。猪肝中维生素A含量极高，孕妇食用每周最好不要超过两次，以免造成胎儿骨骼发育畸形。这道菜肴四季均适宜食用。

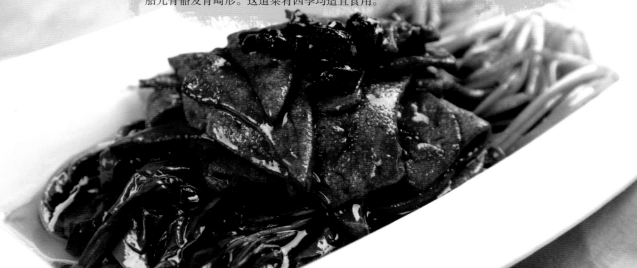

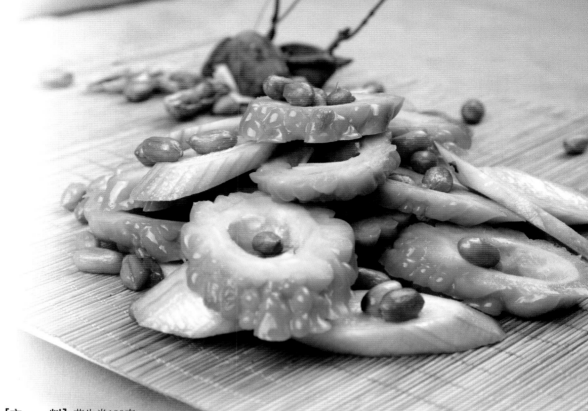

[主　　料] 花生米100克
[辅　　料] 蒜片5克
[调　　料] 色拉油30克，鸡汤50克，精盐100克，湿淀粉5克
[药　　材] 苦瓜50克，丝瓜50克

[操作过程]

1. 炒锅置中火上烧热，倒入精盐100克，中火翻炒至90℃左右加入花生米，改用文火炒制5分钟，取出花生米备用。
2. 苦瓜洗净，丝瓜削去外皮改刀成厚1厘米的片。
3. 炒锅置中火上加热后注入色拉油，温度至120℃投入苦瓜片和蒜片翻炒30秒，再加入丝瓜进行翻炒1分钟。
4. 倒入花生米加入鸡汤加盖，小火加热1分钟，改中火用湿淀粉勾芡，装盘即可。

[养生功效]

　　花生性平，味甘，可健脾和胃、利肾去水、理气通乳、治诸血症。花生含有蛋白质、脂肪、糖类、维生素A、维生素B_6、维生素E、维生素K，以及矿物质钙、磷、铁等营养成分，含有9种人体所需的氨基酸及丰富的不饱和脂肪酸，属于营养价值较高的一类坚果。瓜味苦，性寒，具有清热祛暑、明目解毒、降压降糖、利尿凉血、解劳清心、益气壮阳之功效。苦瓜中含有多种维生素、矿物质，还可降血糖、抗病毒和防癌。丝瓜则可除热利肠，这道菜肴很适宜夏季食用，可清热生津，健脾益气，利水渗湿。花生中含有丰富的蛋白质，且吸收率利用率较高，因此这道菜肴也很适宜素食主义者补充蛋白质。花生米中含有丰富的必须脂肪酸，还可降低血液胆固醇，也很适宜老年人食用。

[饮食禁忌]

　　苦瓜、丝瓜均是寒凉食物，脾胃虚寒者不宜食用。花生中富含油脂，能量较高，因此肥胖、超重者不宜多吃。有不少人对花生等坚果过敏，严重者可致休克，这部分人也不宜食用这道菜肴。这道菜肴性质偏凉，因此更适宜夏秋季节食用。

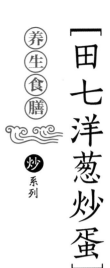

养生食膳

[田七洋葱炒蛋]

炒系列

[主 料] 鸡蛋200克
[辅 料] 洋葱50克
[调 料] 精盐1克，绍酒10克，色拉油45克，清水20克
[药 材] 新鲜田七100克

[操作过程]

1.新鲜田七清水洗净改刀成长5厘米的段，洋葱洗改刀成长6厘米的粗丝备用。

2.鸡蛋磕入碗中用筷子打散，加入精盐0.5克、绍酒5克搅拌均匀备用。

3.铁锅置旺火上烧热冷油晃锅，注入色拉油30克油温至150℃，倒入鸡蛋液旋转铁锅煎制。

4.待鸡液一面凝固加入绍酒5克，蛋液整个翻面用手勺炒散，盛入碗中。

5.炒锅洗净置中火上，加热注入色拉油15克，油温加热至130℃，倒入洋葱段和田七段快速翻炒1分钟后加入精盐0.5克，投入炒好的鸡蛋一起翻炒10秒，烹入清水翻炒均匀即可。

[养生功效]

　　田七味甘，微苦，性温。具有活血散瘀的功效。现代研究则表明，田七可抗血液凝固，抗动脉粥样硬化，对于心血管疾病的防治具有重大意义。洋葱中的营养成分十分丰富，不仅富含钾、维生素C、叶酸、锌、硒、及纤维质等营养素，更有两种特殊的营养物质——槲皮素和前列腺素A。这两种特殊营养物质，令洋葱具有了很多其他食物不可替代的健康功效，如保护心血管、预防癌症、提高免疫力等。这道菜肴非常适宜中老年人食用。可以减轻心血管疾病的症状，减少感冒提高机体免疫力。洋葱中也富含花青素，是天然的抗氧化剂，可降低氧自由基对人体的影响。

[饮食禁忌]

　　孕妇及血虚者不宜食用田七。这道菜肴四季均适宜食用。

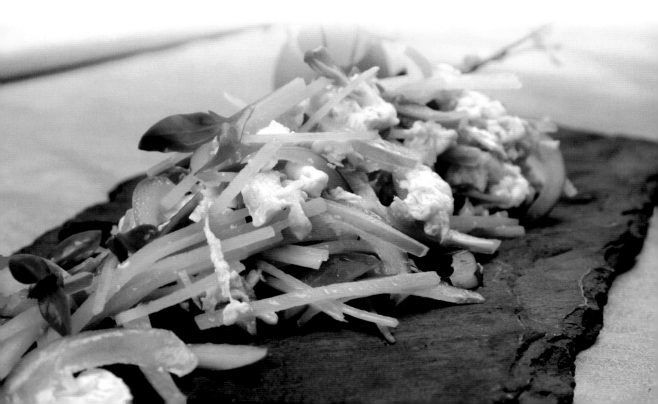

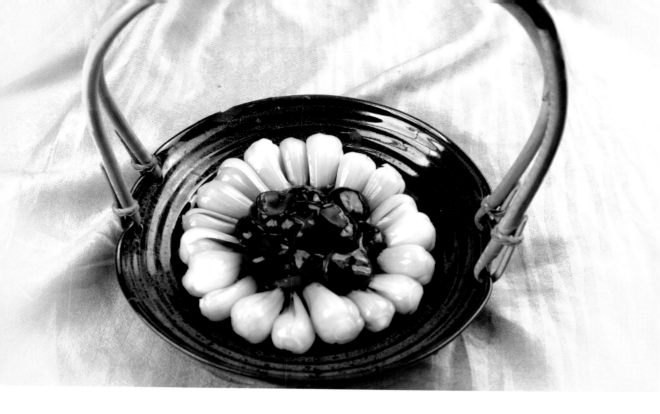

[主　　料] 磐安鲜香菇400克

[辅　　料] 小青菜心200克

[调　　料] 白酒10克，绍酒5克，精盐1克，湿淀粉5克，熟猪油30
　　　　　　克，高汤30克

[药　　材] 鹿茸3克

[操作过程]

1.鹿茸加入白酒浸泡7天时间取出备用。

2.炒锅置旺火上注入清水500克烧开倒入菜心，加入精盐少许用中火加热焯水30秒捞出沥
　干水份备用。

3.炒锅置中火上烧热加入熟猪油，倒入改好十字花刀的香菇煸炒1分钟，加入精盐、绍酒
　煸炒5秒，烹入泡鹿茸白酒1克，注入高汤小火加热10分钟湿淀粉勾芡，取出装入盆中。

4.小青菜心围边香菇整齐堆放于中间浇淋上香菇芡汁，最后将用白酒泡好的鹿茸放在小
　青菜心上即可。

[养生功效]

　　鹿茸味甘、咸，性温。能壮肾阳，益精血，强筋骨。鹿茸是名贵药材。现代研究
表明，鹿茸中含有磷脂、糖脂、胶脂、激素、脂肪酸、氨基酸、蛋白质及钙、磷、镁、
钠等成分，其中氨基酸成分占总成分的一半以上。鹿茸性温而不燥，具有振奋和提高机
体功能，对全身虚弱、久病之后患者有较好的强身作用。香菇中富含香菇多糖，具有一
定的抗肿瘤效果。这道菜肴非常适合阳虚怕冷的人食用，也适宜于常人冬令日常养生食
用。对于老年人来说，这道菜肴还可以强筋骨，补肾虚，提高机体免疫力，延年益寿，
具有很好的保健效果。

[饮食禁忌]

　　香菇是动风发物，顽固性皮肤瘙痒症者忌食。脾胃寒湿气滞或皮肤骚痒病患者也
应减少食用。鹿茸性温热，阴虚阳亢者不宜食用。这道菜肴适宜冬令进补。

养生食膳

[鹿茸香菇菜心]

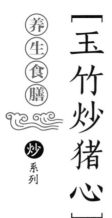

養生食膳 炒系列

[玉竹炒猪心]

[主　　料] 猪心500克
[辅　　料] 姜5克
[调　　料] 精盐0.5克，山茶油15克，卤肉汁100克
[药　　材] 玉竹50克

[操作过程]

1. 猪心用刀剖开切成两半，切去筋膜，用清水洗去血污和残留的血块改刀成厚1厘米的片，盛入碗中备用。

2. 生姜刮去表皮切成2毫米厚的姜片，玉竹用60℃温水浸泡5小时，捞出沥干水份切成薄片。

3. 炒锅置中火上注入水500克，投入猪心片、姜片中火煮至六成熟时捞出，锅洗净倒入卤肉汁、猪心、玉竹中火翻炒均匀，加入精盐淋上山茶油翻拌均匀出锅装盘。

[养生功效]

　　玉竹味甘，性微寒。可以养阴润燥，生津止渴。用于肺胃阴伤，燥热咳嗽，咽干口渴，内热消渴。猪心味甘、咸，性平。主要用于补虚，安神定惊，养心补血。自古即有"以脏补脏"、"以心补心"的说法，猪心能补心，治疗心悸、心跳、怔忡。据现代营养学分析证明，猪心是一种营养十分丰富的食品。它含有蛋白质、脂肪、钙、磷、铁、维生素B_1、维生素B_2、维生素C以及烟酸等，这对加强心肌营养，增强心肌收缩力有很大的作用。临床有关资料说明，许多心脏疾患与心肌的活动力正常与否有着密切的关系。因此，猪心虽不能完全改善心脏器质性病变，但可以增强心肌，营养心肌，有利于功能性或神经性心脏疾病的痊愈。玉竹炒猪心可以滋阴润燥，安神补虚，适合心气虚损的老年人食用。

[饮食禁忌]

　　痰湿体质人群不宜食用。猪心中胆固醇含量较高，不适合高血脂、肥胖、动脉粥样硬化等慢性疾病人群食用。这道菜肴四季均适宜食用。

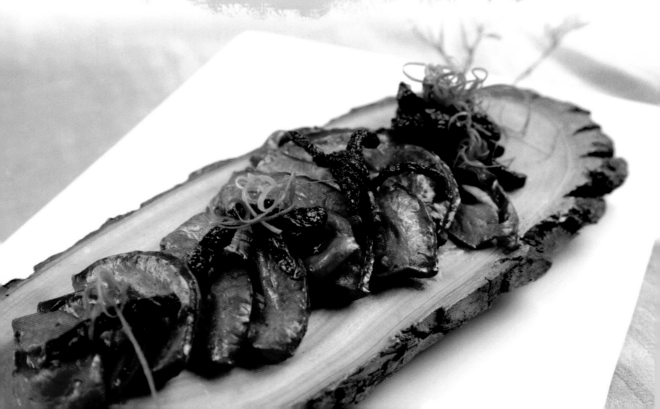

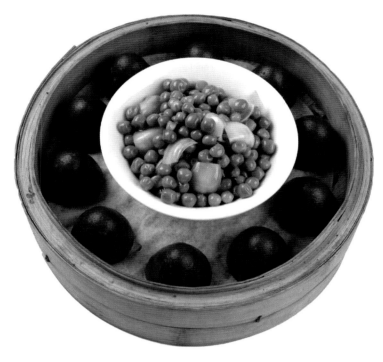

[主　　料] 红薯粉300克

[辅　　料] 荷兰豆100克，金华火腿10克

[调　　料] 红糖150克，白砂糖3克，精盐0.6克，绍酒3克，
高汤20克，色拉油20克，湿淀粉5克

[药　　材] 新鲜百合15克

[百合炒荷兰豆配窝窝头]

[操作过程]

1.红糖用60℃温水溶化，倒入碗中晾凉，红薯粉、红糖水揉成面团放入碗中，用干净的布盖住静置5分钟备用。

2.红薯粉面团搓条，下剂，做出"窝窝头"形状，放在蒸屉中，中火蒸15分钟成熟备用。

3.新鲜百合切去蒂与荷兰豆洗净，金华火腿用改刀成1厘米见方的丁，放在碗中加入绍酒进行腌渍10分钟备用。

4.炒锅置中火上注入色拉油，倒入荷兰豆翻炒30秒加入精盐0.6克、火腿丁、绍酒翻炒20秒，加入百合进行翻炒10秒。

5.加入高汤加盖小火加热30秒，加入白砂糖翻炒均匀用湿淀粉勾芡，装在盘中配以蒸好的窝窝头上桌即可。

[养生功效]

　　百合味甘，微苦，性微寒。可以养阴润肺、清心安神。主要用于治疗阴虚久嗽，痰中带血，热病后期，余热未清，或情志不遂所致的虚烦惊悸、失眠多梦、精神恍惚。荷兰豆性平、味甘，具有和中下气、利小便、解疮毒等功效，能益脾和胃、生津止渴。这是一道营养价值很高的素菜。可以和中理气，止咳润肺。百合、荷兰豆和玉米粉中都富含膳食纤维，因此这道菜肴还可润肠通便。

[饮食禁忌]

　　生荷兰豆中含有植物血凝集素，容易造成消化道刺激及溶血，因此荷兰豆务必完全煮熟以后再食用。百合性凉，风寒咳嗽、虚寒出血、脾胃不佳者忌食。这道菜肴四季均可食用，尤其适宜于秋季养生。

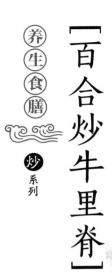

养生食膳

炒 系列

【百合炒牛里脊】

[主　　料] 牛里脊400克

[辅　　料] 姜丝2克，葱花2克

[调　　料] 白砂糖5克，盐1克，绍酒10克，生抽2克，老抽1克，清水100克，干淀粉50克，色拉油1000克（用于滑油）

[药　　材] 新鲜百合70克

[操作过程]

1.牛里脊洗净改刀成长7厘米、宽2厘米的长条状放入碗中，加入盐0.5克和清水100克搅打上劲，加入绍酒10克、干淀粉50克上浆，百合切去根部清水洗净备用。

2.锅烧热冷油滑锅，注入色拉油待油温加热至90℃，倒入牛里脊滑油至断生捞出备用。

3.锅中留底油，旺火加热加入姜丝煸香，倒入牛里脊旺火翻炒5秒，加入盐0.5克、生抽、老抽翻炒均匀，加入百合、白糖旺火翻炒1分钟，最后撒入葱花装盘。

[养生功效]

　　百合味甘，微苦，性微寒。可以养阴润肺、清心安神。主要用于治疗阴虚久嗽，痰中带血，热病后期，余热未清，或情志不遂所致的虚烦惊悸、失眠多梦、精神恍惚。牛肉属高蛋白、低脂肪食品，富含多种氨基酸和矿物质元素，具有消化吸收率高等特点。牛肉含有丰富的蛋白质，氨基酸组成比猪肉更接近人体需要，能提高机体抗病能力，对生长发育及手术后、病后调养的人在补充失血、修复组织等方面物别适宜。寒冬食牛肉，有暖胃作用，为寒冬补益佳品。中医认为，牛肉有补中益气、滋养脾胃、强健筋骨、化痰息风、止渴止涎的功效。这道菜肴适用于久咳不愈、气短体虚、筋骨酸软、贫血久病及面黄目眩之人食用。

[饮食禁忌]

　　百合性凉，风寒咳嗽、虚寒出血、脾胃不佳者忌食。这道菜肴尤其适宜秋冬季节进补。

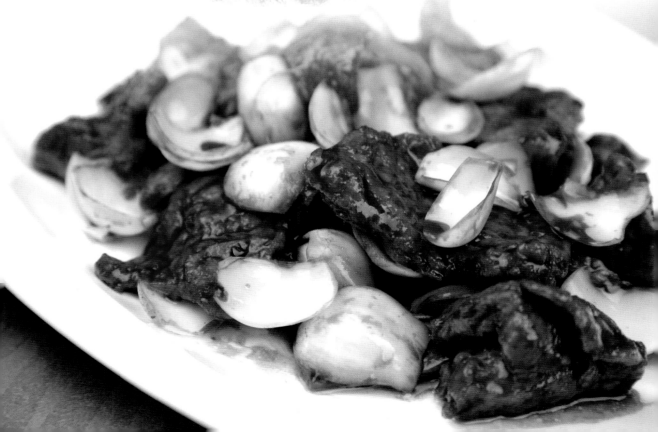

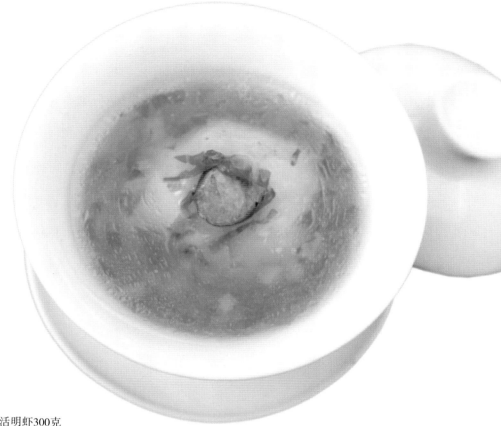

[主　　料] 鲜活明虾300克
[辅　　料] 荸荠50克，葱汁5克，姜汁5克
[调　　料] 精盐2克，鸡蛋清15克，干淀粉26克，绍酒2克，湿淀粉8克，色拉油600克
[药　　材] 白芍5克，杏仁10克

[操作过程]

1. 明虾摘去虾头和尾剥去虾壳，取出虾仁用干净毛巾吸干表面水份，加入葱汁、姜汁、精盐、绍酒、鸡蛋清搅拌上劲加入干淀粉搅拌均匀待用。
2. 杏仁洗净后加入清水，中火煮至15分钟捞出去外壳，荸荠洗净切成末，白芍洗净切成丁备用。
3. 炒锅置旺火上烧热注入色拉油，待油温升至120℃倒入浆好的虾仁，用筷子迅速划散，中火加热30秒捞出虾仁。
4. 锅留底油置中火上注入清水80克，旺火烧开加入精盐0.3克，倒入白果和荸荠、白芍丁翻炒10秒左右，加入虾仁淋入湿淀粉旺火翻炒均匀装盘。

[养生功效]

　　白芍味苦、酸，性凉。可以养血柔肝，缓中止痛，敛阴收汗。主要治疗胸腹胁肋疼痛，泻痢腹痛，自汗盗汗，阴虚发热，月经不调，崩漏，带下。虾肉的营养价值极高，能增强人体的免疫力和性功能，补肾壮阳，抗早衰，治疗腰膝酸软等。这道菜肴的主要作用在于阴阳双补，理气和中，适宜于大多数人食用。虾肉中还富含蛋白质、钙、磷、钾、锌、硒等矿物质，及B族维生素、维生素E等，具有较高的食用价值。这道菜肴也很适合女性食用，由于虾肉中脂肪含量很低，多吃也不易发胖。

[饮食禁忌]

　　白芍性凉，脾胃虚寒者不宜食用。这道菜肴四季均适宜食用。

油为传热介质烹制的膳品

烹调技法

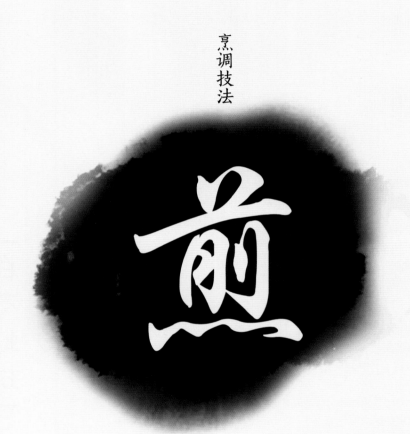

煎

　　煎法起源北魏时期《齐民要术》，用锅把少量的油加热，再把经加处理好的扁平状原料平铺入锅，慢慢加热成熟，使其熟透，表面成金黄色乃至微焦，表皮酥脆。先煎好一面，再煎，另一面，也可以两面反复交替煎，使其受热均匀两面一致。煎时要不断晃锅或用手铲翻动。由于加热时间往往需时较短，食物味道甘香可口。

　　可分为干煎、酥煎、煎炒、香煎、煎封、煎炸、煎焖、软煎、半煎、生煎、煎酿、煎蒸、煎扒、煎炖、煎熘、煎烧、煎焗。

烹
调
器
皿

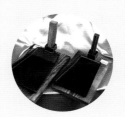

　　煎制菜肴通常采用铸铁盛具，铸铁炊具最早出现于春秋战
国时期，初为煎制时的厨具，后被用为煎制菜肴的盛具。有利
于菜肴保温度和香味，呈现菜肴色泽金黄，外焦里嫩的特点。

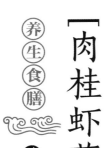

养生食膳

煎 系列

肉桂虾茸煎豇豆

[主　料] 长豇豆350g克

[辅　料] 河虾仁80克，米仁30克，生姜15克

[调　料] 色拉油80克，盐3克，绍酒10克，生粉5克

[药　材] 肉桂5克

[操作过程]

1. 肉桂、米仁、生姜加水煮开，再用文火煮20分钟，过滤后取出药水晾凉备用。

2. 长豇豆洗净过水，用手盘成一个个圆形结。

3. 河虾仁剁成茸，加入盐、药汁、黄酒、生粉搅打上劲，分别酿入豇豆圆的中间。

4. 平底锅置旺火上，加入色拉油，待油温升至五成时，下酿好的虾茸结，用小火两面煎熟加入绍酒、盐、清水、改中火收汁即成。

[养生功效]

　　肉桂味辛，性温，补元阳，暖脾胃，除积冷，通血脉。由于虾肉也可温补肾阳，土豆则是补脾益气的良好食材，因此这道菜肴可以治疗肾气虚乏，腰膝酸软，可以温中散寒，特别适宜阳虚畏寒怕冷的人群，以及冬令进补，可以御风寒，补元阳。现代研究则表明，肉桂具有一定的降压作用，因此这道菜也适宜高血压人群食用。

[饮食禁忌]

　　肉桂是温热性药物，如有口渴、咽干舌燥、咽喉肿痛、鼻子出血等热性症状及各种急性炎症时，均不宜服用。患有干燥综合征、红斑狼疮、癌症、结核病、更年期综合征、慢性肝病、出血性疾病、大便干燥、痔疮、目赤者忌食。内热较重，内火偏盛、阴虚火旺、舌红无苔、干燥综合症、更年期综合症、平素大便燥结、痔疮以及出血性疾病患者不宜食用。这道菜肴适宜冬令进补。

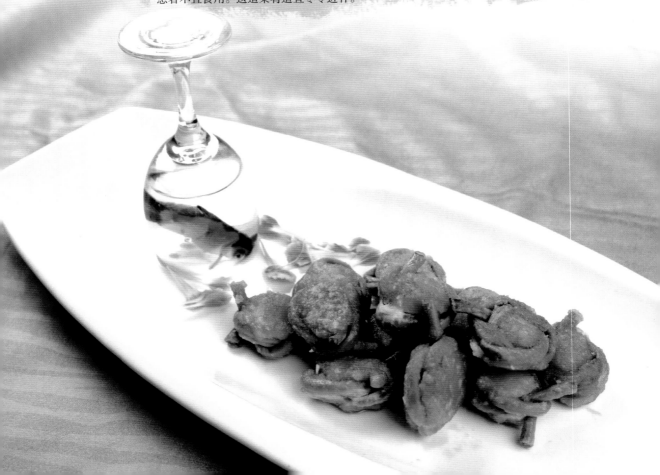

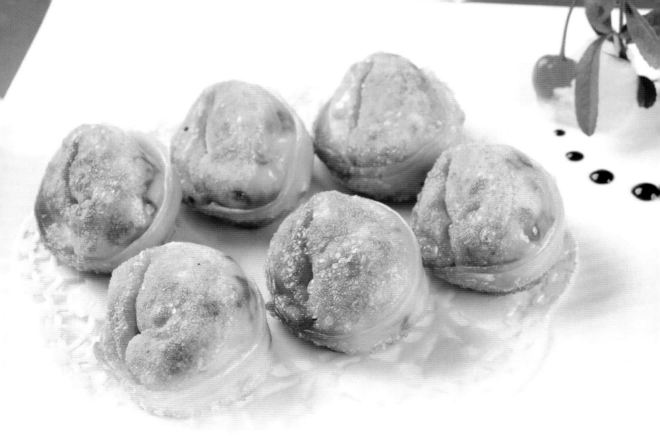

[**主　　料**] 面粉200克
[**辅　　料**] 鱼腥草30克，瘦肉50克，生姜末5克，
[**调　　料**] 黄酒20克，盐3克，色拉油20克
[**药　　材**] 金银花12克，连翘12克

[鱼腥草银花馄饨]

[操作过程]

1. 鱼腥草去头切成末备用，鱼腥草头、金银花，连翘加入适量水，先用大火烧开，文火煲20分钟，过滤取水备用。

2. 瘦肉排剁成茸加入药汁、黄酒、盐、生姜末、鱼腥草末调味制成馄饨馅，包制成馄饨备用。

3. 平底锅置中火上注入色拉油，待油温升至150℃时放入馄饨，加入少量水，加盖中火焖制5分钟，将馄饨翻面再加少量水，焖至金黄色时出锅装盘。

[养生功效]

　　鱼腥草味辛，性微温。清热解毒，利尿消肿。鱼腥草和金银花都具有很好的清热解毒效果，这道菜肴很适宜阴虚上火以及风热感冒人群食用。从现代营养学角度看，鱼腥草还具有抗病毒、抗细菌、提高免疫力及抗肿瘤的功效，因此这道菜肴也适宜在感染性疾病多发的春夏季食用，可以减少疾病发生。对于老年人来讲，经常食用，也有助于防止肿瘤发生。此外，鱼腥草还可利尿消肿，在炎热潮湿季节也有很好的祛湿效果。

[饮食禁忌]

　　虚寒症及阴性外疡忌服。这道菜肴尤其适宜夏季炎热多雨时节食用。既可亲热解暑，也可利湿渗水。

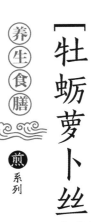

[牡蛎萝卜丝饼]

煎系列

[主　　料] 牡蛎500克

[辅　　料] 生姜末5克，葱白5克，萝卜200克，面粉200克

[调　　料] 绍酒10克，精盐1克，熟猪油50克

[操作过程]

1. 牡蛎取肉洗净切成块，萝卜去皮改刀成长5厘米的丝焯水后放入猪油10克，姜末、葱白炒香，投入牡蛎肉翻炒出香味加黄酒、盐调味制成饼馅备用。

2. 面粉加水揉成面团，用擀面杖制成10厘米直径的薄面皮。

3. 面皮中加入馅料，制成团后用手在面板上按成饼。

4. 平底锅置中火上放入熟猪油40克，待油温升至150℃，放入面饼加入清水80克，中火煎至饼色泽金黄色即可。

[养生功效]

　　牡蛎可安神，潜阳补阴，收敛固涩。用于惊悸失眠，眩晕耳鸣。中医认为牡蛎甘平无毒可解五脏，调中益气养血以解丹毒，醒酒止渴活血充饥，常食还有润肤养颜养容功能。《本草纲目》记载：牡蛎肉"多食之，能细洁皮肤，补肾壮阳，并能治虚，解丹毒"。现代医学还认为牡蛎肉还具有降血压和滋阴养血等功能。牡蛎还具有"细肌肤，美容颜"及降血压和滋阴养血、健身壮体等多种作用，因而被视为美味海珍和健美强身食物。牡蛎肉肥爽滑，味道鲜美，营养丰富，含有丰富的蛋白质、脂肪、钙、磷、铁等营养成份，素有"海底牛奶"之美称。在西方，牡蛎仍被誉为"神赐魔食"，日本人则誉之为"根之源"。在我国有"南方之牡蛎，北方之熊掌"之说，含锌量之高，可为食物之冠。牡蛎中还含有海洋生物特有的多种活性物质及多种氨基酸。萝卜则是宽中理气，健胃消食的良好食品。这道菜肴老少皆宜，营养丰富，多吃也不怕发胖，是大众养生的佳品。

[饮食禁忌]

　　牡蛎中可能含有两种破坏力极大的病原体：诺罗病毒和霍乱弧菌。诺罗病毒可能引起胃肠炎。霍乱弧菌可引发高烧、感染性休克、皮肤溃烂性水泡，甚至可引起致命性的败血症，因此牡蛎食用前务必彻底加热。这道菜肴四季均适宜食用。

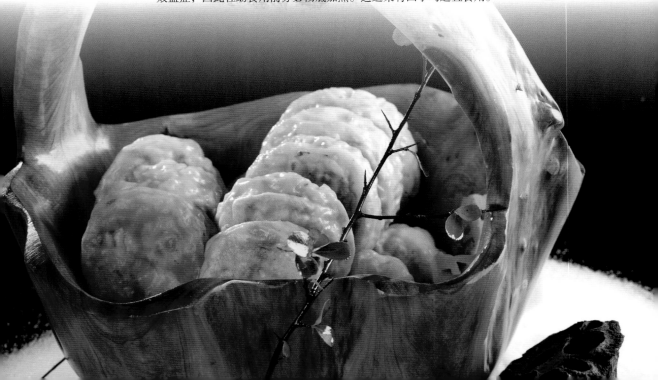

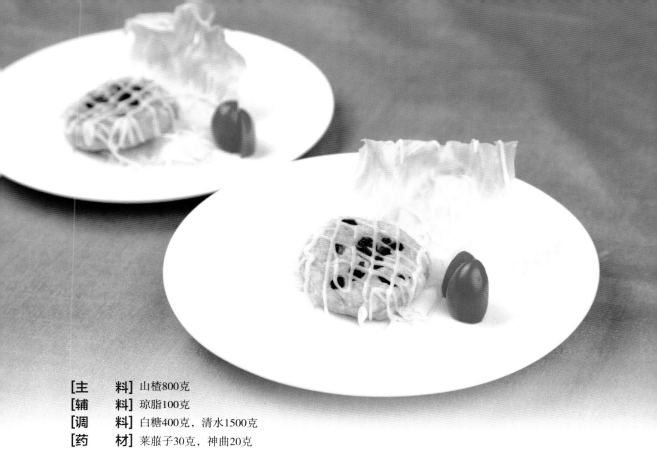

[主　　料] 山楂800克
[辅　　料] 琼脂100克
[调　　料] 白糖400克，清水1500克
[药　　材] 莱菔子30克，神曲20克

[操作过程]
1.山楂洗净倒入锅中加入清水旺火煮沸，撇去浮沫改用中火加热20分钟，加热过程中用筷子搅拌均匀以防粘锅底，待山楂煮成糊状时捞出山楂留汁备用。
2.莱菔子、神曲用清水淘洗干净，用清水浸泡5分钟，待神曲体积膨胀捞出沥干水份备用。
3.莱菔子旺火煮5分钟沥干水份，神曲放在碗中加入60℃的温水浸泡5分钟备用。
4.莱菔子、神曲用研磨器磨成粉状与山楂糊搅拌均匀，用旺火烧沸撇去上浮沫，小火加热20分钟用纱布过滤出渣滓，加入琼脂置蒸笼中使用旺火足汽蒸20分钟，待琼脂化开后加入白糖。倒入模型中自然晾凝固成块装盘即可。

[奇妙山楂饼] 养生食膳

[养生功效]
　　山楂味甘、酸，性微温。可以消食积，散瘀血，驱绦虫。从营养学角度讲，山楂富含维生素C、胡萝卜素、钙质、碳水化合物、山楂酸、果胶等，可以润肠通便，开胃理气。这道菜适宜于伤食后引起的腹满饱胀，尤其是肉类食积不化，上腹疼痛者，食之最为适宜；适宜中老年心脏衰弱、高血压、冠心病、心绞痛、高脂血症、阵发性心动过速及各种癌症患者食用；适宜妇女月经过期不来或产后淤血腹痛，恶露不尽者食用；此外，还适宜肥胖症、坏血病（维生素C缺乏症）、病毒性肝炎、脂肪肝、急慢性肾炎、绦虫病患者、肠道感染者食用。

[饮食禁忌]
　　这道菜与海产品不宜同食，海产品中均含有丰富的钙、铁、碳、碘等矿物质和蛋白质，而山楂中含有鞣酸，若与海产品同食，会合成鞣酸蛋白，这种物质会导致便秘，引发恶心、呕吐、腹痛等症状，所以不宜同食。山楂有促进妇女子宫收缩的作用，孕妇多食山楂，会引发流产，故不宜多食。这道菜肴四季均适宜食用。

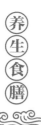

【胡椒狗汁蛋】

[主　　料] 土鸡蛋10个
[辅　　料] 狗骨头500克
[调　　料] 盐10克，椒盐10克，狗汤500克，色拉油50克
[药　　材] 元胡10克，米仁50克，胡椒10克

[操作过程]

1. 元胡、胡椒、米仁一起装入煲鱼袋中，锅中狗汤煮开加入狗骨头、煲鱼袋、土鸡蛋、盐用文火煮2小时左右。

2. 取出土鸡蛋，平底锅置于旺火上注入色拉油，待油温升至150℃，倒入鸡蛋一边煎一边敲碎表面蛋壳，使其出现裂纹，煎至鸡蛋呈金黄色撒上椒盐，取出装盘即可。

[养生功效]

　　胡椒味辛，性温。温中，下气，消痰，解毒。这道菜肴可以治疗寒痰食积，脘腹冷痛，反胃等，尤其适宜冬季食用，可以温里散寒。

[饮食禁忌]

　　阴虚有火者忌服。这道菜肴较适宜冬令进补。

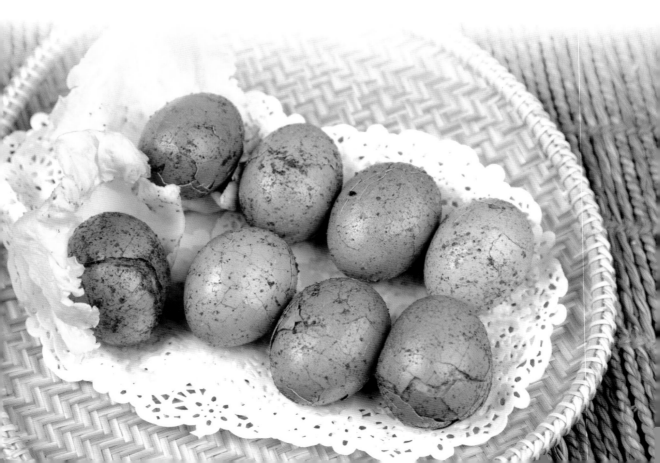

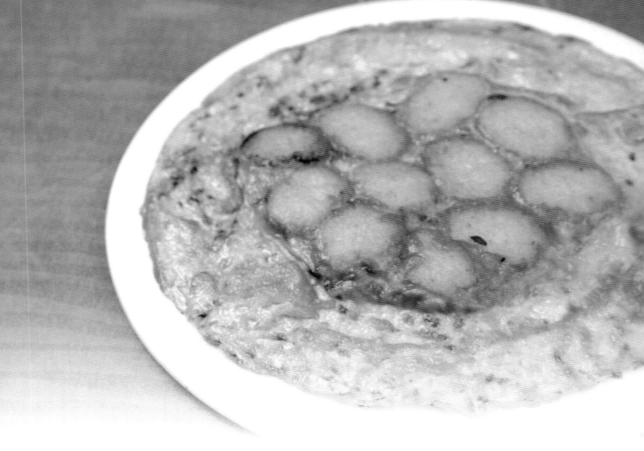

[槐花煎蛋]

[主　　料] 鸡蛋4个
[调　　料] 盐3克，绍酒5克，色拉油50克
[药　　材] 槐花50克

[操作过程]

1.鸡蛋磕入碗中，加入槐花、盐、绍酒搅拌均匀。

2.锅置旺火上注入色拉油，待油温升至180℃，倒入调好的蛋液，煎至两面金黄色，最后
装入盘中即可。

[养生功效]

　　槐花味苦，性平，无毒。具有清热、凉血、止血、降压的功效。槐花能增强毛细血
管的抵抗力，减少血管通透性，可使脆性血管恢复弹性的功能，从而降血脂和防止血管
硬化。鸡蛋是一种滋阴补气的食材，因此槐花煎蛋可以滋阴清热，健脾益气。对于心血
管疾病人群来说，鸡蛋中富含的卵磷脂也具有很高的保健价值。

[饮食禁忌]

　　槐花性凉，虚寒体质不宜食用。鸡蛋中胆固醇含量较高，高血脂患者也不宜食用过
多。这道菜肴四季均适宜食用。

养生食膳 煎系列

[蒜蓉石斛煎蛏子]

[主　　料] 蛏子300克

[辅　　料] 蒜蓉30克，姜片10克，葱花3克

[调　　料] 盐5克，绍酒20克，胡椒粉10克

[药　　材] 石斛20克

[操作过程]

1.蛏子洗净，在背部用刀划开，除去黑筋备用。

2.石斛投入搅拌机中搅碎取汁，与绍酒、蒜蓉、盐、姜片、胡椒粉一起加入蛏子中腌渍
　 15分钟待用。

3.取出蛏子放在铁板上，围成圆形直接开大火烤至蛏子成熟，撒葱花即可。

[养生功效]

　　石斛味甘，性微寒。主要用于益胃生津，滋阴清热。用于阴伤津亏，口干烦渴，食
少干呕，病后虚热，目暗不明。现代研究则表明，石斛具有降血糖、抗肿瘤的功效。中
医认为，蛏子肉味甘、咸，性寒，有清热解毒、补阴除烦、益肾利水、清胃治痢、产后
补虚等功效。现代研究则表明，蛏子富含碘和硒，它是孕妇、老年人良好的保健食品，
蛏子含有锌和锰，常食蛏子有益于脑的营养补充，有健脑益智的作用。医学工作者还发
现，蛏子对因放射疗法、化学疗法后产生的口干烦热等症有一定的疗效。因此这道菜肴
很适宜肿瘤患者保健。

[饮食禁忌]

　　脾胃虚寒、腹泻者应少食。这道菜肴四季均适宜食用。

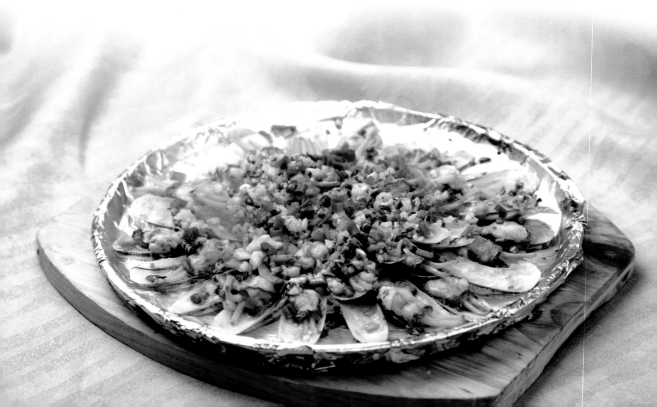

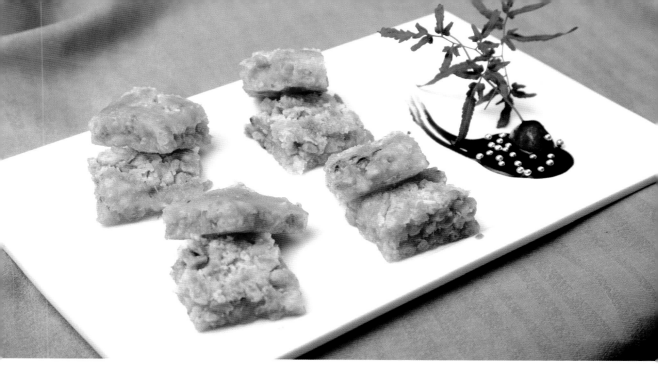

[主　　料] 熟松子250克
[辅　　料] 鸡蛋液60克，小麦面粉50克
[调　　料] 菜籽油30克，盐5克，白砂糖10克，香油20克，五香粉15克
[药　　材] 松仁

[操作过程]

1.熟松仁放入盆内，加入鸡蛋液、五香粉、香油、白砂糖、精盐调拌均匀备用。

2.调拌好的松仁中加入干面粉，摇动盆使每个松仁外表粘一层面粉，再洒上水，反复此法，使松仁沾匀面粉待松仁比原体积大一倍后，取出备用。

3.锅置中火上，注入菜籽油烧至150℃，放入粘匀面粉的松仁，浸炸约3分钟待呈金黄色时捞出；

4.待油温升至180℃时，再下入松仁冲炸一次，起锅沥油装盘待冷却后便可食用。

[养生食膳]

[脆皮松仁饼]

[养生功效]

松仁性温，味甘，李时珍在《草本纲目》中说："松籽，味甘，性温，无毒。主治骨关节风湿、头眩，祛风湿、润五脏、补体虚、滋润皮肤，久服轻身延年不老。"具有养阴、熄风、润肺、滑肠等功效。健康人食之可减少疾病，增强体质。松籽仁中的不饱合脂肪酸，对促进脑细胞发育有良好的功效。常被人们做为益智健脑的首选佳品。由于松仁可以益智健脑、润肠通便，这道菜肴适宜于学业压力繁重的青少年以及伏案工作的脑力劳动者食用。由于松仁中富含维生素E及不饱和脂肪酸，女性食用可美肤养颜，老人食用则具有抗氧化、保护心血管、延缓衰老的功效。这是一道老少皆宜的保健食品。

[饮食禁忌]

脾虚腹泻以及多痰患者最好少吃。由于松子油性较大，且属于高热量食品（每100克的松子可以在体内转换出近700千卡的热量），而这道菜又以油炸作为加工方式，能量极高，所以，吃得太多会使体内脂肪增加，导致肥胖。每天食用松子的量以20~30克为宜。存放时间长的松子会产生"油哈喇"味，不宜食用。散装的松子最好放在密封的容器里，以防油脂氧化变质。这道菜肴四季均适宜食用。

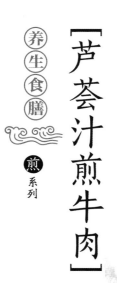

[芦荟汁煎牛肉]

煎 系列

[主　　料] 牛肉300克

[调　　料] 蚝油20克，精盐1克，海鲜酱5克，咖喱酱3克，干淀粉10克，黑胡椒碎2克，橄榄油50克

[药　　材] 新鲜芦荟400克

[操作过程]

1.芦荟洗净削去皮，把净肉部分切成均匀的菱形块备用。

2.牛肉切成厚2厘米均匀片状，用刀背两面各拍剁8次，放在碗中加入蚝油、精盐、海鲜酱、咖喱酱一起和牛肉搅拌入味，加入干淀粉搅拌均匀放入2℃的冷藏箱中半小时。

3.平底锅置中火上倒入橄榄油30克，5秒钟后倒入腌渍好的牛肉片，煎制2分钟（每面各煎1分钟）装入各吃盘中。

4.沸水锅置中火上旺火烧热，加入切好的新鲜芦荟块、橄榄油焯烫30秒捞出沥干水，与牛排拼放一起，最后牛排上撒上黑胡椒碎即可。

[养生功效]

　　芦荟味苦，性寒。可以解毒泻火，化瘀杀虫。主要用于治疗上火便秘、尿血、小儿营养不良，妇女闭经以及各种皮肤疾患。现代研究表明，芦荟具有杀菌抗炎，湿润美容，健胃下泄，强心活血，免疫和再生及抗肿瘤作用。还可解毒、抗衰老、镇静、防晒。芦荟中含的多糖和多种维生素对人体皮肤有良好的营养、滋润、增白作用。它具有使皮肤收敛、柔软化、保湿、消炎、漂白的性能。还有解除硬化、角化、改善伤痕的作用，不仅能防止小皱纹、眼袋、皮肤松弛，还能保持皮肤湿润、娇嫩，同时，还可以治疗皮肤炎症，对粉刺、雀斑、痤疮以及烫伤、刀伤、虫咬等亦有很好的疗效。这道菜肴不仅可以给机体补充蛋白质、维生素及矿物质，同时还具有了美容养颜的功效，特别适宜女性食用。

[饮食禁忌]

　　芦荟性质苦寒，因此孕妇忌服，脾胃虚弱者也应降低芦荟的用量。这道菜肴四季均适宜食用。

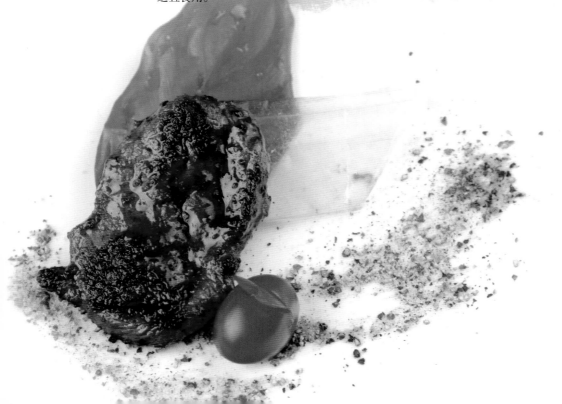

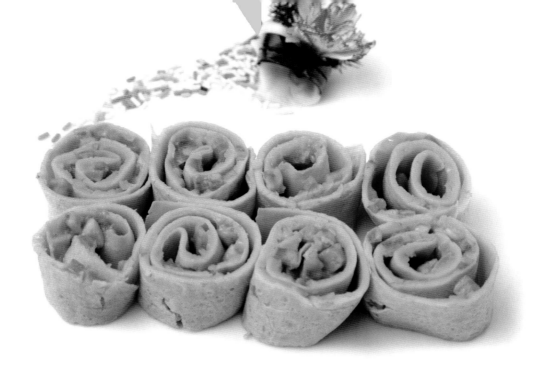

[**主　　料**] 面粉200克
[**辅　　料**] 鸡蛋2个，油烤葱花5克
[**调　　料**] 盐0.7克、绍酒0.5克、椒盐0.3克、清水300克、色拉油250克（用于煎制）
[**药　　材**] 丝瓜半根80克

[操作过程]

1.面粉过筛加入清水、盐0.7克、鸡蛋液、绍酒搅拌均匀，静置15分钟加入色拉油25克拌匀备用。
2.丝瓜去皮清水洗净，切成小丁加入面粉糊中搅拌均匀。
3.锅置旺火上加热，倒入色拉油200克，面粉糊分5至7次的分量倒入锅中。
4.面粉糊在煎锅中制成圆形饼状，旺火煎10秒，转小火旋动铁锅，滴入少量色拉油，使饼脱离铁锅自由转动，旺火加热10秒钟大翻锅，另一面煎制15秒出锅备用。
5.煎好的丝瓜饼铺在盘中，撒上油烤葱花、椒盐卷成圆柱形改刀成段装盘即可。

[养生功效]

中医认为，丝瓜性凉、味甘，具有清热、解毒、凉血止血、通经络、行血脉、美容、抗癌等功效，并可治疗诸如痰喘咳嗽、乳汁不通、热病烦渴、筋骨酸痛、便血等症。丝瓜也可清热化痰，凉血解毒，可以治疗一些热性疾病，如身热烦渴，痰喘咳，肠风下血，痔疮出血等。丝瓜煎饼翠绿鲜嫩，清香脆甜，是夏日里清热泻火、凉血解毒的一道佳菜。丝瓜中含有丰富营养成分，所含的干扰素诱生剂，能刺激人体产生干扰素，达到抗病毒、防癌的目的。丝瓜性寒凉味甘甜，有消暑利肠、去风化痰、凉血解毒、通经活络、行气化瘀等作用，还可治疗大小便带血，帮助产妇下乳。丝瓜还是消雀斑、增白、去除皱纹的不可多得的天然美容剂。长期食用，还能使人皮肤变得光滑、细腻，具有抗皱消炎，预防、消除痤疮及黑色素沉着的特殊功效。

[饮食禁忌]

丝瓜性质寒凉，多吃会引起滑肠腹泻，久病体虚弱、脾胃虚弱、消化不良的人还是少吃为宜。这道菜尤其适宜夏季食用，可清热解暑。

养生食膳

[**丝瓜煎饼**]

油为传热介质烹制的膳品

烹调技法

炸

　　把经刀工处理、腌渍入味的原料，浸没在一定温度的热油中，用旺火加热，使原料成熟的烹调方法，用这种方法加热的原料大部分要间隔炸两次。用于炸的原料在加热前一般须用调味品浸渍，加热后往往随带辅助调味品（如椒盐、番茄沙司、辣椒油等）上席，炸制菜肴的特点是香、酥、脆、嫩。由于所用原料的质地及制品的要求不同，炸可分为清炸、干炸、软炸、酥炸、卷包炸和特殊炸等。

烹调器皿

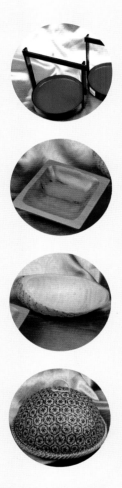

　　炸制菜肴往往用精致的漆器来盛装，在春秋战国时期就流行色彩靓丽漆制餐具出现，延用至今。

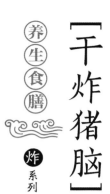

养生食膳 炸系列

[干炸猪脑]

[主　　料] 猪脑400克

[辅　　料] 鸡蛋清60克，大葱6克

[调　　料] 姜丝3克，甜面酱10克，豌豆淀粉15克，精盐1克，白砂糖2克，干淀粉30克，色拉油400克

[药　　材] 八角粉1克，茴香粉1克

[操作过程]

1.新鲜猪脑洗净，用水温90℃的热水浸泡猪脑1分钟，用牙签挑破猪脑表层的膜放入碗中备用。

2.鸡蛋清倒入碗中用筷子搅拌均匀，加入干淀粉和豌豆淀粉制成干炸糊。

3.猪脑改刀成厚2厘米的块共12块，加入八角粉、茴香粉腌渍10分钟，用筷子夹住原料放入干炸糊中包裹均匀，投入150℃的宽油锅中炸至表面变黄时捞出。

4.中火加热待油温升至180℃时，投入炸结壳的猪脑，炸至表面色泽金黄时捞出装盘。

5.炒锅置小火上注入色拉油10克，放入甜面酱、姜丝、白砂糖搅拌均匀加热30秒，制成酱香型复合味蘸汁，伴随猪脑一同上桌即可。

[养生功效]

猪脑味甘，性温。猪脑适宜体质虚弱者及气血虚亏之头晕头痛、神经衰弱、偏头痛者食用。这道菜肴的主要功效在于安神、益气养血。

[饮食禁忌]

脑胆固醇含量极高，100克猪脑中含胆固醇量高达3100毫克，且这道菜肴还使用油炸的加工方式，脂肪含量极高。高血脂、高胆固醇者及冠心病患者、高血压或动脉硬化所致的头晕头痛者不宜食用。中医认为多食猪脑可影响性功能。《千金方》记载："羊脑、猪脑，男子食之损精气，少子。若欲食者，研之如粉，和醋食之，均不如不食佳。"因此有性功能障碍的人应该忌食，男性最好少食。常人也不宜多食猪脑。这道菜肴四季均适宜食用。

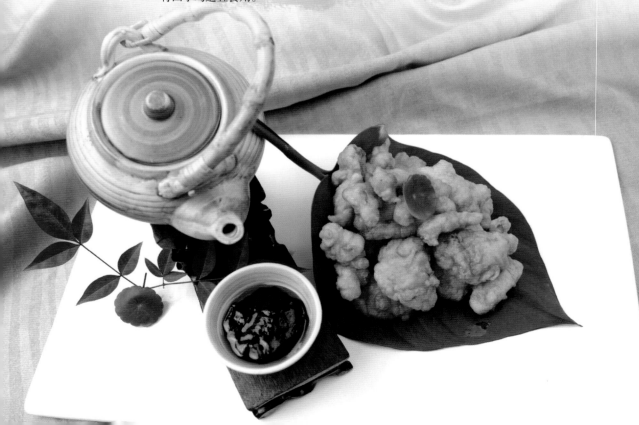

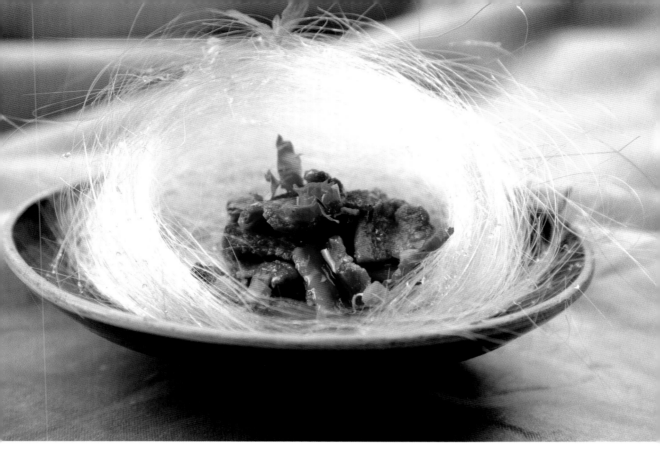

[主　　料] 猪瘦肉300克
[辅　　料] 熟黑芝麻5克，熟白芝麻5克
[调　　料] 白砂糖100克，精盐1克，绍酒5克，色拉油1000克，湿淀粉100克
[药　　材] 玫瑰花瓣10克

[操作过程]

1. 猪瘦肉洗净，改刀成3厘米长条，加入绍酒、精盐、湿淀粉搅拌均匀备用。
2. 玫瑰花瓣洗净，改刀成长3厘米的条用80℃的温度烤5分钟。
3. 宽油锅置中火上加热至150℃，依次投入浆好的猪肉条，炸至淡黄色捞起沥干油，中火加热待油温升至180℃时，投入肉条进行复炸至金黄色捞出沥干油。
4. 锅中留底油置小火上，倒入白砂糖炒成糖液，倒入炸制好的猪肉条翻炒均匀，砂糖浆均匀裹在猪肉条表面；
5. 最后撒上熟黑芝麻、熟白芝麻，再撒上玫瑰花装盘即可。

[养生功效]

　　玫瑰味甘，味苦，性微温。行气解郁，和血，止痛。用于肝胃气痛，食少呕恶，月经不调，跌扑伤痛。现代研究表明，玫瑰花中含有300多种化学成分，如芳香的醇、醛、脂肪酸、酚和含香精的油和脂，常食玫瑰制品可以柔肝醒胃，舒气活血，美容养颜，令人神爽。入药则有理气、活血、收敛等作用，主要治疗月经不调、跌打损伤、肝气胃痛、乳臃肿痛等症。玫瑰还可以改善皮肤质地，促进血液循环及新陈代谢。这道菜看色泽亮丽，气味芬芳，可以疏肝理气，十分适宜女性食用，可以治疗月经不调、痛经及更年期综合征导致的情绪失常。女性常吃还可美容养颜，润泽肌肤。

[饮食禁忌]

　　理气类食材大多辛燥，阴虚火旺者需减少服用。这道菜看四季均适宜食用。

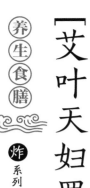

养生食膳
炸 系列

[艾叶天妇罗]

[主　　料] 面粉200克

[辅　　料] 淀粉200克，鸡蛋60克，清水600克

[调　　料] 盐2克，酵母5克，色拉油1000克（油炸用）

[药　　材] 艾叶50克

[操作过程]

1.艾叶用清水洗净，摘成大小均匀的形状备用。

2.面粉、清水、精盐、淀粉和酵母调匀后加入色拉油和鸡蛋液，调制脆粉糊待用。

3.炒锅置中火上烧热，注入色拉油烧热至140℃，艾叶逐个挂上糊入油锅炸制。

4.待艾叶表面色泽呈金黄色时，用漏勺捞出沥油装盘即可。

[养生功效]

　　艾叶味辛、苦，性温，无毒；归脾、肝、肾经；芳香温散，可升可降。具有温经止血，散寒止痛，降湿杀虫的功效。主治月经不调，痛经，宫寒不孕，胎动不安，心腹冷痛，吐血，衄血，咯血，便血，崩漏，妊娠下血，泄泻久痢，带下，湿疹，疥癣，痈肿，痔疮。灸治百病。

[饮食禁忌]

　　阴虚火旺、血燥生热及宿有失血病者不宜食用。这道菜肴主要用油炸的烹调方法，性质辛燥，老人、儿童及阳亢体质者都不能食用过量。艾叶是清明及端午节最主要的角色。按照汉族传统习俗，清明时天气乍暖还寒，雨水充沛，容易招致寒邪与湿邪；而端午由于时令气温正适合各类病毒虫害滋生，而此时，气候也处于阴阳际会，人类的免疫力相对降低。古人以为此时节邪毒最盛。当五月的艾叶生长繁茂，气味浓烈的时候，正好成了这个季节的克制植物。艾叶天妇罗尤其适合在春夏季节食用，可以起到祛邪、抗病毒的功效。

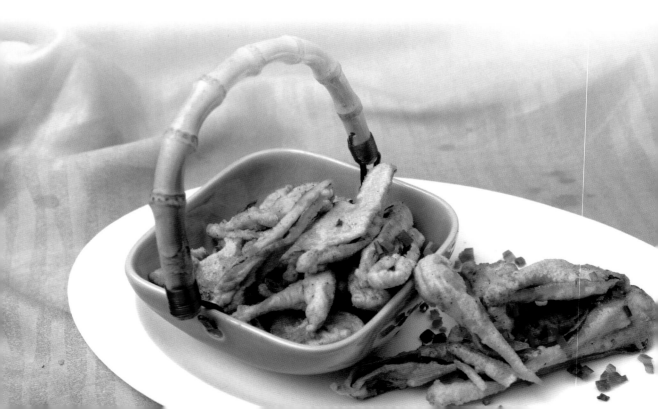

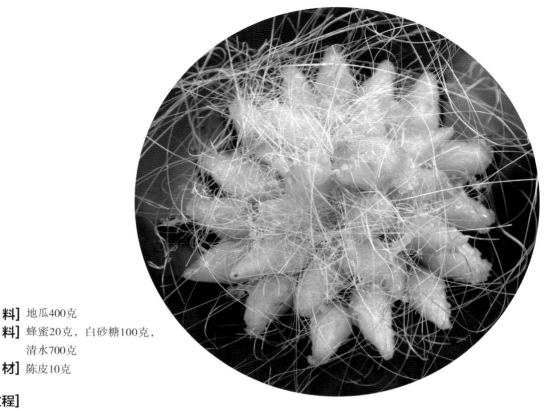

[主　　料] 地瓜400克
[调　　料] 蜂蜜20克，白砂糖100克，
　　　　　清水700克
[药　　材] 陈皮10克

[操作过程]

1.新鲜地瓜洗净削去皮，改刀成宽为1.5厘米，厚为2.5厘米，长8厘米的条形。

2.锅置中火上注入清水，待水沸后放入地瓜条烧开加入陈皮，小火加热10分钟。

3.锅中加入白砂糖，用小火熬煮20分钟，熬煮时用勺子推动原料防止粘锅。

4.最后加入蜂蜜，改用文火熬15分钟晾凉装盘即可。

[养生功效]

　　陈皮味苦，性温。可以理气健脾，燥湿化痰。主要用于治疗脘腹胀满，食少吐泻，咳嗽痰多。红薯含有丰富的淀粉、维生素、纤维素等人体必需的营养成分，还含有丰富的镁、磷、钙等矿物元素和亚油酸等。这些物质能保持血管弹性，对防治老年习惯性便秘十分有效。遗憾的是，人们大都以为吃红薯会使人发胖而不敢食用。其实恰恰相反，红薯是一种理想的减肥食品，它的热量只有大米的1/3，而且因其富含纤维素和果胶而具有阻止糖分转化为脂肪的特殊功能。红薯不仅是健康食品，还是祛病的良药。《本草纲目》记载，红薯有"补虚乏，益气力，健脾胃，强肾阴"的功效。《本草纲目拾遗》说，红薯能补中、和血、暖胃、肥五脏。《金薯传习录》说它有6种药用价值：治痢疾和泻泄，治酒积和热泻，治湿热和黄疸，治遗精和白浊，治血虚和月经失调，治小儿疳积。《陆川本草》说，红薯能生津止渴，治热病口渴。红薯含有大量不易被吸收消化酶素破坏的纤维素和果胶，能刺激消化液分泌及肠胃蠕动，从而起到通便作用。另外，它含量丰富的β-胡萝卜素和黄酮是有效的抗氧化剂，有助于清除体内的自由基。这道菜是非常理想的减肥食品，也适宜老年人食用，可降血脂、延缓衰老、延年益寿。

[饮食禁忌]

　　红薯的糖分多，身体一时吸收不完，剩余部分停留在肠道里容易发酵，使腹部不适。中医认为，湿阻脾胃、气滞食积者应慎食红薯。这道菜和柿子不宜在短时间内同时食用，至少应相隔五个小时以上。如果同时食用，红薯中的糖分在胃内发酵，会使胃酸分泌增多，和柿子中的鞣质、果胶反应发生沉淀凝聚，产生硬块，量多严重时可使肠胃出血或造成胃溃疡。这道菜肴四季均适宜食用。

养生食膳

[陈皮地瓜]

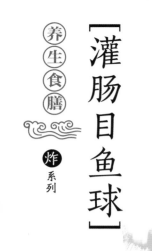

养生食膳

炸 系列

[灌肠目鱼球]

[主　料] 大目鱼250克，猪肉皮100克

[辅　料] 肥膘50克，淡面包片150克，生姜末5克，葱白末3克

[调　料] 绍酒10克，盐5克，生粉10克，高汤500克，色拉油1000克（用于油炸）

[药　材] 地榆10克，槐花10克，白茅根10克

[操作过程]

1. 地榆、槐花、白茅根、肉皮加入高汤，旺火蒸制3小时，倒入煲中小火熬制2小时制成浓汤，加入盐3克调味，冷却后速冻制成浓汤冻，备用。

2. 大目鱼洗净取肉和肥膘排剁成茸，加绍酒、盐2克、生姜末、生粉搅打上劲。

3. 淡面包片和浓汤冻，改刀成1.5厘米见方的丁备用。

4. 将汤冻丁放入目鱼茸中，制成球状，鱼球表面上均匀的粘上面包丁，待用。

5. 油锅置中火上，待油温升至150℃时，放入目鱼球，用小火炸至金黄色装盘即可。

[养生功效]

　　地榆性寒，味苦、酸。有凉血止血，清热解毒，培清养阴，消肿敛疮等功效。槐花味苦，性平，无毒，具有清热、凉血、止血、降压的功效。槐花能增强毛细血管的抵抗力，减少血管通透性，可使脆性血管恢复弹性的功能，从而降血脂和防止血管硬化。白茅根味甘，性寒。可以劳伤虚羸，补中益气，除瘀血、血闭寒热，利小便。这道菜肴非常适宜出血体质的人食用，可以起到止血的作用。此外，地榆、槐花、白茅根均是凉性药材，也可滋阴清热。这道菜肴对于动脉粥样硬化也有一定的缓解效果。

[饮食禁忌]

　　地榆、槐花、白茅根都是含量药材，脾胃虚寒的人不宜食用，常人多食也可导致食欲减退，胃肠不适。此外，墨鱼中富含胆固醇，高血脂患者需谨慎。这道菜肴不宜冬季食用。

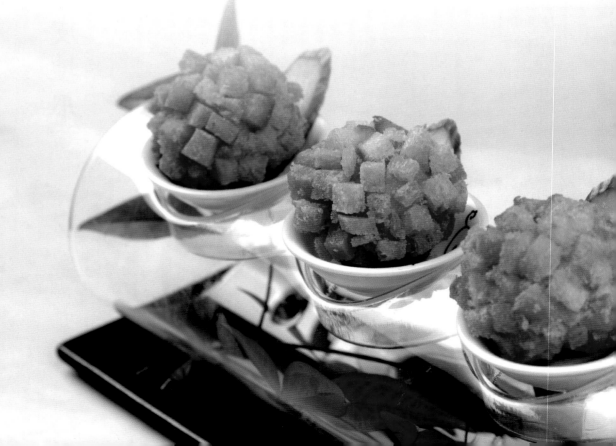

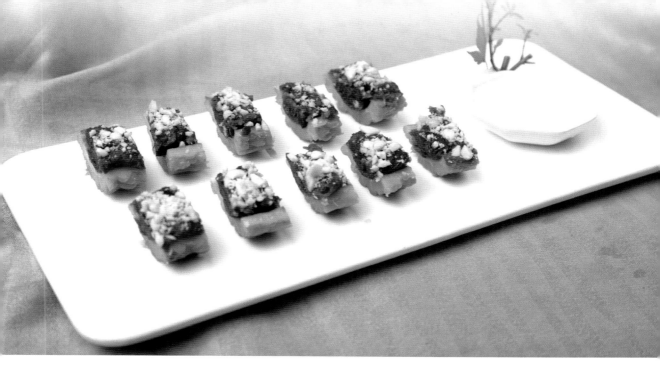

[主　　料] 苦瓜200克
[辅　　料] 熟花生碎30克，紫薯80克
[调　　料] 盐0.3克，炼乳50克，蜂蜜5克，色拉油10克，清水50克
[药　　材] 苦瓜

[操作过程]

1. 苦瓜清水洗净，对半切开挖去瓤洗净，抹上盐0.3克揉搓2分钟冲洗干净放在盘中备用。
2. 紫薯洗净投入锅中注入清水，旺火烧沸煮5分钟转中火煮10分钟，捞出沥干表面水份，去皮碾成泥状，加入色拉油、清水50克、蜂蜜5克搅拌均匀备用。
3. 紫薯泥填入苦瓜中，将两半苦瓜合并起来放在盘中，放入蒸笼大火蒸10分钟。
4. 蒸好取出苦瓜，将其切成宽0.5厘米的厚片摆盘跟上炼乳即可。

[养生功效]

　　紫薯与普通红薯一样，纤维素含很高量高，这类物质可增加粪便体积，促进肠胃蠕动，清理肠腔内滞留的黏液、积气和腐败物，配合苦瓜的解毒功能益气，可排出粪便中的有毒物质和致癌物质，保持大便畅通，改善消化道环境，防止胃肠道疾病的发生。紫薯除了具有普通红薯的营养成分外，还富含硒元素和花青素。紫薯营养丰富具特殊保健功能，它含有20%左右的蛋白质，包括18种氨基酸，易被人体消化和吸收，其中包括8种维生素和磷、铁等10多种矿物元素。此外，紫薯内含有大量药用价值高的花青素。花青素是天然强效自由基清除剂。花青素对100多种疾病有预防和治疗作用，被誉为继水、蛋白质、脂肪、碳水化合物、维生素、矿物质之后的第七大必需营养素。花青素是目前科学界发现的防治疾病、维护人类健康最直接、最有效、最安全的自由基清除剂，其清除自由基的能力是维生素C的20倍、维生素E的50倍。花青素具有小分子结构，是唯一能透过血脑屏障清除自由基保护大脑细胞的物质，同时能减少抗生素给人体的一些危害。

[饮食禁忌]

　　苦瓜性质含量，多食易伤脾胃，虚寒者不宜多食。这道菜肴膳食纤维丰富，适宜成年人及老人，但儿童食用过多容易挤占其它食物空间，导致蛋白质、矿物质摄入和吸收不足。这道菜肴一般不在冬季食用。

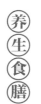

养
生
食
膳

炸
系
列

紫苏炸蟹仔

[主　料] 青蟹500克

[辅　料] 面粉50克，鸡蛋2个，葱段15克，姜片10克

[调　料] 酵母2克，啤酒300克，盐1克，胡椒粉3克，色拉油800克（用于油炸）

[药　材] 新鲜紫苏30克

[操作过程]

1.蟹斩切成8块，加入葱段、姜片、盐、胡椒粉、啤酒50克腌渍10分钟。

2.新鲜紫苏加入水，用榨汁机打匀取出放入面粉、鸡蛋液、酵母、色拉油50克搅拌均
　匀，调成脆粉糊备用。

3.宽油锅置中火上，待油温升至150℃时，把蟹块均匀的裹上脆粉糊，逐个投入油锅中，
　炸至外皮松脆，蟹肉成熟后捞出沥油装盘即成。

[养生功效]

　　苏味辛，微温，有解表散寒、行气和胃的功能，主治风寒感冒、咳嗽、胸腹胀满、
恶心呕吐等症。蟹肉性寒，紫苏可中和蟹肉的寒性。紫苏也可用于进食鱼蟹而引起的腹
痛、吐泻。

[饮食禁忌]

　　气虚、阴虚体质及温病患者不宜食用紫苏。同时，紫苏叶不能食用过多，因紫苏含
有大量草酸，草酸在人体内遇上钙和锌便生成草酸钙和草酸锌，在人体沉积过多会损伤
人体的神经、消化系统和造血功能。这道菜肴四季均适宜食用。

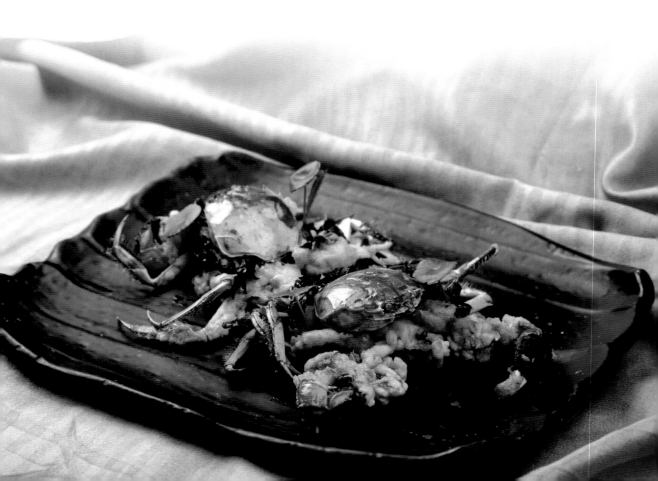

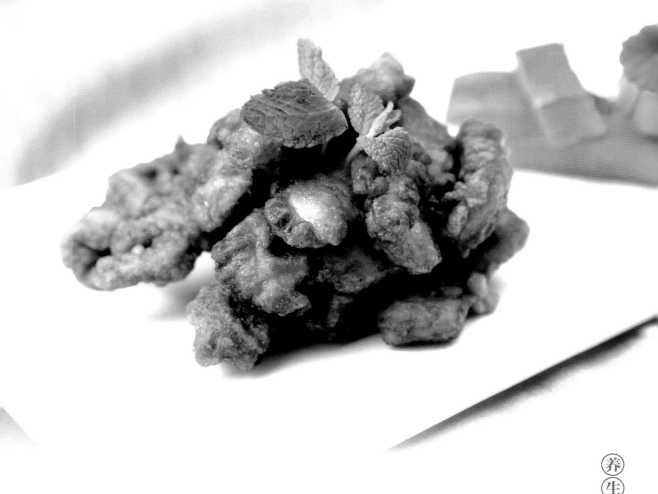

[脆皮薄荷鸡]

[主　　料] 鸡脯肉200克

[辅　　料] 姜片10克，葱段10克，面粉50克，干淀粉10克，鸡蛋2个，酵母3克

[调　　料] 盐1克，绍酒10克，胡椒粉3克，清水20克，色拉油500克（用于炸制）

[药　　材] 新鲜薄荷20克

[操作过程]

1. 鸡脯肉改刀成长7厘米、宽1.5厘米的条，加入绍酒、盐、葱段、姜片、胡椒粉腌渍10分钟。

2. 新鲜薄荷叶放入榨汁机内，加清水打匀取汁倒入面粉、鸡蛋、酵母调成脆皮糊，注入色拉油搅拌均匀静置8分钟。

3. 鸡脯肉挂上脆皮糊，投入到150℃的宽油锅中，炸制鸡条浮起鸡肉成熟，色泽碧绿外皮香脆，捞出沥干油装盘即可。

[养生功效]

　　薄荷味辛，性凉，可以疏散风热，清利头目，利咽透疹，疏肝行气。鸡肉味甘，性温，素有"食补之王"之称，是补气益精的养身佳品。这道菜肴的主要功效在于清热、解表、益气。

[饮食禁忌]

　　阴虚血燥，肝阳偏亢，表虚汗多者忌服薄荷。薄荷可解除鸡肉肥腻，使得菜肴更适宜炎热的夏季食用。

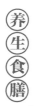

养生食膳

炸系列

[参麦酥泥鳅]

[主　料] 小泥鳅200克

[辅　料] 姜片10克，葱段10克

[调　料] 盐3克，绍酒10克，胡椒粉3克，醋5克，酱油5克，香油2克，清水100克，色拉油500克

[药　材] 太子参10克，浮小麦10克

[操作过程]

1.太子参、浮小麦倒入锅中，加入清水旺火烧开文火煮30分钟取药汁备用。

2.取2/3的药汁，将活小泥鳅泡在药汁中，加入黄酒、盐、葱姜各7克、胡椒粉2克腌渍15分钟，直到泥鳅死去为止。

3.取剩余1/3药汁，加入酱油、醋、胡椒粉备用。

4.锅置于旺火上注入色拉油，待油温升至200℃，取小泥鳅沥干水，倒入热油中用漏勺盖住炸脆。

5.锅中留少许底油，加入葱姜各3克煸炒，放入小泥鳅再倒入调好的汁翻炒均匀，淋上香油出锅装盘即可。

[养生功效]

　　泥鳅味道鲜美，营养丰富，含蛋白质较高而脂肪较低，能降脂降压，即是美味佳肴又是大众食品，素有"天上的斑鸠，地下的泥鳅"和"水中人参"之美誉。泥鳅含脂肪成分较低，胆固醇更少，是高蛋白低脂肪食品，富含不饱和脂肪酸，有利人体抗血管衰老，有益于老年人及心血管病人。从中医角度讲，泥鳅味甘性平，可补益脾肾、利水、解毒。补益脾肺、益气生津。太子参味甘，味苦，性温，可用于调节脾胃虚弱、食欲不振、倦怠无力、气阴两伤。浮小麦则可以除虚热、止汗。这道菜可以解毒、健脾、开胃，很适合老年人食用。

[饮食禁忌]

　　泥鳅不宜与狗肉同食，白术忌桃、李、菘菜、雀肉、青鱼。阴虚火盛、气滞胀闷者者忌食。这道菜肴四季均适宜食用。

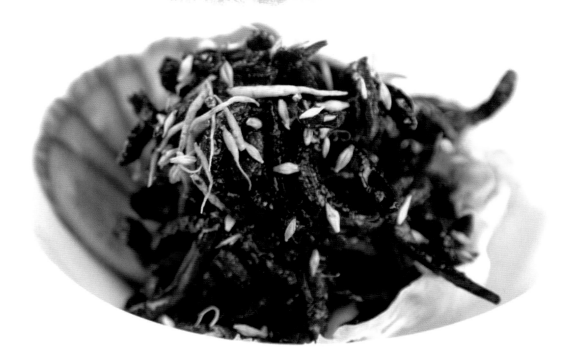

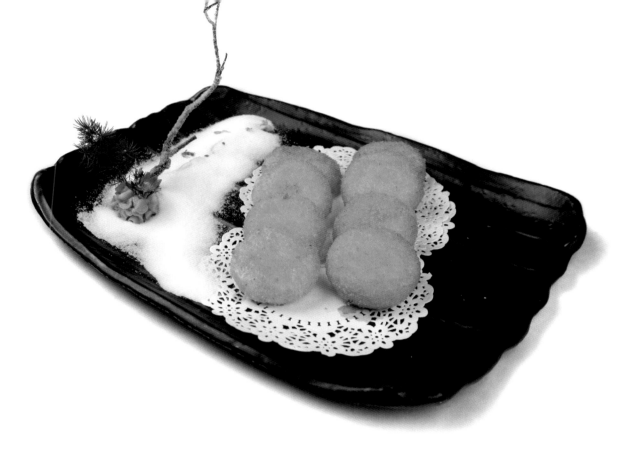

[主　　料] 土豆200克
[辅　　料] 糯米粉50克，面包糠100克
[调　　料] 白糖50克，色拉油200克，清水200克
[药　　材] 党参15克

[操作过程]

1. 土豆去皮切块放入煲中，加入党参、清水大火烧开，小火焖煮30分钟左右至土豆酥烂。

2. 将蒸熟的土豆用刀面压成泥状，加入糯米粉、白糖拌匀，揉成土豆团做成直径4厘米的饼状并拍上面包糠备用。

3. 煎锅置于旺火上注入色拉油，油温升至140℃，放入土豆饼小火慢煎至土豆饼两面色泽金黄色，沥干油装盘即可。

[养生功效]

　　党参性平，味甘。具有补中益气、健脾益肺的功效，适用于脾肺虚弱、气短心悸、食少便溏、溃疡、贫血、虚喘咳嗽、内热消渴等症。现代科学也表明，党参具有抗癌、降压、抗缺氧、抗衰老之功效，还可以增强人体免疫力，提高超氧化物歧化酶的活性，增强消除自由基的能力，具有调节胃肠运动、抗溃疡、抑制胃酸分泌、降低胃蛋白酶活性的作用。而土豆则是补气健脾的佳品。这道菜肴能健脾胃补中气，特别适宜体质虚弱、形体消瘦的人，以及老年人的日常保养，可以起到抗肿瘤、治疗糖尿病，降血压的功效。

[饮食禁忌]

　　热性体质者不宜多吃。党参有生党参及炙党参，生党参宜生津，炙党参则多用于补脾益肺，可根据个体不同情况选择。这道菜肴尤其适宜冬令进补。

[党参土豆饼]

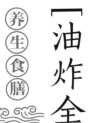

养生食膳

[油炸全蝎]

炸 系列

[主　　料] 干制蝎子200克
[辅　　料] 虾片100克
[调　　料] 花生油800克（用于油炸），椒盐2克
[药　　材] 干蝎子

[操作过程]

1.将完整的干蝎子200克，用清水冲洗干净，放在碗中备用。

2.碗中加入山泉水泡制2小时，去其咸味再取出，沥干水分装在厨房菜专用的吸水纸中，弄双手轻轻揉捏让吸纸吸干净水分备用。

3.锅烧热1分钟，加入花生油250克，油温升至80℃的时候，倒入整理好的虾片，炸制10秒之后，先捞起来，油温在加热10秒。

4.倒入虾片，再炸一次，让虾片金黄，酥脆，捞出沥干油分，铺在圆盘周围装饰。

5.起新锅，加入花生油550克，油温升至100℃到120℃左右，倒入吸干水分的蝎子，转为中火慢炸2分钟，炸透，炸酥脆。

6.大约炸制2分钟到3分钟，捞起来，沥干油分，油温在大火加热1分钟，再次倒入蝎子，炸1分钟，使其颜色光泽，捞出沥干油分。

7.摆放在铺好的虾片上，撒上椒盐2克调味完成菜品。

[养生功效]

　　全蝎味辛，性平。全蝎食用、药用历史悠久。钳蝎的主要药用成分为蝎毒素。据《本草纲目》和《中国药典》载，全蝎具有"熄风镇痉、消炎攻毒、通络止痛"功能；主治"小儿惊风、抽搐痉挛、皮肤病、心脑血管病、炎症、乙肝、肿瘤"等病。全蝎也是一种高档美味佳肴，营养丰富，食之有防病治病、增强免疫力和抗衰老等功能。

[饮食禁忌]

　　血虚生风者及孕妇禁服。全蝎有毒，用量过大可致头痛、头昏、血压升高、心慌、心悸、烦躁不安；严重者血压突然下降、呼吸困难、发绀、昏迷，最后多因呼吸麻痹而死亡。若过敏者可出现全身性红色皮疹及风团，可伴发热等；此外，还可引起蛋白尿、神经中毒，表现为面部咬肌强直性痉挛，以及全身剥脱性皮炎等。这道菜肴四季均适宜食用。

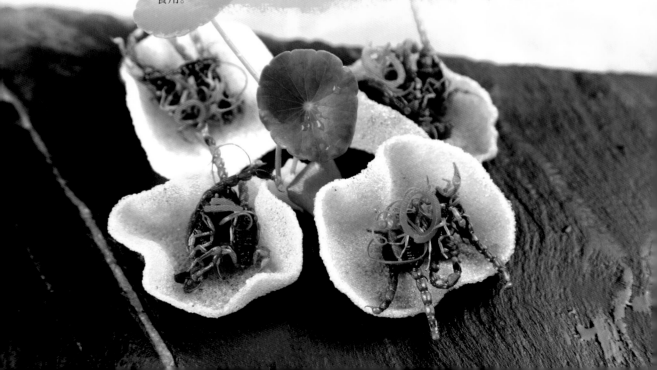

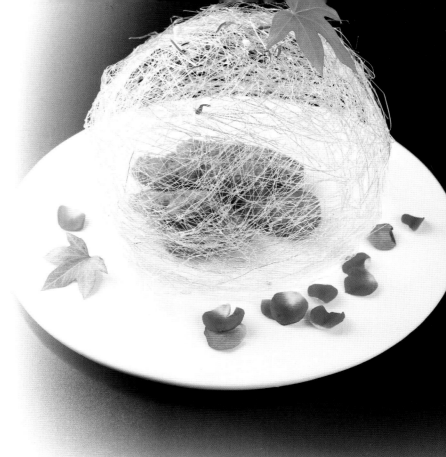

[沙参百合夹肉]

[主　　料] 熟猪肥膘150克
[辅　　料] 鸡蛋3个，红豆沙50克，面包糠100克
[调　　料] 进口糖80克，生粉50克，清水500克，色拉油800克（用于油炸）
[药　　材] 沙参10克，新鲜百合50克

[操作过程]

1.沙参加清水旺火煮开，文火煮20分钟取汁备用。

2.新鲜百合洗净切末和沙参汁一起加入红豆沙拌匀。

3.熟猪肥膘切成薄蝴蝶片，在肉片肥膘中间放入拌好的豆沙，外面拍上生粉拖上蛋液再拍上面包糠。

4.油锅置中火上，待油温升至150℃时，放入做好的肉夹，炸成金黄色，最后用糖丝把夹肉卷好放在糖丝上即可。

[养生功效]

　　沙参味甘，味苦，性微寒。可以养阴清热，润肺化痰，益胃生津。百合也可清热润肺，止咳化痰，因此这道菜肴是治疗久咳不愈、呼吸道感染以及慢性支气管炎的良好药膳。猪肉中富含蛋白质，可修复机体组织，促进疾病痊愈。

[饮食禁忌]

　　沙参、百合均可清肺热，因此风寒感冒、脾胃虚寒者不宜食用。这道菜肴尤其适宜于秋季进补，有助于养阴生津。

汽为传热介质烹制的膳品

烹调技法

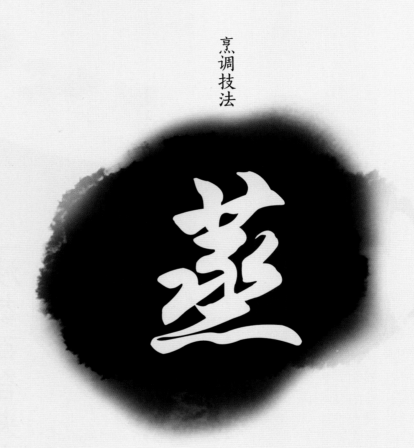

蒸

　　质地老韧的动物性原料及质地细嫩柔或精细加工的蓉泥原料，涨发后的干货原料，整只或用刀切成厚片，大块，粗条为主的形状，经过调味后放在器皿中，再放入蒸笼利用蒸汽旺火沸水速蒸或中小火沸水缓蒸使其成熟，成菜滋味鲜、香、嫩、滑。蒸最早起源可以追溯到一万多年前的炎黄时期，我们的祖先从水煮食物的原理中发现了蒸汽可把食物弄熟。蒸，一种看似简单，令都市人在吃过了花样百出的菜肴后，对原始而美味的蒸菜念念不忘。根据原料性质的不同，可分为猛火蒸，中火蒸和慢火蒸三种。按技法分清蒸，粉蒸，扣蒸，包蒸，糟蒸，上浆蒸，花色蒸，果盅蒸、汽锅蒸。

烹
调
器
皿

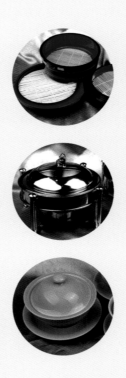

　　蒸制菜肴根据原料大小、外形等特点可采用漆器、金属餐
具、青瓷盅来盛装，青瓷是表面施有青色釉的瓷器，是中国著
名的传统瓷器品种之一。早在商周时期就出现了原始青瓷。唐
代的越窑、宋代的龙泉窑、官窑、汝窑、耀州窑都属青瓷窑
系。

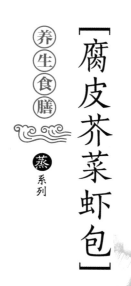

【腐皮芥菜虾包】

[主　　料] 鲜虾仁100克

[辅　　料] 豆腐皮2张，鸡蛋1只，白胡椒粉1克，姜末2克，芹菜20克

[调　　料] 精盐1克，绍酒3克，色拉油10，清水50克，干淀粉20克

[药　　材] 芥菜30克

[操作过程]

1.虾仁清水洗净，改刀成粒放入碗中加精盐、绍酒、白胡椒粉搅拌均匀静置5分钟。

2.芥菜洗净后改刀成末放入碗中，加入蛋清、虾仁、姜末、干淀粉和色拉油10克拌匀调成馅备用。

3.豆腐皮2张平铺在砧板上，用干净的湿毛巾轻擦洗两遍，改刀成3厘米见方的片，放上虾仁馅和芹菜粒卷成圆筒形依次制作12包，用蛋黄生粉黏住封口。

4.将包制成型的虾包放入蒸锅中，旺火足汽蒸制15分钟，出锅装盘即可。

[养生功效]

　　芥菜味辛，性温。可以宣肺豁痰，温中利气。主要治疗寒饮内盛，咳嗽痰滞，胸膈满闷。从营养学角度讲，豆腐皮和虾肉中都富含优质蛋白，豆腐皮中还含有丰富的不饱和脂肪酸，且饱和脂肪酸含量较低，芥菜中还含有大量膳食纤维，比普通的肉包更具有营养价值。豆腐皮中的大豆异黄酮、芥菜含有大量的维生素C，都是活性很强的还原性物质，还可以起到保护心血管的作用，因此这道菜肴也很适合中老年人食用，可以降血脂、减轻动脉粥样硬化。

[饮食禁忌]

　　凡疮疡、目疾、痔疮、便血及平素热盛之患者忌食。这道菜肴特别适合冬季及春季天气乍暖还寒、阴雨连绵时候进补，可以温里、祛湿。

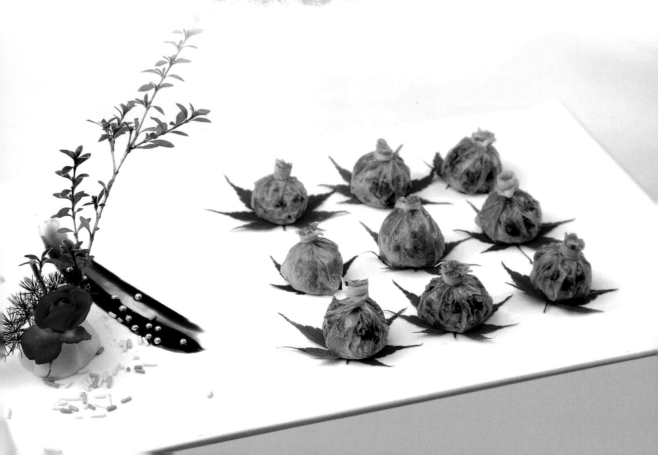

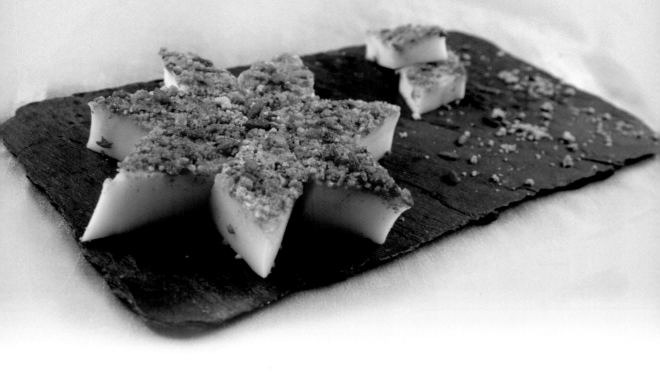

[主　　料] 糯米粉300克
[辅　　料] 核桃末50克
[调　　料] 白糖粉100克，清水500克，色拉油20克
[药　　材] 枸杞粉5克

[操作过程]

1.糯米粉和清水搅拌均匀呈糊状，再加入色拉油搅拌均匀静置10分钟备用。

2.糯米粉糊均匀的铺到容器中，用保鲜膜封住放入蒸箱，旺火蒸制5分钟，待糯米糊凝结成块趁热撒上枸杞粉、核桃末。

3.最后均匀撒上白糖粉，用保鲜膜封住放进蒸箱旺火足汽蒸3分钟，出笼改刀成型摆盘即可。

[养生功效]

　　核桃味甘，性温，有"果中第一补品"的美誉，是温补肺肾的养生佳品。日常食用可以助阳气、益颜色、抗衰老、肥健体。主要用于破血祛瘀，润燥滑肠，补虚强体，杀菌消炎，护肤养发，防癌抗癌，补脑益智。从营养学角度看，核桃中富含蛋白质及不饱和脂肪酸，营养价值极高，可以降血脂，对动脉硬化、高血压和冠心病人有益。枸杞味甘，性平。可以滋补肝肾，益精明目。这道菜肴是很好的温补肝肾、乌须发、悦颜色的保健食品。尤其适合须发早白、面色无华的人群，可以使皮肤细腻、秀发乌黑亮丽。也适宜于长期脑力劳动、长时间在电脑前工作的白领，可以补脑、名目，缓解压力。对于老年人，也具有抗氧化，延缓衰老、延年益寿的功效。

[饮食禁忌]

　　核桃含有较多脂肪，多食会影响消化，所以不宜一次吃得太多。脾胃虚弱者多食会引起腹泻。痰火喘咳、阴虚火旺、便溏腹泻的病人不宜食。这道菜肴四季均适宜食用。

核桃枸杞子蒸糕

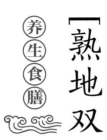

养生食膳

蒸 系列

【熟地双味肠粉】

[主　　料] 虾仁200克，猪肉200克

[辅　　料] 红枣5克，韭菜80克，米粉80克

[调　　料] 甜辣酱5克，生抽5克，生粉10克，绍酒3克，精盐2克，白糖1克，清水200克

[药　　材] 熟地5克，枸杞子3克

[操作过程]

1. 枸杞、熟地清水洗净，加入清水200克煎成汁并调入甜辣酱、生抽，捞去药材备用。

2. 虾仁用清水洗净用刀划开背去沙肠加入白糖，与淀粉浆（生粉加水10克调制而成）搅拌均匀。

3. 猪肉、韭菜改刀成长6厘米粗细均匀的丝分别拌入虾仁，加入绍酒、精盐搅拌均匀备用。

4. 米粉浆浇在纱布上，用肠粉炉制成河粉皮，分别包入猪肉丝与韭菜，再取一片包入虾仁与韭菜包成筒状各做5包。

5. 取平盘一只刷上油放上肠粉包放入蒸锅用中汽蒸15分钟，浇淋上加热的药汁即可。

[养生功效]

　　熟地味甘，性温。可以补血养阴，填精益髓。既是补血养虚的良药，也是补肾阴之要药。这道菜肴具有补血滋阴功效，适宜于血虚萎黄，眩晕，心悸失眠，月经不调，崩漏等症的女性，也可用于肾阴不足的潮热骨蒸、盗汗、遗精、消渴等症。

[饮食禁忌]

　　熟地性质黏腻，有碍消化，凡脾胃虚弱、气滞痰多，脘腹胀满及食少便溏者忌服。这道菜肴尤其适宜冬令进补。

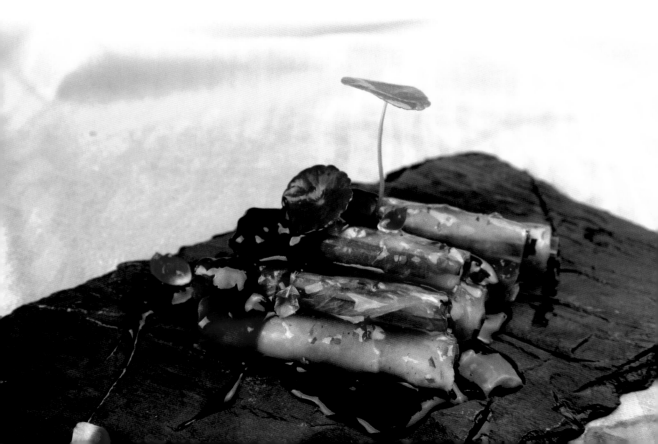

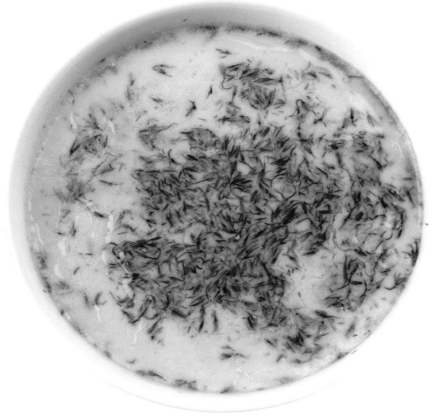

[主　　料] 本地土鸡蛋100克
[辅　　料] 葱花2克
[调　　料] 精盐0.5克，绍酒5克，高汤70克，清水200克，湿淀粉5克
[药　　材] 红花10克

[操作过程]

1. 土鸡蛋磕入碗中，用筷子快速打散加入精盐、绍酒倒入40℃左右的温清水搅拌均匀备用。

2. 搅拌好的蛋液用纱布过滤，倒入放在碗中封上保鲜膜，放入蒸笼中火蒸制5分钟备用。

3. 砂锅置文火上，倒入高汤放入清净的红花加热3分钟，用湿淀粉勾薄芡，浇淋在蒸好的鸡蛋羹上即可。

[养生功效]

这道菜肴具有很好的养阴、补血、活血效果。鸡蛋通过蒸煮，其中的蛋白质、脂肪及其他营养物质更容易被机体吸收。红花蒸水蛋尤其适合产后恶露不尽的妇女。也可用于冠心病、动脉粥样硬化、脑血栓等心血管疾病人群进行日常保健。

[饮食禁忌]

红花具有很强的活血作用，因此孕妇、女性经期都不宜服用。尽管这道菜肴对心血管疾病有益，但鸡蛋中胆固醇含量较高，每天食用不可过多。这道菜肴四季均适宜食用。

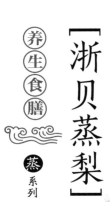

养生食膳

蒸 系列

[浙贝蒸梨]

[主　　料] 雪梨300克
[辅　　料] 枇杷100克
[调　　料] 冰糖10克，清水600克
[药　　材] 浙贝母15克

[操作过程]

1. 枇杷洗净剥去表皮，浙贝母用清水清净后用刀背砸碎盛入碗中备用。

2. 雪梨去皮去心改刀成块放入炖盅内，依次加入处理好的枇杷，浙贝母碎、冰糖、加入清水。

3. 将炖盅放入蒸锅中，用旺火沸水足气蒸3小时即可。

[养生功效]

　　浙贝母味苦，性寒。中医认为浙贝母有有清热化痰，散结消痈的功效与作用。梨也具有宣肺止咳的功效。这道菜肴可以止咳润肺，化痰理气，适宜于久咳不愈人群，尤其是风热感冒、痰热引起的咳嗽。

[饮食禁忌]

　　寒痰、湿痰及脾胃虚寒者慎服浙贝母。此外，浙贝母与梨均是寒凉食物，阳虚畏寒者也不宜过多食用。这道菜肴适宜秋季进补。无明显寒热症状、体质偏弱者可选择川贝代替浙贝。

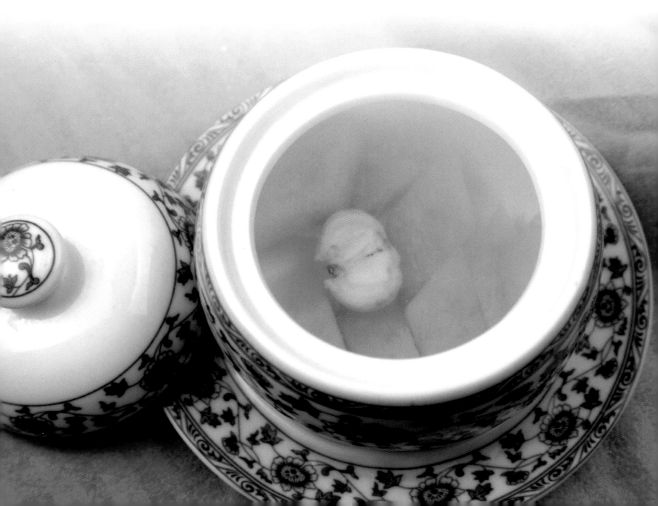

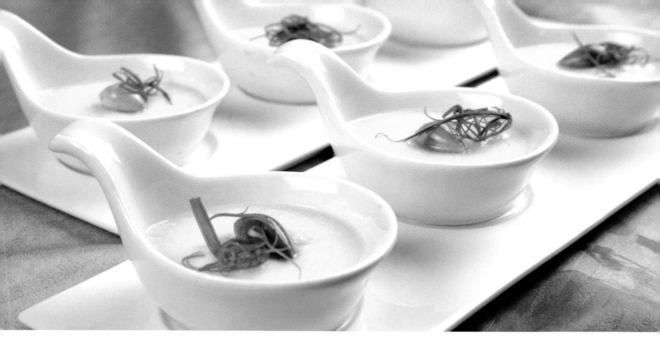

[主　　料] 鸡蛋200克
[辅　　料] 葱丝2克，红椒丝2克
[调　　料] 精盐1克，清水200克
[药　　材] 白果70克

[操作过程]

1.新鲜生白果去壳，投入80℃的温水盐水中浸泡5分钟，捞出剥去果衣备用。

2.鸡蛋磕入碗中用打蛋器打散，加入精盐和60℃的温水搅拌均匀，然后用勺子撇去浮沫。

3.取一粒白果改刀成末放入蛋液中，搅拌均匀用可加热性的保鲜膜封住碗。
将碗放入蒸锅中用中火蒸6分钟，在蛋羹上放上用中汽蒸1分钟的白果肉，加上葱丝和红椒丝即可。

[养生功效]

　　鸡蛋是滋阴补血的养生佳品。日常食用，可以滋阴补血，补肾健脑、润喉清音，养胎安胎。鸡蛋补而不腻，而且极易消化吸收，其中鸡蛋中的蛋白质是天然食物中最易吸收利用的一种，特别适合养生食用，尤其适宜儿童及老人。中医认为白果有降痰、清毒、杀虫的功效，而现代医学研究则表明，白果中富含抗氧化物质，可以清除氧自由基，消除血管壁上的沉积成分，改善血液流变性，增进红细胞的变形能力，降低血液粘稠度，使血流通畅，降低人体血液中胆固醇水平，防止动脉硬化。鸡蛋中富含卵磷脂，也可以起到保护心血管的作用。因此这道菜肴非常适合患有心血管疾病的老年人日常养生保健的佳品。由于白果中还含白果酚、白果酸，具有抑菌和杀菌作用，可用于治疗呼吸道感染性疾病，也可用于敛肺气、定喘咳；鸡蛋又可润喉，因此这道菜肴还可用于清咽护嗓，止咳润肺，适宜于秋季进补。

[饮食禁忌]

　　白果中含有天然毒素，如氢氰酸和白果二酚等，属于低毒坚果，为了预防银杏中毒，熟食、少食是其根本方法。医药界认为，白果应控制在一天10粒左右，过量食用会引起腹痛、发烧、呕吐、抽搐等症状。此外，鸡蛋中虽然富含卵磷脂，但胆固醇含量较高，若大量摄入对心血管疾病则有负面影响，所以每日摄入应不超过一个。这道菜肴四季均适宜食用。

[白果蒸鸡蛋]

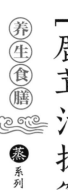

[鹿茸汁扒鲜鲍]

蒸 系列

[主　料] 鲍鱼十只（重约500克）

[辅　料] 花椰菜30克，枸杞2.3克，姜片2克

[调　料] 蚝油汁20克，生抽3克，盐1克，老抽5克，冰糖5克，红糖20克，绍酒10克，湿淀粉50克，清鸡汤200克，清水700克，橄榄油30克

[药　材] 干鹿茸10克

[操作过程]

1. 鹿茸清水洗净自然晾干磨成粉末，鲍鱼，、椰菜洗净，枸杞洗净用45℃温水浸泡5分钟放入碗中备用。

2. 锅中注入清水烧开放入姜片、绍酒5克，煮沸时放入鲍鱼烫1分钟，捞出将壳肉分离，去除内脏放入盘中，加入盐0.5克、绍酒0.5克入蒸笼中大火蒸1分钟取出备用。

3. 瓷锅置中火上注入橄榄油，加热至90℃，加入蚝油汁、生抽、盐0.5克、老抽、鹿茸粉和清鸡汤，旺火烧开搅拌均匀后转用小火加热，加入红糖、冰糖搅拌均匀，中火加热2分钟转小火湿淀粉勾芡成汁，浇淋在鲍鱼上点上枸杞即可。

[养生功效]

　　鹿茸味甘、咸，性温。能壮肾阳，益精血，强筋骨，固崩止带。鹿茸是名贵药材。现代研究表明，鹿茸中含有磷脂、糖脂、胶脂、激素、脂肪酸、氨基酸、蛋白质及钙、磷、镁、钠等成分，其中氨基酸成分占总成分的一半以上。鹿茸性温而不燥，具有振奋和提高机体功能，对全身虚弱、久病之后患者，有较好的强身作用。中医认为鲍鱼具有滋阴补阳，止渴通淋的功效，是一种补而不燥的海产，吃后没有牙痛，流鼻血等副作用，因此这道菜肴适宜于大多数人进补，尤其是冬令进补。现代研究表明，鲍鱼肉中能提取一种被称做鲍灵素的生物活性物质Ⅲ。实验表明，它能够提高免疫力，破坏癌细胞代谢过程，提高抑瘤率，却不损害正常细胞，有保护免疫系统的作用，特别适宜老年人及免疫力低下人群食用。

[饮食禁忌]

　　有实火者，高血压、肝病患者，及外感疾病者不宜食用。此外，鹿茸所含激素类物质刺激胃肠道粘膜，可能会引起胃肠道反应。这道菜肴尤其适宜冬令进补。

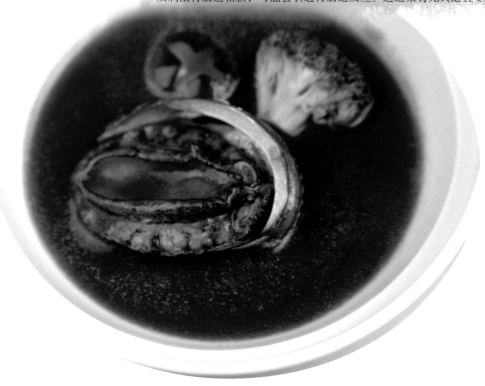

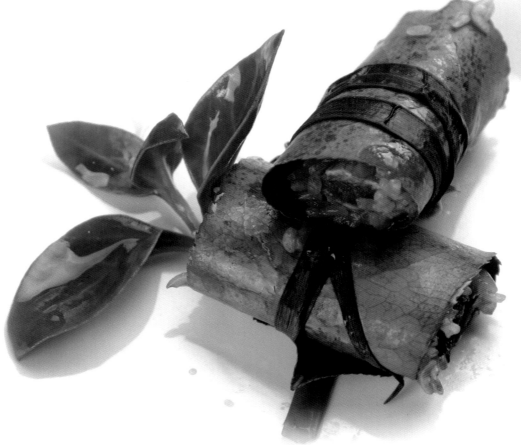

[主　　料] 糯米300克
[辅　　料] 仔排500克
[调　　料] 精盐1克，绍酒15克，生抽6克，色拉油20克
[药　　材] 枇杷叶500克

【枇杷叶糯米包】

[操作过程]

1.糯米用清水浸泡24小时晾凉备用。

2.猪仔排剁成长3厘米宽1.5厘米的长块状，加入精盐、绍酒、生抽搅拌均匀，腌渍20分钟加入色拉油与浸泡好的糯米一起拌匀。

3.新鲜枇杷叶用温水浸泡10分钟，捞出将粘裹上糯米的仔排包裹成形用草绳扎紧。

4.沸水锅置旺火上放上蒸笼，用足汽蒸包裹好的糯米仔排50分钟，取出装盘即可。

[养生功效]

　　枇杷叶味苦，性微寒，具有很好的镇咳、祛痰、平喘作用。糯米是一种温和的滋补品，有补虚、补血、健脾暖胃、止汗等作用。适用于脾胃虚寒所致的反胃、食欲减少、泄泻和气虚引起的汗虚、气短无力、妊娠腹坠胀等症。现代科学研究表明，糯米含有蛋白质、脂肪、糖类、钙、磷、铁、及淀粉，为温补强壮品。糯米可以很好地调和枇杷叶的寒性，使得菜肴兼具止咳化痰、健脾开胃的功效。这道菜肴对于于哮喘、支气管炎等慢性病患者，恢复期的病人及体虚者，都是一种很好的营养食品。

[饮食禁忌]

　　胃寒呕吐及肺感风寒咳嗽者不宜食用。老人、儿童、病人等胃肠消化功能障碍者不宜食用，糖尿病、肥胖、高血脂、肾脏病患者尽量少吃或不吃。这道菜肴四季均适宜食用，尤其适宜秋季干燥咳嗽多发时节。

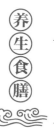

[竹叶粳米包猄蠓]

[**主　　料**] 猄蠓一只（约350克）

[**辅　　料**] 姜末5克，葱花5克，青豆20克，火腿粒10克，粳米500克

[**调　　料**] 盐4克，绍酒20克，胡椒粉5克，清水1000克

[**药　　材**] 新鲜竹叶100克

[操作过程]

1. 竹叶刷去绒毛清水洗净，沸水煮20分钟捞出晾凉备用。

2. 粳米清水冲洗，用35℃的温水浸泡25分钟，捞出沥干水份放在碗中备用。

3. 猄蠓开盖剪开去除内脏，取出蟹膏清洗干净，改刀成块放入碗中，加入盐2克、绍酒、胡椒粉腌渍5分钟备用。

4. 浸泡好的粳米中加入盐2克和蟹膏，搅拌均匀加入焯水过的青豆、火腿粒搅拌均匀制成蒸蟹料备用。

5. 把竹叶左右交叉，形成漏斗的样子，放入蒸蟹料和猄蠓蟹脚肉，用竹叶把肉部分和粳米部分包裹起来，用竹叶丝扎紧，用中火蒸25分钟即可。

[养生功效]

　　猄蠓味咸，性平，中医认为具有清热、散血、滋阴的功效。从营养学角度看，猄蠓是食物中的佳品，味道鲜美，营养价值十分丰富，富含多种微量元素和优质的蛋白质，而且对身体也有很好的滋补作用。猄蠓是一种高蛋白的补品。一般的人都可以食用螃蟹。适宜跌打损伤，筋断骨碎，瘀血肿痛之人食用；适宜产妇胎盘残留，或孕妇临产阵缩无力，胎儿迟迟不下者食用，尤以蟹爪为好。竹叶是中医一味传统的清热解毒药，具有良好的抗自由基、降血脂和血胆固醇，抗菌，消炎和抗病毒，和调节血脂的保健功能。这道菜肴高蛋白，低脂肪，很适宜高血脂、肥胖、心血管疾病患者食用，常人食用也可强身健体。

[饮食禁忌]

　　平素脾胃虚寒，大便溏薄，腹痛隐隐之人忌食；风寒感冒未愈者，或宿患风疾，包括顽固性皮肤瘙痒疾患之人忌食。孕妇也应少食。此外，蟹膏、蟹黄中胆固醇含量很高，高血脂、肥胖人群不宜食用，尽量只吃蟹肉。这道菜肴四季均适宜食用。

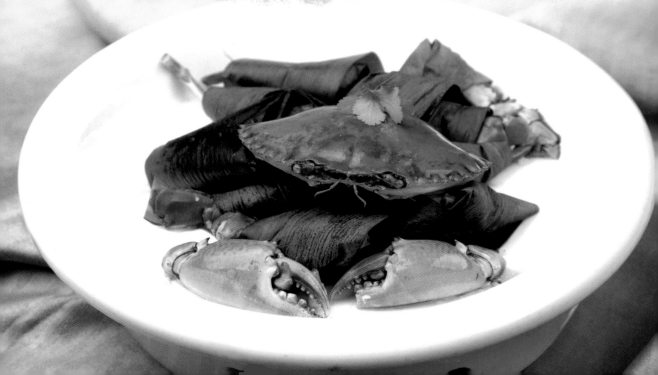

[**主　　料**] 鲈鱼800克
[**辅　　料**] 红辣椒丝5克，大葱丝5克，姜5克，姜丝5克
[**调　　料**] 精盐1克，绍酒8克，清水200克，色拉油50克
[**药　　材**] 酸乌梅30克

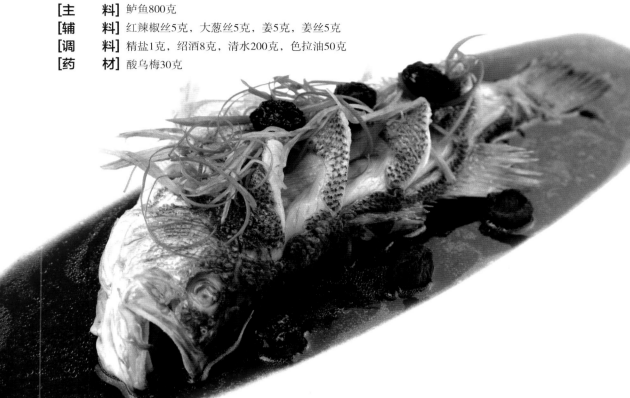

[操作过程]

1. 酸乌梅洗净放入碗中加入清水，用足汽蒸30分钟后取出用纱布过滤取汁备用。
2. 生姜5克、大葱、红辣椒分别改刀成细末放在小蝶中备用。
3. 鲈鱼宰杀后刮去鳞片除去内脏洗净，鲈鱼背部两面剞上深至2/3的斜刀纹共8刀，拎住鱼尾将鱼头向下放入沸水锅烫4秒钟，再用清水冲洗净，放入鱼盘中撒上精盐、加绍酒、姜片放入蒸笼中，旺火足汽蒸8分钟取出。
4. 煲置中火上热加入色拉油50克，油温加热至180℃浇淋在放有姜丝、葱丝、红辣椒丝鱼上。
5. 最后从鱼盘边缘倒入熬煮好的酸乌梅汤汁，即可。

[养生功效]

　　乌梅味酸、涩，性平。可以敛肺，涩肠，生津，安蛔。主要用于肺虚久咳、虚热烦渴、腹泻、尿血等。这道菜肴适宜虚热口渴，食欲不振，胃酸缺乏（包括萎缩性胃炎胃酸过少者），消化不良，慢性痢疾肠炎之人食用。也适宜早孕反应人群食用。现代医学研究则表明乌梅中含有苹果酸、枸缘酸、琥珀酸等有机酸及超氧化物歧化酶等，具有很好的抗氧化、延缓衰老功效。这道菜肴非常适宜夏季食用。因为夏季大量出汗，大量津液丢失容易导致气虚，而乌梅则能固涩、敛汗、生津。夏季气温偏高，大量矿物质和维生素也为随着汗液丢失，而鱼肉中则富含蛋白质、维生素及微量元素，有助于机体的自我修复。

[饮食禁忌]

　　感冒发热，咳嗽多痰的人忌食；细菌性痢疾、肠炎初期忌食。妇女正常月经期以及怀孕妇人产前产后忌食。这道菜肴四季均适宜食用。

汽为传热介质烹制的膳品

烹调技法

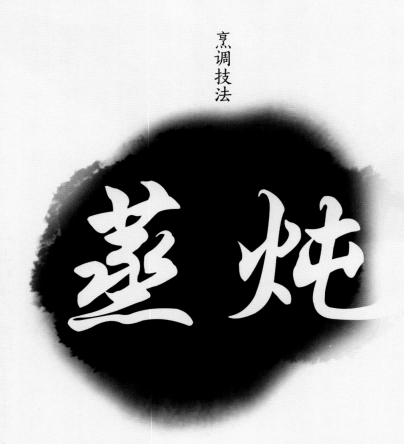

蒸炖

原料在沸水内烫去腥污后，放入瓷制、陶制的钵内，加葱、姜、酒等调味品与汤汁，用纸封口，将钵放入蒸锅用开水或蒸汽加热炖制大约三小时左右即可炖好。由于蒸具将食物与水分开，纵令水沸，也不致触及食物，使食物的营养价值全部保持于食物内，不易遭受破坏，保持食物原汁原味。根据食品原料的不同，可分为旺火蒸、中火蒸和慢火蒸三种。

烹调器皿

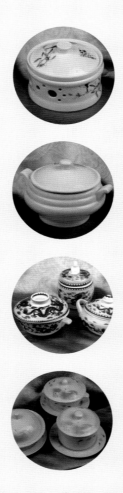

　　蒸炖根据原料大小、外形等特点选择造型各异、色彩多样的带盖瓷盅，在菜肴在制作时不易串味，保证原汁原味，香味纯正。

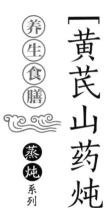

[黄芪山药炖鲫鱼]

[主　料] 鲫鱼750克

[辅　料] 山药100克，姜片3克，葱段2克，大蒜子2克，干辣椒1克

[调　料] 精盐3克，绍酒20克，米醋1克，白胡椒粉1克，生抽3克，老抽1克，清水500克，山茶油30克

[药　材] 黄芪15克

[操作过程]

1. 鲫鱼刮去鱼鳞，开腹部去除内脏洗去黑膜，用清水洗净备用。

2. 用刀在鲫鱼身两侧划上深至三分至二的刀纹，注意不能切断鲫鱼的胸骨，山药改刀成滚料块。

3. 鲫鱼涂抹上精盐1克、绍酒5克腌渍15分钟备用。

4. 铁锅置中火上烧热2分钟，加入山茶油待油温加热至120℃时，加入姜片、大蒜子、干辣椒用小火煸炒出香味。

5. 锅中放入鲫鱼两面各煎1分钟，加入精盐1克、绍酒15克，旺火烧开再加入生抽3克、老抽1克、米醋1克进行调色入味去腥,加入清水、山药块盖上锅盖，旺火炖沸2分钟加入炖制20分钟的黄芪及原汁，用旺火炖5分钟改用中火加热3分钟，撇去浮沫转小火加热5分钟，打开锅盖加入葱段并撒上胡椒粉装盘。

[养生功效]

黄芪味甘，性微温。补气固表，利尿托毒，排脓，敛疮生肌。用于气虚乏力，食少便溏，中气下陷，久泻脱肛，便血崩漏，表虚自汗，气虚水肿，痈疽难溃，久溃不敛，血虚萎黄，内热消渴；慢性肾炎蛋白尿，糖尿病。现代医学研究表明，黄芪有增强机体免疫功能、保肝、利尿、抗衰老、抗应激、降压和较广泛的抗菌作用。能消除实验性肾炎蛋白尿，增强心肌收缩力，调节血糖含量。黄芪不仅能扩张冠状动脉，改善心肌供血，提高免疫功能，而且能够延缓细胞衰老的进程。山药有滋养强壮，助消化，敛虚汗，止泻之功效。鲫鱼则可以健脾、开胃、益气、利水、通乳、除湿。这道菜肴适宜气虚、内湿、脾胃虚弱体质人群食用。由于黄芪和山药都可用于治疗消渴，因此这道菜也是糖尿病人很好的保健食品。

[饮食禁忌]

积滞者及感冒发热期间不宜食用。这道菜肴四季均可食用。

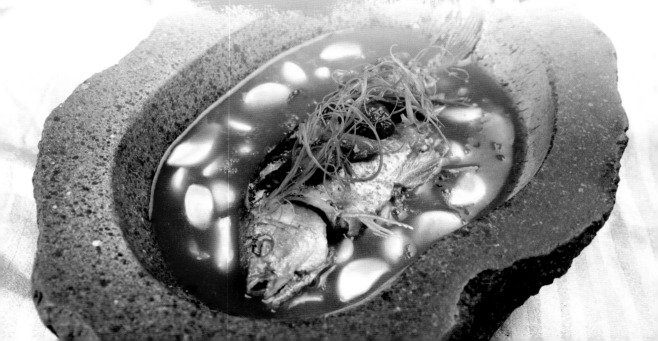

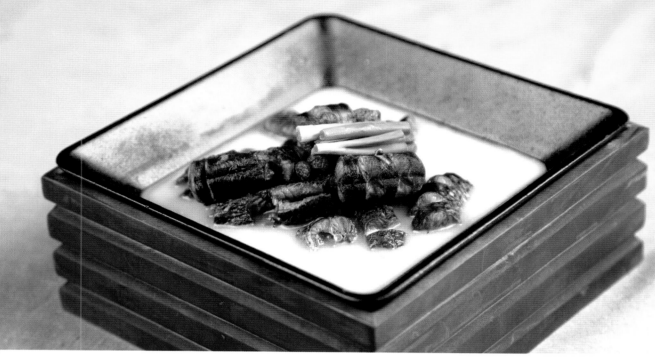

[主　　料] 鳝鱼500克
[辅　　料] 姜10克，青椒5克，红椒5克，大蒜仔3克
[调　　料] 盐1.5克，绍酒50克，生抽3克，蚝油5克，醋3克，色拉油7克，清水500克
[药　　材] 高丽参5克

[操作过程]

1. 生姜洗净削去皮，改刀厚2毫米的菱形片。
2. 鳝鱼放入沸水锅中烫至表皮发白后捞出，用清水洗去外面的黏膜，用钉子钉在案板上，刀划开鳝鱼的腹部去除鳝鱼的内脏洗净，剔除主骨剁成3厘米长的鳝片洗净备用。
3. 炒锅置中火上注入色拉油，大蒜仔、姜片爆香，倒入鳝鱼翻炒2分钟，烹入绍酒20克、生抽3克、蚝油5克、醋3克调味翻炒均匀。
4. 煲中注入清水，加入高丽参倒入煸炒过的鳝鱼，旺火烧开煲制5分钟后转小火煲制30分钟，加入青红椒片中火煲制3分钟即可。

养生食膳

[高丽参煲鳝鱼]

[养生功效]

　　高丽参依形色又可分为水参、白参及红参。高丽参有大补元气、生津安神等作用，适用于惊悸失眠者，体虚者，心力衰竭、心源性休克等。人参自古以来拥有"百草之王"的美誉，更被东方医学界誉为"滋阴补气，扶正固本"之极品。现代医学研究表明，人参的主要成分是人参皂、人参活素、少量挥发油、各种氨基酸和肽类、葡萄糖、果糖、果胶以及维生素B_1、B_2、烟酸、泛酸等。鳝鱼味甘，性温。有补中益血，治虚损之功效。食物化学分析可得鳝鱼中富含蛋白质及脂肪，也含有全面地矿物质和维生素，是一种良好的补益食材。高丽参与鳝鱼同用可以突出补元气、治虚损的作用，非常适合体质虚弱、久病体虚、脾胃失调的人群，对于调理现代都市白领的亚健康也能收到很好的效果。

[饮食禁忌]

　　高丽参不宜与萝卜同食，鳝鱼不宜与狗肉、狗血、南瓜、菠菜、红枣同食。此外，红参为温性药材，内热、阴虚体质应谨慎食用或选择白参。高丽参可大补元气，因此外感疾病者也应避免服用，以免加重病情。这道菜肴总体较适宜秋冬季节食用。

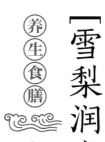

蒸炖系列

[雪梨润喉桔梗汤]

[主　　料] 雪梨200克
[辅　　料] 干桂圆20克
[调　　料] 冰糖200克，蜂蜜10克，清水600克
[药　　材] 桔梗15克

[操作过程]

1.雪梨去掉梗和梨心切成块状，干桂圆剥去外壳用清水洗净备用。

2.水锅中加入桔梗中火煮20分钟提取桔梗水，与干桂圆、冰糖，一起制成糖水留用。

3.放入切好的雪梨块，小火加热15分钟，待汤汁温时调入蜂蜜。

4.食用温热为佳，不宜冷却或冰镇。

[养生功效]

　　这是一道润肺止咳，化痰排浊的养生饮品，雪梨和桔梗都有化痰止咳的功效。雪梨味甘性寒，含苹果酸、柠檬酸、维生素B$_1$、B$_2$、维生素C、胡萝卜素等，具生津润燥、清热化痰之功效，特别适合秋天食用。《本草纲目》记载，它药用能治风热、润肺、凉心、消痰、降火、解毒。现代医学研究证明，梨确有润肺清燥、止咳化痰、养血生肌的作用。因此对急性气管炎和上呼吸道感染的患者出现的咽喉干、痒、痛、音哑、痰稠、便秘、尿赤均有良效。梨又有降低血压和养阴清热的效果，所以高血压、肝炎、肝硬化病人常吃梨有好处。

[饮食禁忌]

　　雪梨性寒，一次不宜多吃。尤其脾胃虚寒、腹部冷痛和血虚者，不可以多吃，多吃易伤脾胃。这道菜肴尤其适宜秋冬季节食用。

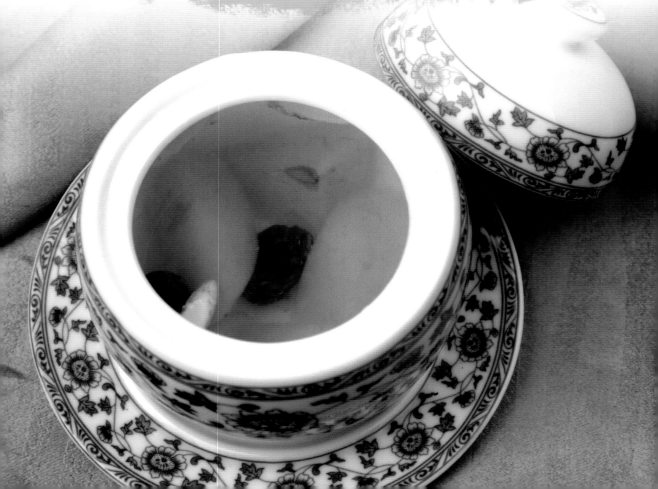

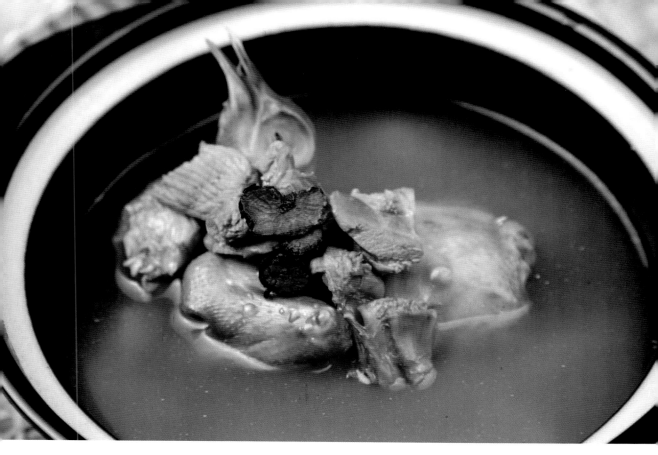

[主　　料] 羊肉300克
[辅　　料] 鸽子1只，生姜片20克，白萝卜200克
[调　　料] 盐3克，绍酒20克，清水600克
[药　　材] 熟附片15克

[操作过程]

1. 羊肉块和萝卜块洗净，加入绍酒10克冷水锅焯水，除去羊肉部分膻味。
2. 鸽子宰杀后褪毛开膛去内脏，清水洗净备用。
3. 熟附片、生姜用清水洗净，与羊肉、鸽肉、白萝卜一同放入锅内加清水，旺火煮沸后撇去浮沫，烹入绍酒10克，改用文火煲2小时使原料酥烂入味，最后加盐调味即可。

[养生功效]

　　羊肉既能御风寒，又可补身体，对一般风寒咳嗽、慢性气管炎、虚寒哮喘、肾亏阳痿、腹部冷痛、体虚怕冷、腰膝酸软、面黄肌瘦、气血两亏、病后或产后身体虚亏等一切虚状均有治疗和补益效果，最适宜于冬季食用，故被称为冬令补品，深受人们欢迎。李时珍在《本草纲目》中说："羊肉能暖中补虚，补中益气，开胃健身，益肾气，养胆明目，治虚劳寒冷，五劳七伤。"鸽肉的蛋白质含量高，消化率也高，而脂肪含量较低，在兽禽动物肉食中最宜人类食用。此外，鸽肉所含的钙、铁、铜等元素及维生素A、B族维生素含量都很高，是一种十分健康的动物性食品，对于体质虚弱、形体消瘦者也能起到很好的补益效果。因此这道菜肴很适合冬令进补，尤其是体虚瘦弱者。

[饮食禁忌]

　　内热体质及外感热病均不宜食用。熟附片有毒，需注意用量。这道菜肴适宜冬令进补。

养生食膳

[熟附片羊肉鸽子汤]

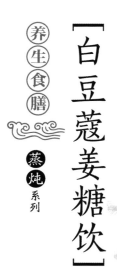

[白豆蔻姜糖饮]

[主　　料] 老姜200克

[调　　料] 红糖30克，清水300克

[药　　材] 白豆蔻20克

[操作过程]

1.老姜用清水洗净切成块状，用刀背拍碎装碗备用。

2.白豆蔻洗净磨成粉状，放入纱布药包中备用。

3.砂锅中加入清水，用中火烧开，放入豆蔻药袋，用大火煮2分钟，用勺子撇去浮沫，加入姜块转用中火煮5分钟，随时用勺子撇去浮沫，加盖转小火煮15分钟。

4.最后加入红糖调味入笼蒸20分钟即可。

[养生功效]

　　姜糖饮止呕吐，除风湿寒热，发汗解表，和中散寒。适用于风寒感冒、发热头痛、身痛无汗者。姜糖饮中加入白豆蔻，可以增强散寒理气的功效。

[饮食禁忌]

　　阴虚内热、胃火偏盛、大便燥结者，以及风热感冒者都不宜食用。这道菜肴较适宜秋冬季节。一般南方地区风寒感冒较少见。

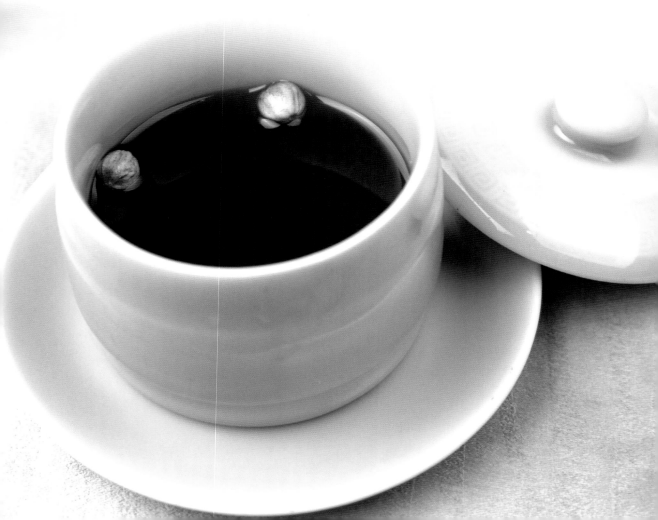

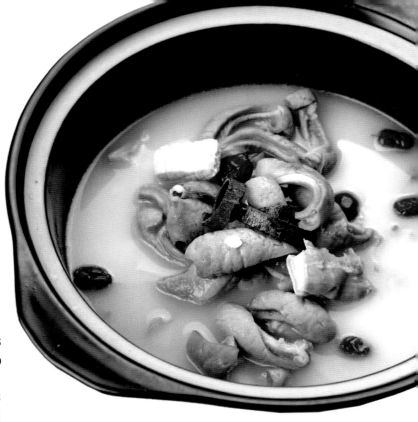

[主　　料] 猪肚700克

[辅　　料] 猪瘦肉150克，大红枣5克，薏米15克，姜片10克，大葱段5克

[调　　料] 精盐101克，绍酒15克，米醋100克，色拉油10克，清水800克

[药　　材] 厚朴12克

[操作过程]

1. 猪肚洗净用精盐100克、米醋100克进行揉搓，反复搓洗3次后用大量清水冲去粘液备用。

2. 猪肚放入沸水中烫煮3分钟捞出，用小刀刮去猪肚表面白色物质，用水冲洗干净。

3. 蒸锅中放入猪肚、姜片5克、清水100克加盖中火加热15分钟，趁热取出猪肚，改刀成厚2厘米的片备用。

4. 大炖盅内加入色拉油、姜片，摆放上猪肚加入精盐0.5克、绍酒15克倒入清水700克。

5. 加入红枣、薏米洗净的厚朴片和焯水过的猪瘦肉片，加盖旺火足汽蒸50分钟，待猪肚软烂之后，加入精盐1克调味放入葱段即可。

[养生功效]

　　厚朴味辛、性温，具有行气化湿、温中止痛、降逆平喘的功效。主要用于治疗食积气滞；腹胀便秘；湿阻中焦，脘痞吐泻；痰壅气逆；胸满喘咳。现代医学则使用厚朴煎剂对葡萄球菌、链球菌、赤痢杆菌、巴氏杆菌、霍乱弧菌有较强的抗菌作用；而且对横纹肌强直也有一定的缓解作用。猪肚味甘，性温。多用于补中益气，虚劳消瘦，脾胃虚腹泻，尿频或遗尿，小儿疳积。这道菜有可以和中理气，健脾开胃，适宜于脾胃虚弱、消化不良、腹胀便秘的人群，对于消化道细菌感染也具有一定的治疗作用。

[饮食禁忌]

　　厚朴不宜与豆类一起食用，因为厚朴中含有鞣质，豆类食品中富含蛋白质，二者相遇会起化学反应，形成不易消化吸收的鞣质蛋白。另外，二者所含有机成分都比较复杂，同食可能还会产生其他不良反应，致使豆类难以消化，形成气体充塞肠道，导致腹胀。猪肚胆固醇含量较高，食用不可过量，高血脂及动脉粥样硬化患者宜少食。这道菜肴四季均适宜食用。

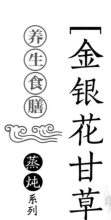

养生食膳 蒸炖系列

[金银花甘草汤]

[主　　料] 干制金银花5克

[调　　料] 蜂蜜50克，冰糖20克，清水500克

[药　　材] 金银花，甘草8克

[操作过程]

1.锅中水烧沸，加入金银花大约10秒钟后捞出金银花，备用。

2.锅中加入清水100克煮沸，加入甘草沸煮10秒，捞出待用。

3.蒸炖锅中加入清水300克、金银花、甘草中火加热30分钟。

4.加入冰糖用大火蒸制8分钟，食用时调入蜂蜜即可。

[养生功效]

　　金银花味甘，性寒。金银花自古以来就以它的药用价值广泛而著名。其功效主要是清热解毒，主治温病发热、热毒血痢、痈疽疔毒等。现代研究证明，金银花含有绿原酸、木犀草素苷等药理活性成分，对溶血性链球菌、金黄葡萄球菌等多种致病菌及上呼吸道感染致病病毒等有较强的抑制力，另外还可增强免疫力、抗早孕、护肝、抗肿瘤、消炎、解热、止血（凝血）、抑制肠道吸收胆固醇等，其临床用途非常广泛，可与其他药物配伍用于治疗呼吸道感染、菌痢、急性泌尿系统感染、高血压等40余种病症。甘草用于解毒，治疗心气虚，心悸怔忡，脉结代，以及脾胃气虚，倦怠乏力等。这道菜肴可用于清热解毒，适宜夏季饮用。

[饮食禁忌]

　　脾胃虚寒及气虚疮疡脓清者忌服。久服大剂量甘草，可引起浮肿。甘草还可抑制皮质醇的转化，从而导致血压上升和低血钾症，所以高血压患者不宜食用。这道菜肴四季均可食用。

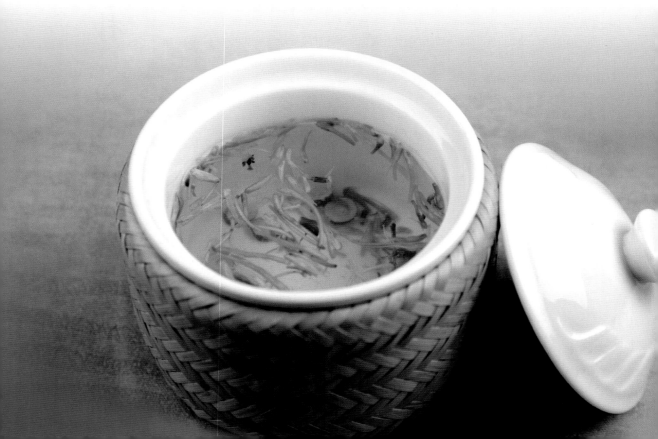

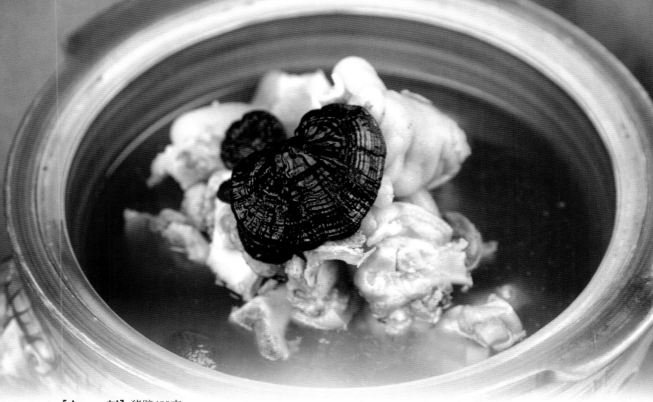

[主　　料] 猪蹄400克

[辅　　料] 姜片10克，葱段5克

[调　　料] 精盐2克，绍酒15克，生抽5克，清水300克

[药　　材] 灵芝10克，黄精8克，鸡血藤8克，黄芪8克

[操作过程]

1.猪蹄用小火燎去细毛，用70℃的温水洗净，剁成长5厘米、宽2.5厘米的块焯水后洗净备用。

2.灵芝、黄精、鸡血藤、黄芪洗净后，装入药材包中备用。

3.大炖盅内放入猪蹄块、姜片、绍酒、药材包加入清水加盖密封，用旺火足汽隔水蒸炖2小时。

4.开盖取出药材包后加入精盐，最后转小火慢汽蒸炖30分钟即可。

[养生功效]

　　灵芝药用在我国已有2000多年的历史，被历代医药家视为滋补强壮、扶正固本的神奇珍品。灵芝味淡，性温。入心经，能补心血、益心气、安心神；入肺经，则可补益肺气，温肺化痰，止咳平喘，治疗痰饮证。灵芝还能补养气血作用，故常用治虚劳短气、不思饮食、手足逆冷、或烦躁口干。现代医学则证明灵芝对神经衰弱、高脂血症、冠心病心绞痛、心律失常、克山病、高原不适症、肝炎、出血热、消化不良、气管炎等各有不同程度的疗效。猪蹄是人们喜欢食用的营养佳品。中医认为，猪蹄性平，味甘咸。具有补虚弱，填肾精，健采膝等功能，《本草图经》认为猪蹄可行妇人乳脉，滑肌肤。早在汉代，名医张仲景就已经提出用猪蹄滋补，可以和血脉，润泽肌肤。现代营养学研究表明，猪蹄中含有较多的蛋白质、脂肪和碳水化合物，并含有钙、磷、镁、铁以及维生素A、D、E、K等有益成分。它含有丰富的胶原蛋白质，脂肪含量比普通的肉皮低，防治皮肤干瘪起皱、增强皮肤弹性和韧性，对延缓衰老和促进儿童生长发育都具有重要意义。这道菜肴很适合心气虚损的老年人食用，也适宜体质虚弱、神经衰弱、免疫力低下的亚健康人群。

[饮食禁忌]

　　有实证者不宜食用。这道菜肴四季均适宜食用。

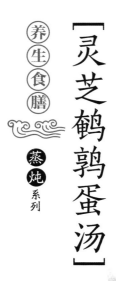

养生食膳

[灵芝鹌鹑蛋汤]

蒸炖系列

[主　料] 鹌鹑蛋12个
[辅　料] 红枣1.5克，姜片2克，蛤蜊20克，葱花1克
[调　料] 盐1.7克，绍酒5克，清水300克，色拉油10克
[药　材] 灵芝2克

[操作过程]

1. 灵芝清水洗净装入纱布袋中，扎紧备用。
2. 炖锅置旺火上加入清水烧开，放入灵芝包煮沸转中火煮5分钟，小火煮5分钟取药汁备用。
3. 鹌鹑蛋洗净放入锅中，加清水大火煮沸，加盖中火加热煮2分钟关火，养烫至熟捞出放到冷水中浸泡剥去蛋壳，蛤蜊清水洗净备用。
4. 砂锅置中火上，注入色拉油，加热油温升至120℃，加入姜片爆香，加入盐，绍酒，倒入灵芝水，加盖旺火煮沸。
5. 加入蛤蜊、红枣、鹌鹑蛋中火煮2分钟，转入蒸炖锅中，大火加热20分钟即可。

[养生功效]

　　鹌鹑蛋性平，味甘。鹌鹑蛋的营养价值不亚于鸡蛋，丰富的蛋白质、脑磷脂、卵磷脂、赖氨酸、胱氨酸、维A、维B_2、维B_1、铁、磷、钙等营养物质，有补益气血、强身健脑、丰肌泽肤等功效。现代研究表明，鹌鹑蛋可辅助治疗浮肿、肥胖型高血压、糖尿病、贫血、肝大、肝硬化、腹水等多种疾病。鹌鹑肉和鹌鹑蛋中所含丰富的卵磷脂和脑磷脂，所以比鸡蛋营养更易被吸收利用。一般3个鹌鹑蛋的营养含量相当于1只鸡蛋。鹌鹑蛋还含有能降血压的物质。由于灵芝也能补心血，益心气，安心神，因此，这道鹌鹑蛋是心血管病患者的理想滋补品。

[饮食禁忌]

　　鹌鹑蛋是禽蛋中胆固醇含量最高的，不可多食。这道菜肴四季均适宜食用。

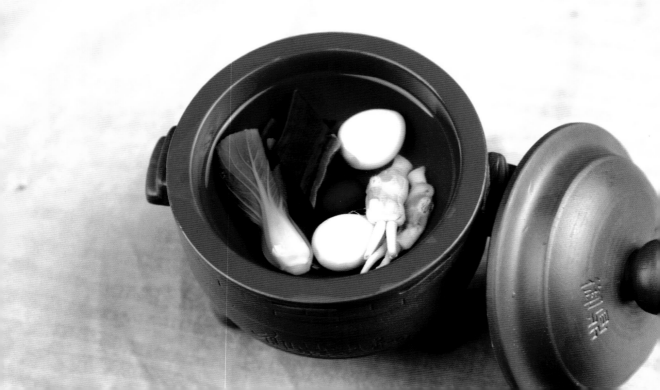

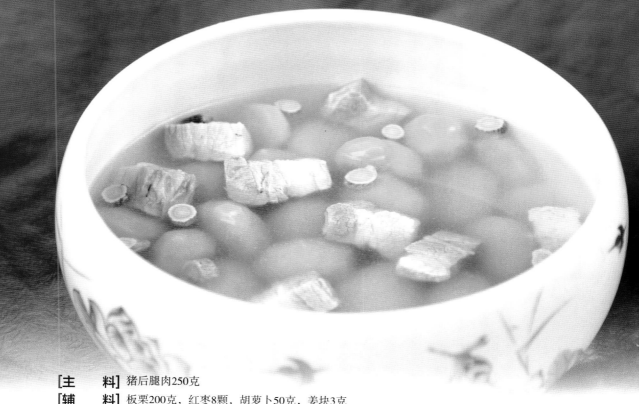

[主　　料] 猪后腿肉250克
[辅　　料] 板栗200克，红枣8颗，胡萝卜50克，姜块3克
[调　　料] 精盐2克，绍酒50克，清水700克
[药　　材] 党参4克，黄芪3克

[操作过程]

1. 水锅置中火上，投入剖刀过的板栗煮熟去壳待用。
2. 党参、黄芪、胡萝卜洗净改刀成3厘米长段，猪后腿肉改刀成长4厘米、宽2厘米、厚1厘米的长方块，投入冷水锅中焯水后备用。
3. 煲置中火上注入清水，放入栗子、党参、黄芪、猪肉块、姜块、胡萝卜加入精盐1克、绍酒盖上煲盖，旺火火烧开后改用小火煲制1.5小时，打开盖子加入精盐1克进行调味即可。

[养生功效]

栗子味甘，性温，是补肾强壮的养身佳品。中医认为能够健脾止泻、补肾强筋、活血止血。现代研究也表明栗子不仅富含淀粉，也含有丰富的蛋白质，矿物质及维生素含量也十分全面。栗子中含有丰富的不饱和脂肪酸、多种维生素和矿物质，可有效地预防和治疗高血压、冠心病、动脉硬化等心血管疾病，有益于人体健康。强筋健骨，延缓衰老。栗子含有丰富的维生素C，能够维持牙齿、骨骼、血管肌肉的正常功用，可以预防和治疗骨质疏松，腰腿酸软，筋骨疼痛、乏力等，延缓人体衰老，是老年人理想的保健果品。这道菜肴的主要功效在于补中益气，健脾胃、补肾强筋，尤其适合于形体瘦弱、脾胃气虚等人群食用，也适合于产后、手术后进行滋补保健。

[饮食禁忌]

栗子的营养保健价值虽然很高，但也需要食用得法。最好在两餐之间把栗子当成零食，或做在饭菜里吃，而不要饭后大量吃，因为栗子含淀粉较多，能量丰富，饭后吃容易摄入过多的热量，不利于保持体重。就中医角度讲，主要是湿热内蕴、小儿便秘及风湿腰腿痛者不宜食用，因为栗子多食容易导致气滞。热性体质、患有热性疾病者也应谨慎食用，以免导致上火及加重病情。这道菜肴尤其适宜冬令进补。

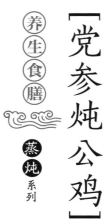

养生食膳

【党参炖公鸡】

蒸炖系列

[主　料] 公鸡1500克

[辅　料] 姜10克，葱5克，枸杞5克，蘑菇10克

[调　料] 盐5克，绍酒200克，色拉油6克，清水2000克

[药　材] 党参5克

[操作过程]

1.公鸡宰杀放血，放入90℃的热水中拔毛洗净，开膛取出内脏，洗净，撒上盐3克和绍酒100克腌渍15分钟。

2.生姜去皮洗净，改刀成3毫米厚的指甲片，葱切去根洗净改刀成3毫米长的葱段备用。

3.锅置旺火上烧热，注入色拉油、姜片、蘑菇炒出香味，加入公鸡肉、煸香烹入绍酒100克，加入清水旺火烧沸撇去浮沫。

4.装入大炖盅并加入枸杞和党参，加盖用面糊封住边缘，中小火蒸炖3小时即可。

[养生功效]

　　党参性平，味甘。具有补中益气、健脾益肺的功效，适用于脾肺虚弱、气短心悸、食少便溏、溃疡、贫血、虚喘咳嗽、内热消渴等症。现代科学也表明，党参具有抗癌、降压、抗缺氧、抗衰老之功效，还可以增强人体免疫力，提高超氧化物歧化酶的活性，增强消除自由基的能力，具有调节胃肠运动、抗溃疡、抑制胃酸分泌、降低胃蛋白酶活性的作用。鸡肉味甘，性温。素有"食补之王"之称，是补气益精的养身佳品。这道菜肴的主要功效在于补中益气，调和脾胃。尤其适合形体瘦弱、脾胃亏虚，产后体虚、年老体衰者，以及消化道疾病如胃溃疡、十二指肠溃疡病人的康复药膳，对于消化系统手术后的病人也能起到很好的补益效果。

[饮食禁忌]

　　热性体质者不宜多吃。党参有生党参及炙党参，生党参宜生津，炙党参则多用于补脾益肺，可根据个体不同情况选择。鸡肉为大甘大补之物，因此在感冒、痘疹等疾病发生时，尤其是风热、暑湿感冒的时候应尽量避免食用，以免流利于些，导致病症进一步加重。这道菜肴四季均适宜食用，尤其适合冬令进补。

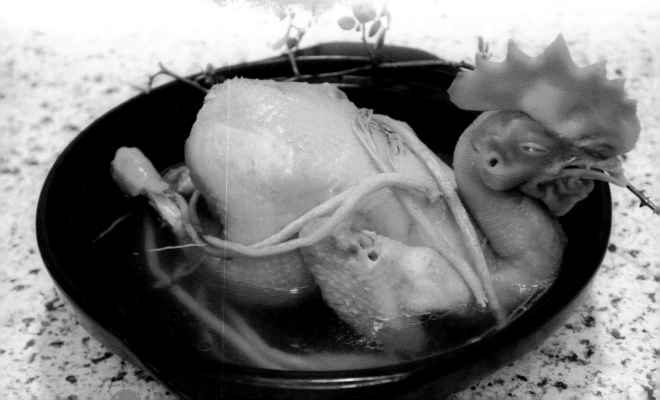

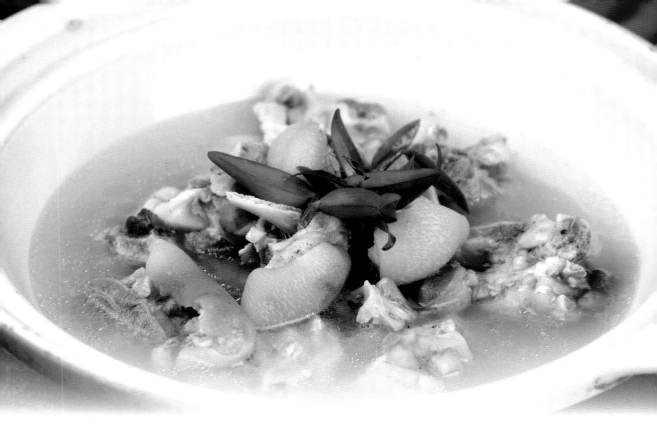

[主　　料] 猪蹄750克

[辅　　料] 姜片8克，大蒜子5克，山药150克，枸杞5克

[调　　料] 盐3克，绍酒200克，生抽3克，老抽2克，色拉油30克，清水1250克

[药　　材] 石斛20克

[操作过程]

1. 猪蹄刮去细毛剁成块状，清水淘洗净捞起放入碗中备用。

2. 炒锅置中火上，注入色拉油投入猪蹄煸炒3分钟加入姜片、大蒜子炒香烹入绍酒150克，调入盐3克，倒入清水旺火烧沸撇去浮沫，中火加热30分钟加入生抽、老抽中火加热15分钟。

3. 山药削皮切块放入煲中煮5分钟，放入用温水泡好的石斛，中火烧5分钟后，与猪蹄汤一同装入炖盅。

4. 旺火蒸炖1小时，待猪蹄软烂之后加入枸杞即可。

[养生功效]

　　石斛味甘，性微寒。主要用于益胃生津，滋阴清热。用于阴伤津亏，口干烦渴，食少干呕，病后虚热，目暗不明。现代研究则表明，石斛具有降血糖、抗肿瘤的功效。猪蹄中含有较多的蛋白质、脂肪和碳水化合物，并含有钙、磷、镁、铁以及维生素A、D、E、K等有益成分。它含有丰富的胶原蛋白，脂肪含量比普通的肉皮低，防治皮肤干瘪起皱、增强皮肤弹性和韧性，对延缓衰老和促进儿童生长发育都具有重要意义。

[饮食禁忌]

　　胶原蛋白是一种典型的不完全蛋白质，其中缺乏半胱氨酸、色氨酸、甲硫氨酸等人体必需氨基酸，因此这道菜肴需和其他富含蛋白质食物搭配食用，才能提高蛋白质的利用率。此外猪蹄中脂肪含量较高，肥胖、超重人群不宜食。这道菜肴四季均适宜食用。

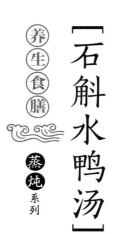

養生食膳

蒸炖系列

[石斛水鸭汤]

[主　　料] 水鸭1000克
[辅　　料] 葱段10克，姜3克
[调　　料] 精盐5克，绍酒20克，香醋10克，清水1000克
[药　　材] 石斛15克

[操作过程]

1.水鸭宰杀放血，放入90℃的热水中褪毛，开膛取出内脏，整鸭洗净，生姜去皮拍裂备用。

2.石斛洗净后放入煲中加入清水浸泡30分钟，大火烧开后转小火煲30分钟。

3.锅中加水放入姜，鸭子，香醋和绍酒焯水，捞出洗净。

大煲置中火上，放入鸭子，石斛，石斛汤，加入绍酒，姜块，大火烧开后转小火煲约1.5小时，出锅前加入盐和葱段调味，即可。

[养生功效]

石斛味甘，性微寒。能养阴清热，益胃生津。李时珍在《本草纲目》中评价铁皮石斛："强阴益精，厚肠胃，补内绝不足，平胃气，长肌肉，益智除惊，轻身延年。"民间称其为"救命仙草"。石斛能够清热生津，消炎止痛，清润喉咙。石斛具有良好的抗疲劳，耐缺氧的作用。这道菜可以说是既补又清，还兼养胃，特别适合身体疲劳和体弱的人食补之用。

[饮食禁忌]

石斛、鸭肉均是凉性食物，阳虚体质、湿热体质、感冒表症未解人群都不适宜食用。石斛和鸭肉同样具有养阴清热的作用，因此这是一道适宜于夏秋季节进补的汤水。

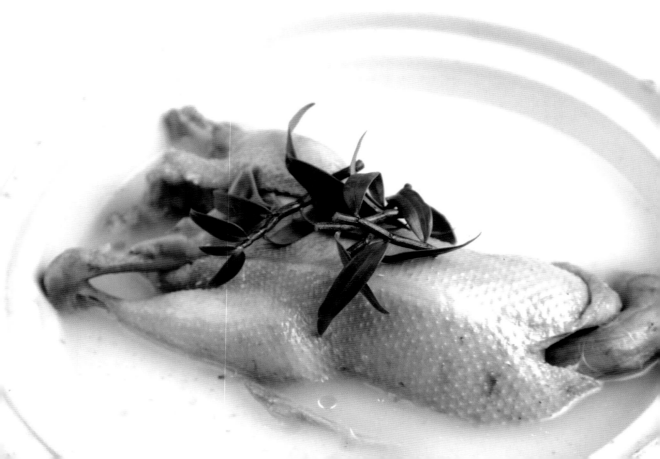

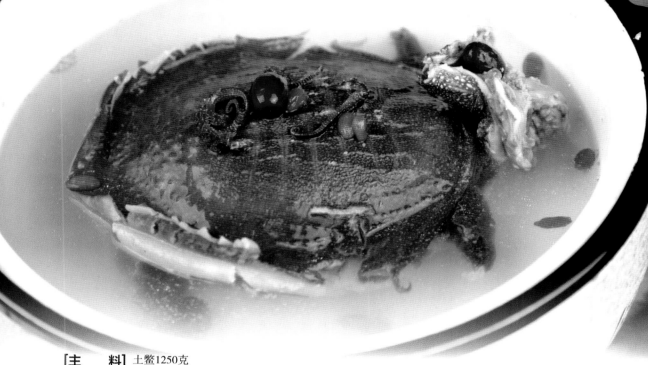

[主　　料] 土鳖1250克
[辅　　料] 姜片10克，葱段10克
[调　　料] 胡椒粉3克，盐2克，绍酒20克，清水750克
[药　　材] 小海马20克（约2只），枸杞20克

[操作过程]

1. 土鳖初步处理后，置于砧板上砍剁成长3厘米、宽1.5厘米的块洗净备用。
2. 干货海马用80℃热水泡制20分钟，海马水用纱布过滤去除杂质留用，海马另放一个碗备用。
3. 铁锅置中火上烧热加入食用油，放入姜片爆香倒入鳖肉块，大火翻炒加入盐，烹入绍酒10克去腥增香味大火翻炒3分钟。
4. 倒入大砂锅中倒入清水和海马水大火烧开，加入海马、枸杞大火煮沸炖5分钟撇去浮沫，转入蒸炖锅中加入盐、绍酒10克中火隔水蒸炖1小时加入胡椒粉至鳖肉软烂即可。

[养生功效]

　　海马是一种经济价值较高的名贵中药，味甘，性温。可以温肾壮阳，散结消肿。具有强身健体、补肾壮阳、舒筋活络、消炎止痛、镇静安神、止咳平喘等药用功能，特别是对于治疗神经系统的疾病更为有效，自古以来备受人们的青睐。甲鱼性寒，味咸。可以滋阴清热，补虚养肾，补血补肝。有滋阴凉血、补益调中、补肾健骨、散结消痞等作用。可防治身虚体弱、肝脾肿大、肺结核等症。甲鱼不但味道鲜美、高蛋白、低脂肪，而且是含有多种维生素和微量元素的滋补珍品，能够增强身体的抗病能力及调节人体的内分泌功能，也是提高母乳质量、增强婴儿的免疫力及智力的滋补佳品。甲鱼中富含不饱和脂肪酸，对血脂也能起到很好的调节作用。这道菜肴既能滋阴又可补阳，适宜大多数人食用，尤其是体质虚弱、免疫力低下、容易感冒的人群，常食可以强身健体，补益虚损。

[饮食禁忌]

　　阳热体质、肝病患者忌食；患有肠胃炎、胃溃疡、胆囊炎等消化系统疾病者不宜食用；失眠、孕妇及产后腹泻者不宜食用。甲鱼含有高蛋白质和脂肪，特别是它的边缘肉裙部分还含有动物胶质，不容易消化吸收，一次不宜吃得太多。这道菜肴十分适宜秋冬进补。

养生食膳 蒸炖系列

[五胡鸭]

[主　料] 老鸭1200克
[辅　料] 延胡索9克
[调　料] 精盐3克，白米酒20克，米醋3克
[药　材] 五灵脂10克

[操作过程]

1.鸭杀洗干净后加入精盐摩擦均匀静置20分钟后洗净备用。

2.炒锅置中火上，注入清水500克放入鸭子用中火加热4分钟，捞出用流动水冲洗干净待用。

3.五灵脂、延胡索洗净放入碗中加清水，隔水用旺火足汽沸蒸三十分钟取其汤汁。

4.炖盅内放入鸭肉、药汁、精盐、白米酒、米醋隔水用旺火沸水蒸炖3小时至鸭肉熟烂即可。

[养生功效]

　　元胡性温，味辛、苦。是活血化瘀、行气止痛之妙品，有活血散瘀，理气止痛的作用。由于元胡有很好的止痛效果，因此这道菜肴可以缓解胃痛、腹痛及痛经等。鸭是为餐桌上的上乘肴馔，也是人们进补的优良食品。鸭肉的营养价值与鸡肉相仿。但在中医看来，鸭子吃的食物多为水生物，故其肉性味甘、寒，入肺胃肾经，有滋补、养胃、补肾、除痨热骨蒸、消水肿、止热痢、止咳化痰等作用。凡体内有热的人适宜食鸭肉，体质虚弱，食欲不振，发热，大便干燥和水肿的人食之更为有益。

[饮食禁忌]

　　血热气虚者、孕妇及产后血虚或经血枯少不利，气虚作痛者都不宜食用。鸭肉中脂肪含量较高，超重、肥胖者每次摄取数量应控制。这道菜肴四季均适宜食用。

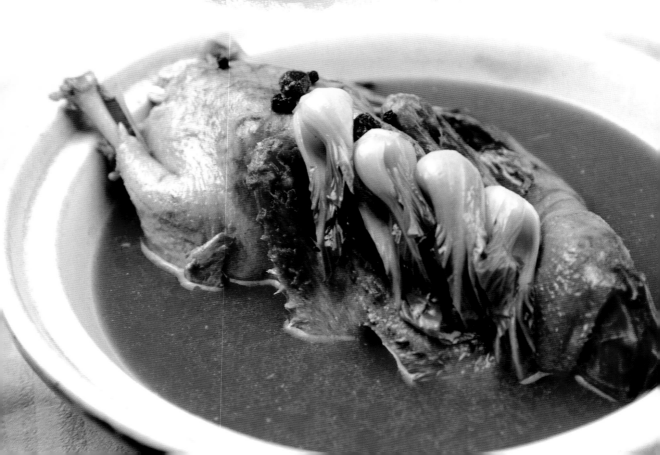

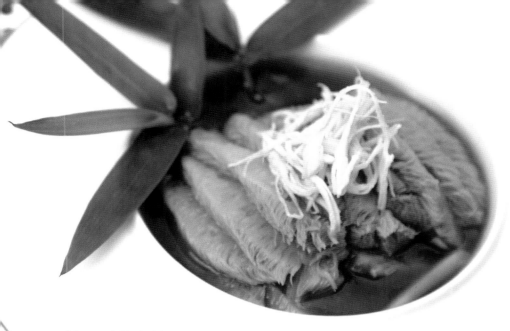

[主　　料] 鸡脯肉60克

[辅　　料] 白菜心100克，姜末5克，葱花5克，色拉油10克，干猴头菌10克

[调　　料] 精盐2克，绍酒8克，白胡椒粉2克

[药　　材] 新鲜竹叶100克

[操作过程]

1. 新鲜竹叶洗净加入清水中火煮30分钟，用纱布滤取竹叶水待用。

2. 鸡脯肉洗净，改刀成长6厘米的细丝投入水锅，小火加热炖至肉质软烂连汤装入小碗中备用。

3. 猴头菌放在碗中，用65℃的温水浸泡8分钟，涨发后摘取菌蒂用清水淘洗干净，改刀成厚1.5厘米厚的片，泡发菌水20克留用，大白菜改刀成长6厘米的段待用。

4. 炒锅置中火上注入色拉油待油温升至120℃，放入葱末、姜末炒出炒香味，加入精盐、绍酒放入菌片中火翻炒30秒，倒入菌菇水、竹叶水装入炖盅加盖，大火隔水蒸炖1小时。

5. 最后加入白菜段，扣上熟鸡丝撒上白胡椒粉即可。

[竹叶猴头菇]

[养生功效]

猴头菇性平，味甘。可以利五脏，助消化；具有健胃，补虚，抗癌，益肾精之功效。猴头菇在菌类蔬菜里面，是比较少见的一种，也是一种名贵的食用菌，被列入八大山珍之一。猴头菇具有很好的食用功效，具有营养与药用的结合。猴头菌的营养成分很高，干品中每百克含蛋白质 26.3 克，是香菇的2倍。它含有氨基酸多达 17 种，其中人体所必需的占9种。每百克猴头含脂肪仅4.2 克，是名副其实的高蛋白、低脂肪食品，另外还富含各种维生素和无机盐。猴头菇有增进食欲，增强胃粘膜屏障机能，提高淋巴细胞转化率，提升白细胞等作用。故可以使人体提高对疾病的免疫能力。猴头还是良好的滋补食品，对神经衰弱、消化道溃疡有良好疗效。在抗癌药物筛选中，发现其对皮肤、肌肉癌肿有明显抗癌功效。所以常吃猴头菇，无病可以增强抗病能力，有病可以其治疗疾病的作用。竹叶味苦，性凉。竹叶是中医一味传统的清热解毒药，具有良好的抗自由基、降血脂和血胆固醇，抗菌，消炎和抗病毒，和调节血脂的保健功能，可有效保护人体健康。这道菜肴非常适合中老年人，尤其是高血脂、动脉粥样硬化及冠心病人群食用，可以显著减轻症状，猴头和竹叶均是抗肿瘤食品，可以延缓衰老，延年益寿。

[饮食禁忌]

脾胃虚寒及便溏者禁用。这道菜肴四季均适宜食用。

汽为传热介质烹制的膳品

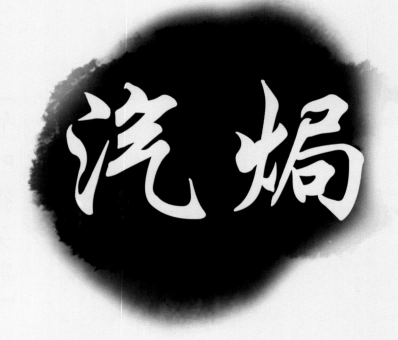

烹调技法

汽焗

经过刀工处理，并腌制入味的动物性原料或半成品，用汤汁与蒸气或盐或热的气体加热成熟而成菜。焗制菜肴具有原汁原味，浓香厚味等特点。焗是广东客家菜的一种烹调方法，可分为砂锅焗、鼎上焗、烤炉焗及盐焗等四种。

烹
调
器
皿

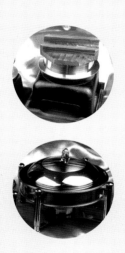

　　汽焗一般采用金属鼎为盛具。金属鼎始现于商周时期，为
青铜材质。保很好地保持香味和温度。

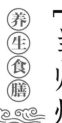

养生食膳 汽焖系列

【当归烤鸽】

[主　料] 鸽子1250克
[辅　料] 生姜10克，葱结50克
[调　料] 绍酒30克，精盐1000克，色拉油20克
[药　材] 当归10克

[操作过程]

1.鸽子褪毛宰杀取内脏洗净，用精盐2克、绍酒30克揉搓3分钟，用绳子将鸽子吊起挂于通风处表皮风吹干备用。

2.当归水洗净，取生姜片10克、葱结放入煲汤袋扎紧。

3.精盐铺在生铁锅内壁，用旺火烧10分钟左右，鸽子肚子内塞入药包在放精盐上焖焗加热，旺火焗10分钟然后改文火焗1小时取出装盘即可。

[养生功效]

　　当归味甘、辛，性温。可以补血、活血、调经止痛、润燥滑肠。主要治疗血虚诸证、月经不调、经闭、痛经、虚寒腹痛等。当归是一种补血活血的保健中药材，是补血良药。日常服用非可以养血补血，活血调经。这道菜肴适宜于血虚体质、淤血体质、妇女产后及妇女日常保健食用，可以滋阴、补气、活血、调经。特别适合月经不调及痛经的女性食用。由于乳鸽蛋白质含量较高且脂肪含量很低，所以不必担心食用后发胖，且鸽肉的养阴补气作用还可滋润皮肤，所以是女性保健的一道美味佳肴。

[饮食禁忌]

　　孕妇忌食鸽肉。脾虚湿盛及便溏者，及一切脾胃病恶食、不思食及食不消、痰湿体质者不宜食用这道菜肴。这道菜肴四季均适宜食用。

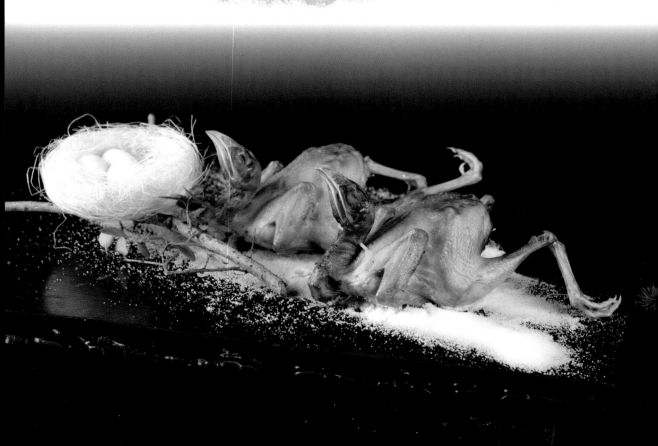

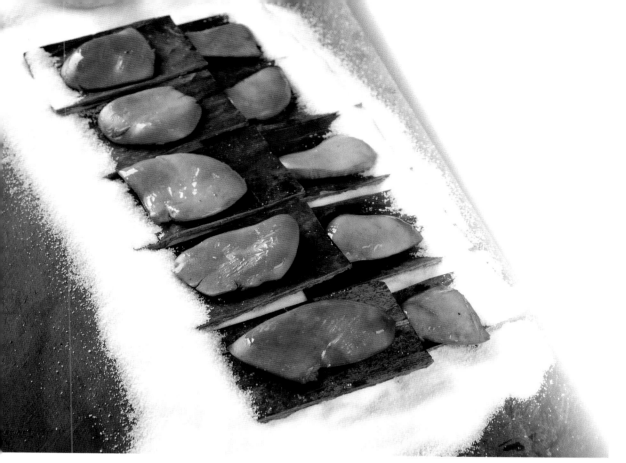

[**主　　料**] 猪腰500克

[**辅　　料**] 精盐4000克，生姜30克，葱白段30克

[**调　　料**] 生抽3克，老抽5克，绍酒200克，黄酒500克，椒盐30克

[**药　　材**] 杜仲300克

[操作过程]

1.杜仲洗净去杂质用绍酒浸泡约1小时左右备用。

2.新鲜猪腰用刀平劈开，切去白色部分洗净猪腰片剞上深至2/3的梳子花刀，平劈切片用米汤水浸泡猪腰花5分钟后洗净备用。

3.腰花加入生姜片、葱白段、绍酒20克、精盐1克、老抽、生抽腌搅拌均匀腌渍30分钟。

4.两片杜仲夹住一片猪腰，再用锡纸包裹好，撒少许椒盐依次制作20包，放在烤盘中。

5.撒上大量的精盐覆盖住锡纸，放入180℃的烤箱烤二十分左右取出装盘即可。

[养生功效]

　　杜仲味甘，性平。具有补肝肾，治腰脊酸疼，足膝痿弱，小便余沥，阴下湿痒，高血压、安胎的功效。杜仲对免疫系统、内分泌系统、中枢神经系统、循环系统和泌尿系统都有不同程度的调节作用，杜仲能兴奋垂体–肾上腺皮质系统，增强肾上腺皮质功能。老年人肾气不足，腰膝疼痛，腿脚软弱无力，小便余沥者；妇女体质虚弱，肾气不固，胎漏欲堕及习惯性流产者；小儿麻痹后遗症，小儿行走过迟，两下肢无力者；高血压患者。猪腰味甘、咸，性平，有补肾气、通膀胱、消积滞、止消渴之功效。从中医"以脏补脏"的说法来看，这是一道滋补肾气，缓解腰膝酸软，头晕耳鸣的菜肴，适宜于中老年人食用。

[饮食禁忌]

　　肾气虚寒、阴虚火旺、内燥者及小儿不宜食用。这道菜肴四季均适宜食用。

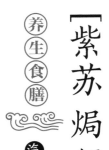

养生食膳

汽焗系列

[紫苏焗蟹仔]

[主　　料] 青蟹500克
[辅　　料] 葱段15克，姜片10克
[调　　料] 啤酒300克，盐1克，色拉油800克（用于油炸）
[药　　材] 新鲜紫苏30克

[操作过程]
1.蟹斩切成8块加入鲜紫苏、葱段、姜片、盐、胡椒粉、啤酒50克腌渍10分钟。
2.水锅置旺火上，待水沸汽足时，把蟹块放入蒸锅中，并在锅壁上撒上紫苏叶，汽焗12
　分钟即可。

[养生功效]
　　蟹肉性寒，紫苏可中和蟹肉的寒性。紫苏也可用于进食鱼蟹而引起的腹痛、吐泻。

[饮食禁忌]
　　气虚、阴虚体质及温病患者不宜食用紫苏。同时，紫苏叶不能食用过多，因紫苏含
有大量草酸，草酸在人体内遇上钙和锌便生成草酸钙和草酸锌，在人体沉积过多会损伤
人体的神经、消化系统和造血功能。这道菜肴四季均适宜食用。

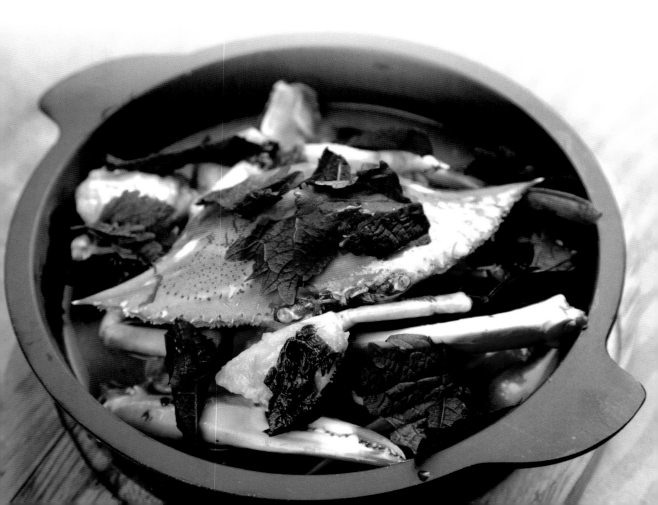

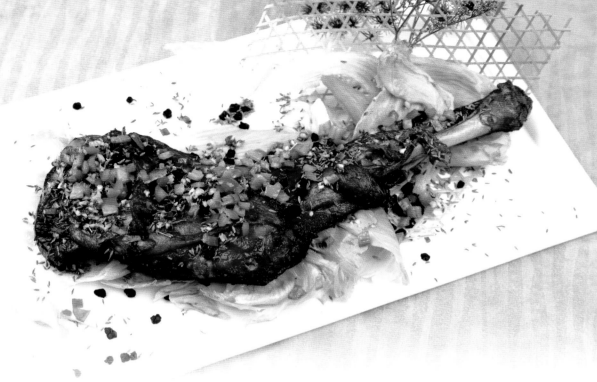

[主　　料] 羊腿750克

[辅　　料] 洋葱丁10克，青椒丁8克，红椒丁9克

[调　　料] 盐5克，绍酒100克，高粱酒10克，色拉油150克，五香粉2克，孜然粉2克，辣椒粉5克

[药　　材] 五味子5克

[五味子烤羊腿]

[操作过程]

1.羔羊腿洗净沥去表面水份，用刀剞上刀纹抹上盐和高粱酒、绍酒腌渍40分钟五味子磨成粉备用。

2.烤炉放入炭火放上烤架，烤架上放上锡纸羊腿放在锡纸上，均匀撒上五香粉、孜然粉、辣椒粉、五味子粉烤制30分钟。

3.翻面再烤30分钟，撒上青椒丁、黄椒丁、红椒粒、烤制5分钟即可。

[养生功效]

　　羊肉味甘，性温，素有"人参补气，羊肉补形"之称，为温补强壮的养生佳品。日常食用可以壮阳气、益精血、强筋骨、实腠理、愈风寒。适宜于虚寒体质、畏寒怕冷、产后虚寒、形体瘦弱及年老体衰和冬令进补。在冬季，人体的阳气潜藏于体内，所以身体容易出现手足冰冷，气血循环不良的情况。按中医的说法，羊肉味甘而不腻，性温而不燥，具有补肾壮阳、暖中祛寒、温补气血、开胃健脾的功效，所以冬天吃羊肉，既能抵御风寒，又可滋补身体，实在是一举两得的美事。五味子烤羊排可以驱风邪、补脾气、壮筋骨，是冬令进补的一道养生佳品，尤其适合我国南方多阴雨的隆冬季节。

[饮食禁忌]

　　羊肉不宜与荞麦、南瓜同食。有外感热病、疮疡及热性体质者也不适合食用。在我国南方地区，春夏季节较为湿热，一般也不推荐过度食用羊肉，防止内热导致上火。由于羊肉中也富含脂肪，尤其是饱和脂肪酸，因此高血压、动脉粥样硬化、高血脂人群不可食用过于频繁，以免加重病情。由于五味子与羊肉均是温热食物，因此阴虚内热体质的人应尽量少吃。这道菜肴比较适宜冬令进补。

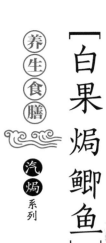

[白果焗鲫鱼]

[主　　料] 鲫鱼750克
[辅　　料] 葱段5克，姜片5克，蒜末2克
[调　　料] 盐1.2克，胡椒粉5克，绍酒10克，醋3克，清水500克，色拉油50克
[药　　材] 白果10克

[操作过程]

1.鲫鱼宰杀去鳞内脏，剖上刀纹清水洗净抹盐备用。

2.白果入60℃温水中浸泡30分钟去衣，取白果肉焯水3分钟待用。

3.锅烧热注入色拉油，放入姜片、蒜末煸炒10秒，放入鲫鱼两面各煎1分钟加入盐，烹入绍酒和醋炝香倒入清水，旺火煮沸加入白果煮5分钟，转入蒸烤锅中加盖放入蒸烤箱，100℃加热15分钟取出加入葱段撒上胡椒粉即可。

[养生功效]

　　鲫鱼味甘，性平。具有健脾利湿的功效。可以用于治疗脾胃虚弱，纳少无力，痢疾、便血，水肿，淋病，痈肿，溃疡。这道适宜于慢性肾炎水肿，肝硬化腹水，营养不良性浮肿者。孕妇产后乳汁缺少者宜食；脾胃虚弱，饮食不香者宜食，小儿麻疹初期，或麻疹透发不快者宜食；痔疮出血，慢性久痢者宜食。白果、鲫鱼中都富含蛋白质，所以也适宜于形体虚弱者作补益用。

[饮食禁忌]

　　黄豆中含较多的棉籽糖、水苏糖等寡糖，因此脾胃虚弱者需注意减少用量，以免肠胃不适。银杏含有低毒物质，如氢氰酸、白果酸、氢化白果酸、氢化白果亚酸、白果二酚、白果醇等。所以食用时应注意白果的食用方式及食用量。鲫鱼不适宜感冒发热期间食用。这道菜肴四季均适宜食用。

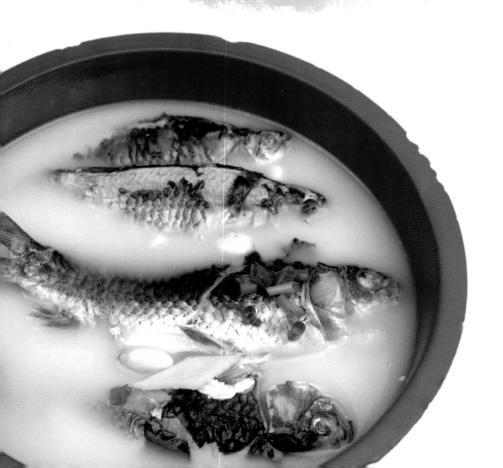

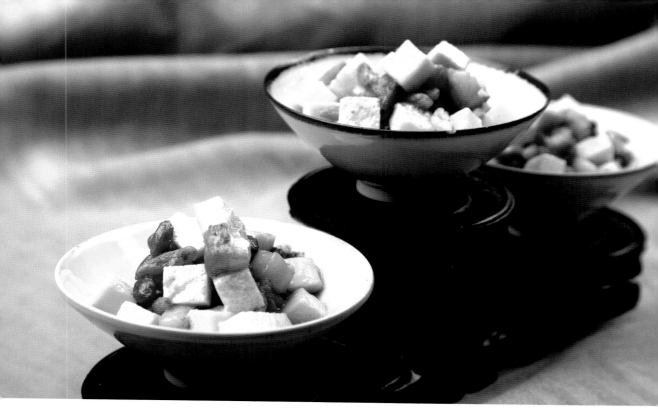

[主　　料] 鸡蛋300克，猪瘦肉60克
[辅　　料] 酥脆花生米50克
[调　　料] 精盐2克，花生油15克
[药　　材] 麦冬10克，枸杞3克

[操作过程]

1. 枸杞和麦冬用60℃的温水浸泡5分钟后捞起出沥干水份，麦冬放入研磨器中研磨成粉末备用。
2. 猪瘦改刀成3毫米见方细丁与鸡蛋液，麦冬粉加入精盐1克一起搅拌均匀放入蒸烤碗中，放入蒸烤箱选用蒸烤功能100℃加热15分钟，趁热将蛋饼倒出，改刀成1.5厘米见方的丁备用。
3. 炒锅置中火上烧热注入花生油15克，倒入切好的肉蛋粒，加入枸杞搅拌均匀用中火翻炒2分钟加入酥脆的花生米盛入盘中即可。

养生食膳

[枸杞麦冬蛋丁]

[养生功效]

　　麦冬味甘，味苦，性寒。养阴生津，润肺清心。用于肺燥干咳，阴虚痨嗽，喉痹咽痛，津伤口渴，内热消渴，心烦失眠，肠燥便秘。枸杞味甘，性平。可以滋补肝肾，益精明目。主要用于虚劳精亏，腰膝酸痛，眩晕耳鸣，阳痿遗精，内热消渴，血虚萎黄，目昏不明。鸡蛋也可用于滋阴补气，养血补血。因此知道菜肴十分适合气阴两虚体质，以及肺阴虚少导致的久咳不愈。

[饮食禁忌]

　　气滞者忌用；凡脾胃虚寒泄泻，素体虚寒，胃有痰饮湿浊及暴感风寒咳嗽者均忌服。小便清长者少食。麦冬性寒质润，滋阴润燥作用较好，适用于有阴虚内热、干咳津亏之象的病证，不宜用于脾虚运化失职引起的水湿、寒湿、痰浊及气虚明显的病证。麦冬当作补品补益虚损应注意辨证，用之不当会生湿生痰，出现痰多口淡、胃口欠佳等不良反应。这是一道秋季适宜的养生保健食品，可以缓解秋燥，宣肺止咳，滋阴补气。

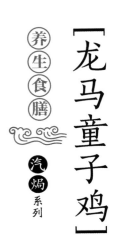

养生食膳 汽焗 系列

【龙马童子鸡】

[主　　料] 童子鸡750克

[辅　　料] 虾仁15克，小葱5克，姜10克

[调　　料] 绍酒10克，精盐1.5克，上汤500克

[药　　材] 海马10克

[操作过程]

1.干海马用70℃的温水浸泡10分钟，泡至回软取出盛入碗中备用。

2.小葱切去根部清水冲洗干净打成葱结，生姜用刀刮去表皮，改刀成3毫米厚的片放入碗中待用。

3.童子鸡宰杀褪毛，洗净后从背部剖开除去内脏，投入冷水锅中焯水3分钟捞出备用。

4.取大炖盅一只，放入鸡、海马、姜片、葱结、上汤，加盖放入蒸烤箱用足汽焗40分钟。

5.开盖夹去姜片、葱结投入焯水后虾仁，加盖转为中火汽焗10分钟即可。

[养生功效]

　　海马是一种经济价值较高的名贵中药，味甘，性温。可以温肾壮阳，散结消肿。具有强身健体、补肾壮阳、舒筋活络、消炎止痛、镇静安神、止咳平喘等药用功能，特别是对于治疗神经系统的疾病更为有效，自古以来备受人们的青睐，男士们更是情有独钟。鸡肉是大甘大补之物，可以补益五脏、滋养强壮，适宜于形体瘦弱、病后或术后体虚、气血两虚的人群。因此这道菜肴阴阳双补，无论男士、女士都可以食用，具有很高的食疗保健价值。

[饮食禁忌]

　　孕妇及火旺者忌服。这道菜肴四季均适宜食用，尤其适宜冬令进补。

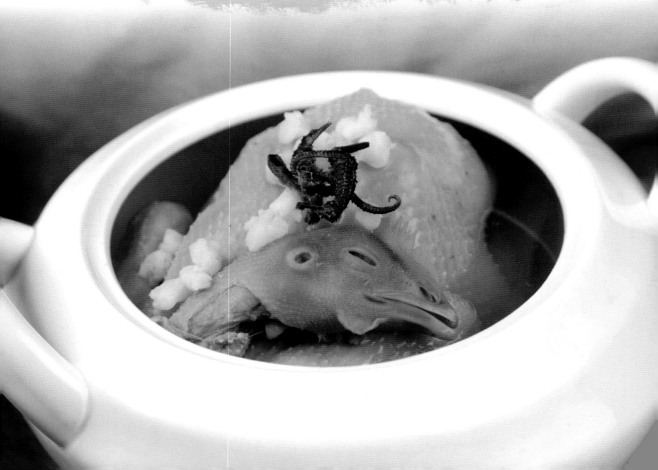

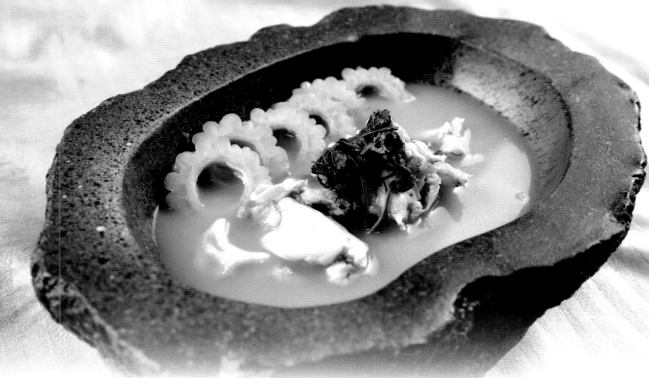

[主　　料] 牛蛙500克
[辅　　料] 苦瓜100克，大蒜子2克，枸杞2克，葱花2克
[调　　料] 精盐1克，绍酒30克，生抽3克，老抽1克，姜汁5克，干淀粉3克，色拉油30克
[药　　材] 车前草5克，蒲公英3克

[操作过程]

1. 苦瓜洗净后改刀成厚1.5厘米的片，牛蛙宰杀去除内脏和皮洗净，改刀成剁直径2.5厘米的块放在碗中，加入精盐0.5克、绍酒10克、姜汁2克、干淀粉3克搅拌上劲，静置10分钟待用。
2. 煲置中火上注入清水，加入洗净的车前草、蒲公英旺火煮至5分钟取汁留用。
3. 煲置中火上注入色拉油30克加热至150℃，放入姜汁3克、大蒜子煸香后加入牛蛙中火翻炒2分钟，加入精盐1克、绍酒20克旺火翻炒1分钟加入药汁。
4. 加盖中火加热2分钟后转入蒸烤箱中，选用蒸烤功能100℃加热20分钟加入生抽3克搅拌均匀，加热5分钟加入枸杞、老抽搅拌均匀调色，最后放上熬煮过好的车前草和蒲公英即可。

[养生功效]

　　牛蛙是一种高蛋白质、低脂肪、低胆固醇的营养食品，经常食用对人体有促进气血旺盛、精力充沛、滋阴壮阳等功效。蛙有滋补解毒地功效，消化功能差或胃酸过多地患者最宜吃蛙肉，体质弱或是生病地人可以用来补身，营养价值极高。牛蛙可以促进人体气血旺盛，精力充沛，滋阴壮阳，有养心安神补气之功效。牛蛙还有滋补解毒与治疗某些疾病的功效，医学上认为：食蛙肉能开胃，胃弱或胃酸过多地患者最宜吃蛙肉。另外，医学上常用来治疗地心脏性或肾脏性水肿咽喉摩烂或轻症白喉，热疮与疥疮，浮肿等。

[饮食禁忌]

　　牛蛙表皮可能含有大量寄生虫，在加工时务必彻底加热，以防止感染。由于苦瓜和牛蛙都具有清热解毒的功效，所以这道菜肴可用于排毒养颜，减轻皮肤疾患，尤其适宜夏季食用。

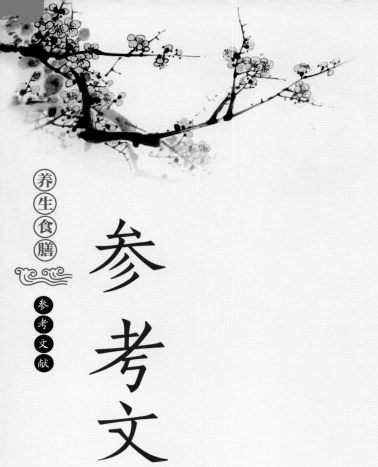

养生食膳

参考文献

参考文献

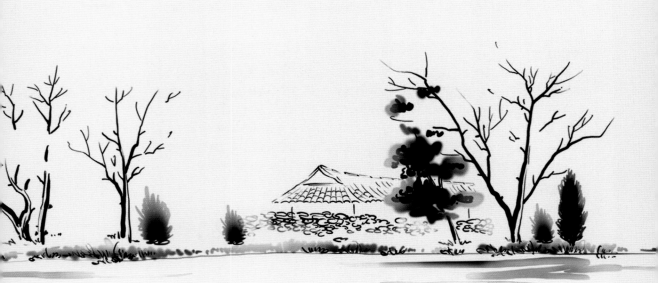

[1] 刘衡如，刘山永. 新校注本《本草纲目》[M]. 北京：华夏出版社，2011.

[2] 彭铭泉. 中华药膳纲目大全集 [M]. 北京：华文出版社，2010.

[3] 李华. 24节气养生药膳速查手册 [M]. 北京：化学工业出版社，2013.

[4] 马继兴. 中医药膳学 [M]. 北京：人民卫生出版社，2009.

[5] 黄兆胜. 中华养生药膳大全 [M]. 广东：广东旅游出版社，2004.

[6] 春之霖，小慈. 《本草纲目》中的养生智慧、食疗良方、长寿方案大全集 [M]. 北京：中国华侨出版社，2010.

[7] 彭铭泉. 中国药膳制作经典 [M]. 北京：人民军医出版社，2008.

[8] 史翔. 中华药膳全书：学做药膳不生病 [M]. 北京：金盾出版社，2013.

[9] 宋元. 四季养生药膳速查全书 [M]. 北京：金盾出版社，2013.

[10] 崔晓丽. 药食搭配宜忌 [M]. 广东：广东科技出版社，2014.

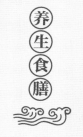

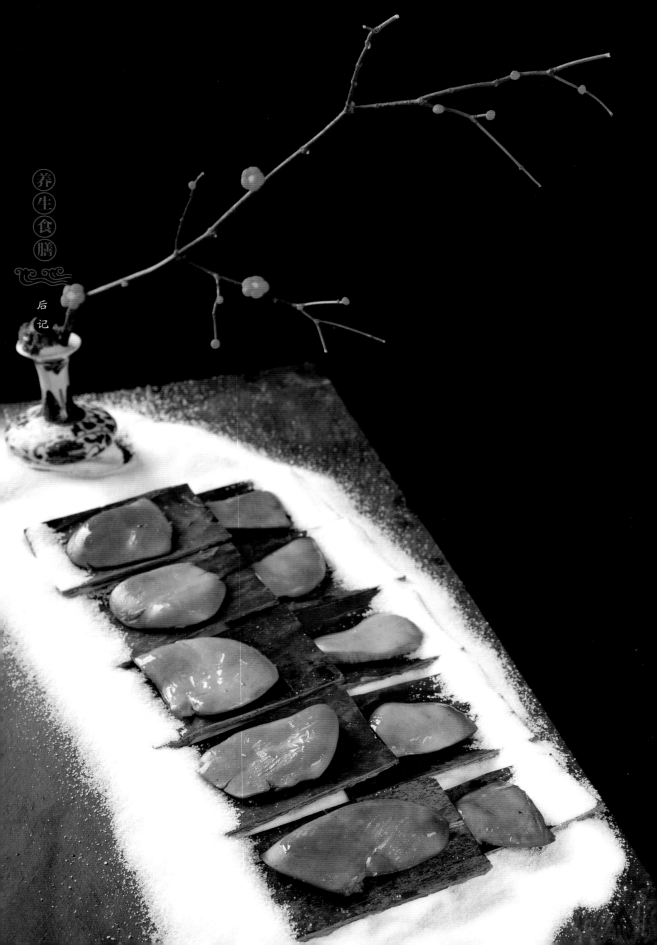

养生食膳

后记

后记

2014年春夏，我因拍摄浙江省农办的专题片而遍走浙江各地农家乐，期间数次走进浙中"中国药材之乡"——磐安县，并有幸观摩了浙江省首届药膳烹饪大赛，结识了一批技艺精湛的浙中烹饪名师，由此引发了我对药膳的深厚兴趣。

然而，考察以后，我发现大多数药膳的制作还是偏重于药理疗效，摆脱不了"良药苦口"的类型，使得疗效与美味不可兼得。为此，催生了我开发一本重烹饪、轻药性，注重食补口味、侧重低盐、养生的药膳烹饪专著的想法。

这一想法得到了金立其副校长及相关领导的肯定与支持。然而，从想法到成文成册的艰辛依然远远超出了我的预期，摄影表现力对菜肴品性的还原，菜肴体例的编排等等。经过多次调整，最后定下来制作，按照菜肴三种不同的传热介质将内容分成三大模块，以各种烹调技法为辅线；对于菜肴制作文字表达的精准性，都需要通过反复的推敲与论证。

本书在编写与制作过程中，得到了各方的帮助。在此感谢启蒙导师李玉崴先生，范震宇副院长，名中医吴海峰先生的关心与大力支持。感谢磐安商会会长胡国平先生，杭州鑫辉酒店用品有限公司苏飞先生的大力支持，感谢金磐餐饮管理公司总经理胡晗晓女士、徐永明大师及其团队，给了很多药膳菜谱的合理建议，烹制样菜为本书增色不少。感谢王宁琳老师为本书编写营养部分内容，感谢胡均力老师为本书编写器皿部分内容。感谢摄影师蒋骅、许清的辛勤付出，整个拍摄过程历时大半年时间，加班摄影到凌晨是常有的事。感谢张晓丰老师、刘觅老师为本书的框架设计，内容编排等方面提出宝贵意见。感谢烹饪专业学生李声悦、金智蒙、朱嘉诚的齐心协作。

中国传统饮食文化与药膳文化源远流长，继承与创新是我们餐饮人应具备的职业精神，开拓与发展是历史赋予我们的使命。此书献给热爱生活的人们。

王丰

2016年4月

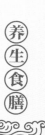

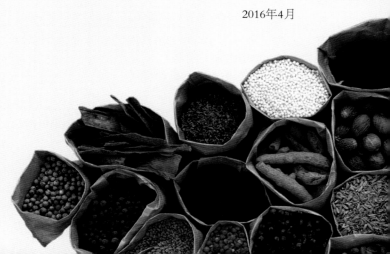

内容简介

在中国人的膳食中，许多既是食品，也是药物，故自古就有"医食同源，药食同根"之说，而药膳就是这样一种由药材与食材配伍而成，融美味与健康于一体的美食。一份好的药膳，既能对人体起到养生防病、滋补营养的积极作用，又能激起人们的食欲，给人以余味无穷的魅力。本书选用了江浙一带常用的食材及菜式200余种，采集来自"华东地区药材第一县"——磐安县的中药材80余种，结合浙江地方"药食文化"与17种中国烹调技法，并通过查阅相关医学书籍，咨询专业人员，研制开发了"食补型药膳"180道。作者希望广大读者通过享用美味的药膳，让身体得到滋补，辅助疾病治疗，吃出健康，吃出美丽，吃出幸福！

图书在版编目（CIP）数据

养生食膳 / 王丰，徐永民主编. — 西安：西安交通大学出版社，2016.5
ISBN 978-7-5605-8568-0
Ⅰ. ①养… Ⅱ. ①王… ②徐… Ⅲ. ①食物疗法—食谱 Ⅳ. ①R247.1②TS972.161

中国版本图书馆CIP数据核字（2016）第120483号

书　　名	养生食膳	
主　　编	王　丰　徐永民	
责任编辑	汪　丽	
摄　　影	蒋　骅	
美术设计	伍纪元	
出版发行	西安交通大学出版社	
	（西安市兴庆南路10号　邮政编码710049）	
网　　址	http://www.xjtupress.com	
电　　话	(029)82668357　82667874（发行中心）	
	(029)82668315（总编办）	
传　　真	(029)82668280	
印　　刷	杭州印校印务有限公司	
开　　本	889×1194mm 1/16　印张 15.75　字数 327千字	
班次印次	2016年6月第1版	
书　　号	ISBN 978-7-5605-8568-0	
定　　价	78.00元	

读者购书、书店添货、如发现印装质量问题，请与本社发行中心联系、调换。